隐蔽型穿支皮瓣重建口腔颌面-头颈部、乳房缺损

沈 毅 徐 华 主编

上海大学出版社
·上海·

图书在版编目(CIP)数据

隐蔽型穿支皮瓣重建口腔颌面-头颈部、乳房缺损 / 沈毅，徐华主编. -- 上海：上海大学出版社，2025.7.
ISBN 978-7-5671-5329-5

Ⅰ.R62

中国国家版本馆CIP数据核字第2025YS7297号

责任编辑　陈　露
封面设计　缪炎栩
技术编辑　金　鑫　钱宇坤

隐蔽型穿支皮瓣重建口腔颌面-头颈部、乳房缺损
沈　毅　徐　华　主编
上海大学出版社出版发行
（上海市上大路99号　邮政编码200444）
（https://www.shupress.cn　发行热线 021-66135112）
出版人　余　洋

*

南京展望文化发展有限公司排版
江阴市机关印刷服务有限公司印刷　各地新华书店经销
开本787mm×1092mm　1/16　印张17　字数372千
2025年7月第1版　2025年7月第1次印刷
ISBN 978-7-5671-5329-5/R·130　定价　200.00元

版权所有　侵权必究
如发现本书有印装质量问题请与印刷厂质量科联系
联系电话：0510-86688678

主编简介

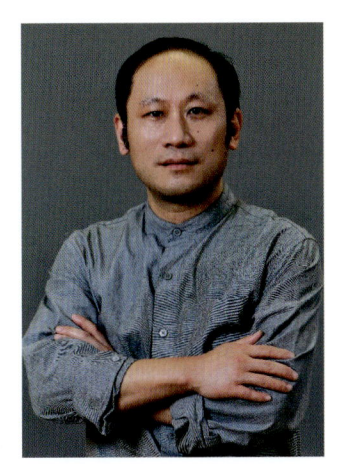

沈毅，口腔颌面外科学博士。师从我国著名口腔颌面外科专家孙坚教授，美国宾夕法尼亚大学医学中心耳鼻咽喉-头颈外科和整形外科、匹兹堡大学医学中心耳鼻咽喉-头颈外科和颅底外科高级访问学者。曾获2006年教育部科学技术进步奖一等奖；2010年第八届上海医学科技奖三等奖。擅长口腔颌面-头颈部各种肿瘤的微创手术、晚期和复发恶性肿瘤的根治和救治性手术、应用穿支皮瓣修复口腔颌面-头颈部各类复杂缺损。

以第一作者和通讯作者在国内、外杂志上共发表论文近50篇，其中SCI论文30篇，封面文章2篇，总影响因子＞100分，参编专著15部。在国际上首次提出采用网格样导板精确定位旋股外侧动脉降支的穿支，解决了从影像数据转换到现实手术的难题，并首次指出东、西方人种在穿支分布上的差异，这两点被国外同行认为是股前外侧穿支皮瓣历史上的全新重要进展，2016年发表于世界修复重建外科顶级杂志 Plastic and Reconstruction Surgery 上。在国际上最早应用颈横动脉前穿支皮瓣修复口腔、口咽肿瘤术后缺损，成果于2021年以封面文章发表在国际头颈外科权威杂志 Head Neck 上。在国内最早提出经耳后沟入路无须内镜辅助切除腮腺肿瘤，达到了切除肿瘤和隐蔽瘢痕的双重效果，成果于2022年发表在国际颅颌面外科专业杂志 Journal of Cranio-Maxillo-Facial Surgery 上。在国内最先应用股深动脉穿支皮瓣修复口腔颌面-头颈部缺损，成果于2023年发表在国际头颈外科顶级杂志 Otolaryngology-Head and Neck Surgerg 上。

目前担任中国医疗保健国际交流促进会颅底外科学分会常务委员、肿瘤整形外科与功能性外科分会委员，中国康复医学会修复重建外科专业委员会委员，上海口腔医学会口腔颌面-头颈肿瘤医学专委会、口腔康复专委会委员，美国耳鼻咽喉-头颈外科学会会员和北美颅底学会会员。Plastic and Aesthetic Research 杂志编委及审稿专家，并担任 International Journal of Oral and Maxillofacial Surgery、ORL-Journal for Oto-Rhino-Laryngology Head and Neck Surgery、World Journal of Otorhinolaryngology-Head and Neck Surgery、《中国口腔颌面外科学》和《广东牙病防治》等杂志的审稿专家。

主编简介

徐华,1972年出生,上海交通大学医学院附属第九人民医院整复外科显微重建外科专科副主任、整复外科乳房疾病与整形组组长。

本科毕业于上海医科大学(现复旦大学上海医学院),硕博士毕业于上海交通大学医学院附属第九人民医院整复外科,从事整形及修复重建外科20余年,2013年作为博士后在美国辛辛那提大学医学院工作一年。

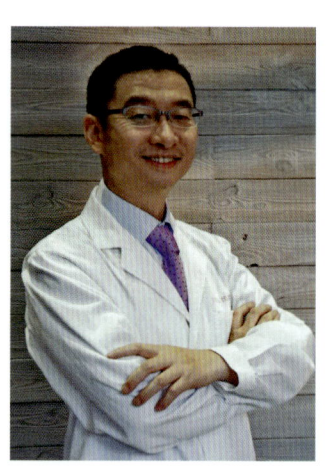

长期致力乳腺癌术后的乳房重建。首次提出双蒂腹壁下动脉穿支皮瓣的血管重建策略,2010年发表于世界整形外科顶尖杂志 Plastic and Reconstruction Surgery 上。

2015完成国际首例头皮撕脱伤上肢寄养再植,成果发表于国际显微外科领域专业杂志 Microsurgery。近三年来创新性地提出应用复合软组织游离移植联合3D打印人工骨植入修复大面积头皮创面+颅骨缺损,其间治疗头皮癌、颅骨缺损、钛板外露、头皮撕脱二期修复患者40余例,解决了大量以往束手无策的临床难题,显著改善了患者生存质量。

现任中华医学会整形外科分会乳房学组委员、中华医学会整形外科分会肿瘤学组委员、中国人体健康科技促进会乳腺疾病专委会副主任委员、中国人体健康科技促进会乳房再造专委会副主任委员。

《隐蔽型穿支皮瓣重建口腔颌面-头颈部、乳房缺损》编委会

主 审 孙 坚 董佳生 章一新

主 编

沈 毅（上海交通大学医学院附属第九人民医院口腔颌面-头颈肿瘤科）

徐 华（上海交通大学医学院附属第九人民医院整复外科）

编 委（按姓氏笔画为序）

马春跃（上海交通大学医学院附属第九人民医院口腔颌面-头颈肿瘤科）

王 良（上海交通大学医学院附属第九人民医院口腔颌面-头颈肿瘤科）

王 珏（枣庄市立医院整形烧伤科）

王进兵（上海交通大学医学院附属第九人民医院口腔颌面-头颈肿瘤科）

王宏伟（上海交通大学医学院附属第九人民医院口腔颅颌面科）

王庭亮（上海交通大学医学院附属第九人民医院整复外科）

王晨羽（上海交通大学医学院附属第九人民医院整复外科）

毛 艳（上海交通大学医学院附属第九人民医院口腔颌面-头颈肿瘤科）

史 俊（上海交通大学医学院附属第九人民医院口腔颅颌面科）

冯少清（上海交通大学医学院附属第九人民医院整复外科）

朱 丹（上海交通大学医学院附属第九人民医院放射科）

孙 坚（上海交通大学医学院附属第九人民医院口腔颌面-头颈肿瘤科）

杜一飞（南京医科大学附属口腔医院口腔颌面外科）

杨佳菲（上海交通大学医学院附属第九人民医院整复外科）

陆林国（鱼跃集团意大利百胜医疗）

陈　悦（上海交通大学医学院附属第九人民医院口腔颌面-头颈肿瘤科）
周辉红（上海交通大学医学院附属第九人民医院超声医学科）
郑　磊（北京大学口腔医院口腔颌面外科）
胡镜宙（上海交通大学医学院附属第九人民医院口腔颌面-头颈肿瘤科）
段维轶（中国医科大学附属口腔医院口腔颌面外科）
洪坦辉（上海交通大学医学院附属第九人民医院整复外科）
秦兴军（上海交通大学医学院附属第九人民医院口腔颌面-头颈肿瘤科）
章一新（上海交通大学医学院附属第九人民医院整复外科）
喜雯婧（上海交通大学医学院附属第九人民医院整复外科）
董佳生（上海交通大学医学院附属第九人民医院整复外科）
戴传昌（上海交通大学医学院附属第九人民医院整复外科）

序 一

穿支皮瓣技术问世于20世纪80年代末，在大量解剖学研究和临床实践的基础上，从最初的"穿支血管定位"到目前的"free style皮瓣"，凝聚了无数外科医生、解剖学专家、影像学专家及科研团队的智慧和心血。2012年，在我主编的《口腔颌面-头颈部功能性重建》一书中，曾对股前外侧穿支皮瓣及其在口腔颌面-头颈部重建中的应用做过系统和详尽的介绍，对此后股前外侧穿支皮瓣在口腔颌面-头颈重建中的广泛应用，起到了推动作用。彼时，穿支皮瓣还方兴未艾，经过近十余年的发展和革新，各种供区、新的技术和应用层出不穷。目前，穿支皮瓣已经成为口腔颌面-头颈部重建、乳房重建及其他修复重建领域的首选和主流，其在追求功能重建与形态修复的同时，尽可能减少供区创伤、降低手术并发症、提高患者重建后生存质量的理念，秉承了以患者为中心且"患者获利最大化"宗旨，极大地推动了组织缺损修复与重建的精准化与微创化，是功能性外科的延伸与深化。

该书的两位主编沈毅教授和徐华教授，分别是我和董佳生教授的学生。作为我国修复重建外科领域的后起之秀，他们长期致力于穿支皮瓣的临床与基础研究，积累了丰富的经验，取得了不俗的成绩，如股深动脉穿支皮瓣，胸背动脉穿支皮瓣，臀上、下动脉穿支皮瓣，阔筋膜张肌穿支皮瓣，颈横动脉前穿支皮瓣，甲状腺上动脉穿支皮瓣等均是由他们在国内乃至国际上最早或较早提出并应用于口腔颌面-头颈部重建和乳房重建中，并以英文论著形式向国外同道介绍来自中国的经验。此外，本书的编写团队由国内多位长期深耕于修复重建外科和穿支皮瓣领域临床一线的中、青年专家组成。这是他们在十余年经验积累基础上的一次系统总结和理论升华，首次提出了"隐蔽型穿支皮瓣"这一新的概念，将供区隐蔽规范化地纳入皮瓣选择和修复重建中，必将为穿支皮瓣的发展注入新的内涵。

该书以"穿支皮瓣供区隐蔽"这一理念为核心，立足于口腔颌面-头颈部重建和乳房重建这两条主线，通过大量临床实例、线条图和照片相结合，图文并茂且详细阐述多种隐蔽供区穿支皮瓣的血管解剖学基础、穿支影像学定位、皮瓣设计原则、手术技巧及并发症防治经验。这种着眼于临床的编写思路，完全可以作为从事穿支皮瓣工作的年轻医师的进阶手册，亦可成为资深专家的参考工具书。

值此付梓之际，作为从事修复重建工作40余年的一名外科医师，我欣然向致力于口腔颌面外科、耳鼻咽喉科、头颈外科、整形外科、修复重建外科，以及相关专业的医师们、研究生们推荐该书，相信它对大家的临床和研究工作会有所启发和帮助。

热烈祝贺《隐蔽型穿支皮瓣重建口腔颌面-头颈部、乳房缺损》的出版！向在该书编著中付出辛勤工作的学者、专家致以崇高的敬意！

上海交通大学二级教授、博士生导师

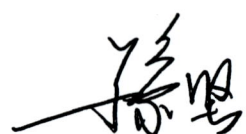

序 二

近年来，随着修复重建外科的迅猛发展，穿支皮瓣技术已成为口腔颌面-头颈部及乳房缺损修复领域的重要支柱。这一技术从最初的探索到如今的成熟应用，不仅体现了外科医学的进步，更凝聚了无数临床工作者与科研人员的智慧与汗水。穿支皮瓣在实现精准修复的同时，最大限度地减少供区损伤，提升患者术后生活质量，真正践行了"以患者为中心"的医疗理念。

该书的主编沈毅教授与徐华教授，均是我国修复重建外科领域的后起之秀。他们师从著名显微外科专家孙坚教授和我，多年来深耕穿支皮瓣的临床与基础研究，积累了丰富的实践经验，尤其在股前外侧穿支皮瓣、腹壁下动脉穿支皮瓣、股深动脉穿支皮瓣等技术的创新与应用上取得了显著成果，并多次在国际学术会议上分享来自中国的宝贵经验。此外，该书的编写团队汇聚了上海交通大学医学院附属第九人民医院修复重建外科领域的中青年骨干，更有国际知名专家章一新教授的倾力参与。他们在书中首次提出"隐蔽型穿支皮瓣"的概念，将修复效果的供区美学评价纳入皮瓣设计与选择的核心标准，为穿支皮瓣技术的未来发展开辟了新的方向。

该书以供区的美学与功能并重为主线，聚焦口腔颌面-头颈部及乳房重建两大领域，通过大量临床病例、高清手术图片及精准的解剖示意图，系统阐述了各类隐蔽型穿支皮瓣的血管解剖基础、影像学定位、手术设计要点及并发症防治策略。这种理论与实践相结合的编写方式，使得该书既能为初入此领域的青年医师提供扎实的学习指导，也能为资深专家带来新的启发与思考。

作为一名从事修复重建工作数十年的外科医生，我深感穿支皮瓣技术的革新对临床实践的重要意义。在此，我诚挚地向口腔颌面外科、整形外科、头颈外科、乳腺外科及相关专业的同道推荐该书，相信它将成为您临床工作与科研探索中的得力助手。

衷心祝贺《隐蔽型穿支皮瓣重建口腔颌面-头颈部、乳房缺损》的出版！并向所有参与该书编写的专家学者致以崇高的敬意！

上海交通大学教授、博士生导师

董佳生

前 言

外伤、肿瘤术后等原因所导致的各种组织缺损的重建,一直以来都是困扰着修复重建外科医生的难题之一。迄今,在诸多修复重建的方法中,最切实有效的仍然是自体组织移植;而自体组织移植成败的决定性因素无外乎于移植组织的血供。随着20世纪70年代以前臂皮瓣等为代表的轴型皮瓣的兴起和显微外科技术的引入,这种通过主干血管供血的方式显著提高了组织瓣及皮瓣的存活率。轴型皮瓣及在其基础上出现的肌皮瓣和筋膜皮瓣的大力发展,使缺损修复重建的成功得到了可靠的保证。然而,由于肌皮瓣主要通过肌肉的血供来确保大面积缺损修复的成功,不可避免地存在修复后的形态臃肿和供区功能障碍的问题;而保留深筋膜的筋膜皮瓣,尽管可减少肌肉损伤,其血供仍然依赖于筋膜血管网,供区创伤的问题并未得到根本性的解决。

在皮瓣外科和显微外科发展的同时,伴随着肿瘤的治愈率和生存率的提高,肿瘤根治术后患者的生存质量逐渐被广大外科医师和患者所重视,并由此产生了功能性外科这一新的外科分支。在功能性外科理念的影响下,在重建组织缺损形态和功能的同时,尽可能减少移植供区的创伤、降低供区并发症成为修复重建外科医生的目标。

Taylor 和 Palmer(1987)提出了"血管体区(angiosomes)"的理论,强调单支穿支血管可以独立供养特定区域的皮肤。在此基础上,"穿支皮瓣(perforator flap)"应运而生,这是基于发自源动脉及其伴行静脉的穿支血管(perforator vessels)供血,而不依赖于相应肌肉和深筋膜的血供,并区别于传统肌皮瓣和筋膜皮瓣的皮瓣概念。国际上,Kroll 等和 Koshima 等(1988)分别报道了将脊柱骶旁穿支皮瓣和腹壁下深动脉穿支皮瓣应用于组织缺损的修复中,标志着穿支皮瓣进入了临床应用。在我国,Song YG(宋业光,1984)介绍了基于肌间隔穿支的3个皮瓣,分别称为股前外侧皮瓣、股前内侧皮瓣和股后内侧皮瓣,经过 Koshima、Fu-Chan Wei(魏福全)、Allen 等的补充丰富(即不仅可基于肌间隔穿支切取皮瓣,还可切取由肌皮穿支供血的皮瓣,且后者的出现概率更高)和推广,演变为如今被广泛应用的股前外侧穿支皮瓣、股前内侧穿支皮瓣和股深动脉穿支皮瓣。此后，来自不同区域的多种穿支皮瓣也先后被应用于多个修复重建领域，如阔筋膜张肌穿支皮瓣，胸背动脉穿支皮瓣，腓肠内、外侧穿支皮瓣和臀上、下动脉穿支皮瓣等游离穿支皮瓣，以及转移邻近缺损区域的带蒂穿支皮瓣，如胸廓内动脉穿支皮瓣、骨间背动脉穿支皮瓣等。

与传统体积相对较臃肿的肌皮瓣相比，不携带肌肉组织的各种穿支皮瓣较薄，且可以避免不必要的肌肉切取，大大降低了供区的组织损伤和并发症，同时增加了修复缺损时皮瓣就位和塑形的灵活度，而脂肪组织的远期萎缩率远低于失神经支配的肌肉组织，修复重建的远期效果更加令人满意。目前，采用穿支皮瓣修复各类组织缺损已经成为外科重建的潮流，取得了满意的效果。其中，腹壁下深动脉穿支皮瓣是乳房重建的首选，股前外侧穿支皮瓣则被称为万能皮瓣（versatile flap），深受广大修复重建外科医师的青睐，是口腔颌面外科和头颈外科软组织修复重建中的主力。

随着现代外科理念、显微外科、皮瓣外科技术的不断提高和创新，不同种类的穿支皮瓣重建各类缺损都获得了成功。在此基础上，由于医、患双方观念的逐渐改变和医学-心理-生物模式的转变，无论患者还是外科医生都对供区的瘢痕及隐蔽性提出了更高的需求。而一些常用的穿支皮瓣如股前外侧皮瓣等已不能满足此类患者的需要，这就对修复重建外科医生提出了更高的要求和挑战——追求更加隐蔽的供区。

口腔颌面-头颈部重建和乳房重建是修复重建外科领域中的两个重要组成部分，上海交通大学医学院附属第九人民医院口腔颌面-头颈肿瘤科和整形外科在这两个领域享有盛誉，也是国内较早开展穿支皮瓣的科室。为了适应患者对隐蔽供区的需求，我们站在前辈巨人们的肩膀上在这方面做了一些微薄的工作，取得了一定的成果，积累了些许经验，并结识了一批志同道合的朋友。以此为契机，我们编写了这本《隐蔽型穿支皮瓣重建口腔颌面-头颈部、乳房缺损》，系统提出了"隐蔽型穿支皮瓣"这一新的概念，将供区隐蔽纳入皮瓣选择和修复重建中，并向同道推广我们的观念和介绍我们的经验。

本书以"穿支皮瓣供区隐蔽"这一理念为核心，立足于口腔颌面-头颈部重建和乳房重建这两条主线，结合大量临床病例、线条图和清晰的手术照片，图文并茂，详细阐述多种隐蔽供区穿支皮瓣的血管解剖学基础、皮瓣设计原则、手术技巧及并发症防治经验；并邀请影像学专家撰写了穿支术前影像学定位的章节，邀请护理专家撰写穿支皮瓣围术期护理的章节。通过简要回顾多种穿支皮瓣的发展历史和现状，高质量的照片演绎解读术中穿支解剖和皮瓣切取详细步骤，并结合我们的经验进行点评，尽可能详尽地展示给读者我们临床常用的隐蔽供区穿支皮瓣。本书虽不可能达到淋漓尽致和面面俱到，却也是倾及我们所有，相信读者们通过阅读，能对隐蔽供区穿支皮瓣在口腔颌面-头颈部重建和乳房重建中的应用有较为深入的了解和认识。当然，由于我们的学识和水平有限，书中如有不当之处，还望广大读者海涵，并不吝赐教。

在本书的编写过程中，得到了我们的恩师——我国著名口腔颌面外科专家、上海交通大学二级教授孙坚教授和著名整形外科专家董佳生教授的热情鼓励和帮助，并欣然赐序，使我们深感荣幸之至，在此对两位大师致以最诚挚的谢意和衷心的祝愿！本书的出版得到了上海大学出版社的大力支持，对此也深表感谢！同时，还要感谢本书全体编著人员的辛勤努力和无私奉献！特别要感谢北京大学口腔医院口腔颌面外科的郑磊教授，中国医科大学附属口腔医院口腔颌面外科的段维轶教授，南京医科大学附属口腔医院口腔颌面外科的杜一飞教授，上海交通大学医学院附属第九人民医院整复外科的冯少清教授、口腔颅颌面科的史俊教授、口腔颌面-头颈肿瘤科的秦兴军教授等专家的积极参与！

"他山之石，可以攻玉。"我们也希望通过本书的出版，能够为广大从事口腔颌面-头颈部肿瘤术后缺损重建、整形外科、修复重建外科等领域的同道提供可以借鉴的经验，并进一步为口腔颌面-头颈部肿瘤修复重建外科和乳房重建外科提供一个广泛深入的交流平台。如果各位同道能够在读完本书之后与我们产生共鸣，将是对我们工作的最大褒奖；更希望各位同道提出宝贵建议和指点，我们将不胜感激！

最后，让我们以一阕词"借得落梅效寿阳，调成玉髓补香瘢，矢志追求业"共勉！愿我国的修复重建外科事业更上一层楼！

沈毅　徐华

2025 年 3 月于沪

目 录

第 1 章　概述 ········· 001
    1.1　穿支皮瓣的概念 ········· 001
    1.2　穿支皮瓣的发展历史 ········· 003
    1.3　隐蔽型穿支皮瓣的概念和选择策略 ········· 005

第 2 章　穿支术前影像定位 ········· 009
    2.1　超声影像皮瓣穿支应用 ········· 009
    2.2　术前 CT 穿支定位 ········· 020

第 3 章　面颈部供区 ········· 024
    3.1　耳后动脉穿支皮瓣 ········· 024
    3.2　面动脉穿支皮瓣 ········· 037
    3.3　甲状腺上动脉穿支皮瓣 ········· 052

第 4 章　胸背部供区 ········· 064
    4.1　颈横动脉前穿支皮瓣 ········· 064
    4.2　胸肩峰动脉穿支皮瓣 ········· 076
    4.3　胸廓内动脉穿支皮瓣 ········· 081
    4.4　胸背动脉穿支皮瓣 ········· 087
        Ⅰ. 口腔颌面-头颈部重建 ········· 087
        Ⅱ. 整形外科重建 ········· 095
    4.5　肩胛骨及胸外侧穿支皮瓣 ········· 107

第 5 章　腹部供区 ········· 126
    5.1　腹壁浅动脉穿支皮瓣 ········· 126
    5.2　腹壁下动脉穿支皮瓣 ········· 137
        Ⅰ. 口腔颌面-头颈部重建 ········· 137
        Ⅱ. 乳房重建 ········· 150

第 6 章　髂股部供区 ······ 161

- 6.1　旋髂浅动脉穿支皮瓣 ······ 161
  - Ⅰ．口腔颌面-头颈部重建 ······ 161
  - Ⅱ．整形外科重建 ······ 177
- 6.2　旋髂深动脉穿支皮瓣嵌合髂骨瓣 ······ 186
- 6.3　臀上、臀下动脉穿支皮瓣 ······ 197
- 6.4　阔筋膜张肌穿支皮瓣 ······ 203
- 6.5　股深动脉穿支皮瓣 ······ 216
  - Ⅰ．口腔颌面-头颈部重建 ······ 216
  - Ⅱ．乳房重建 ······ 235

第 7 章　穿支皮瓣重建的围术期护理 ······ 243

- 7.1　口腔颌面-头颈部重建手术的护理 ······ 243
- 7.2　乳房重建手术的护理 ······ 250

第 1 章

概　　述

1.1　穿支皮瓣的概念

提起穿支皮瓣,首先需要介绍的是穿支血管(perforator vessel)的概念。穿支血管是指起源于被称为源动脉的深部主干血管,穿过相应肌肉或肌间隔后到达皮肤及皮下组织的细小血管。根据上述概念,穿支血管通常分为两种:肌皮穿支和肌间隔穿支。肌皮穿支即穿过肌肉的穿支血管;肌间隔穿支即走行于肌肉间隙的穿支血管。Seth 等(2011)在研究旋股外侧动脉降支穿支的解剖和影像学分析的过程中,还提出存在介于肌皮穿支和肌间隔穿支之间一种过渡形式,即穿支血管只穿行一薄层肌肉,将其称为半肌间隔穿支。此外,还有一些穿支血管是直接发自源动脉的皮肤分支,称为直接皮支。

NaKajima 等(1986)将穿支分为 5 类:直接皮穿支、肌血管的直接分支、肌血管的皮穿支分支、肌皮穿支、直接肌间隔穿支(图 1-1-1)。然而,在临床实际穿支皮瓣的切取过程中或者术前影像评估定位时,很难具体区分肌血管的直接分支、肌血管的皮穿支分支和肌皮穿支这 3 种类型的穿支,可以统一看作是肌皮穿支。

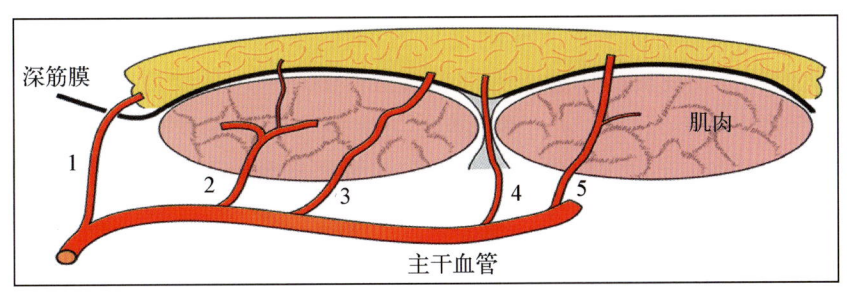

图 1-1-1　NaKajima 等的穿支分类

1. 直接皮穿支;2. 肌血管的皮穿支分支;3. 肌皮穿支;4. 直接肌间隔穿支;5. 肌血管的直接分支

穿支皮瓣(perforator flap)是目前修复重建外科、显微外科和整形外科中常用的一种组织移植技术,其核心特点是仅携带直接供应皮肤及皮下组织的血管分支即穿支血管,而不携带肌肉组织的皮瓣。狭义的穿支皮瓣指不切取主干血管和深筋膜,仅切取发自源动脉并且穿过肌肉的肌穿支血管作为血供来源的皮瓣。广义的穿支皮瓣其穿支则可以包括肌穿支、肌间隔穿支，甚至是起自源动脉的直接皮支，同时源动脉及其伴行静脉也可以包括在皮瓣内。

由于穿支皮瓣，尤其是狭义的穿支皮瓣无须牺牲主干血管或肌肉，从而能够达到最大限度地减少供区损伤，减轻供区功能障碍，同时保证皮瓣的血液供应的目的。因此，穿支皮瓣相比于传统肌皮瓣和筋膜皮瓣的其他优势在于皮瓣设计、塑形、就位的灵活度高，甚至可以进行精确的立体重建，还可根据不同脂肪层面设计切取或者运用皮瓣修薄技术制备为薄型皮瓣，适应不同厚度和体积缺损的重建需求；美学效果较佳，供区瘢痕相对隐蔽；脂肪远期萎缩率远低于失神经支配的肌肉，使得重建远期效果更加满意。

由于制备穿支皮瓣需要解剖穿支血管，而不同个体之间，穿支血管在解剖学和形态学上都存在着较大的变异（包括穿支走行过程和来源两方面的变异），穿支解剖变异可能导致手术计划调整和增加探查穿支血管所需的手术切口和额外损伤。由此可见，穿支皮瓣手术的难点和挑战在于两方面：穿支血管定位和精细解剖、过硬的显微血管吻合技术。穿支血管定位需要术前影像学评估（如 CTA、超声）或术中探查；游离穿支皮瓣特别是狭义的穿支皮瓣，只切取穿支血管，需要将较细的皮瓣穿支血管与缺损区的受区血管进行端端或端侧吻合，穿支血管直径往往在 1 mm 左右甚至更小，有的在 0.5 mm 左右，故穿支血管的端端吻合属于超级显微外科（super microsurgery）的范畴。由此可见，无论超级显微外科还是术前 3D 穿支血管定位都对外科医生和影像学提出了更高的要求。

穿支皮瓣按穿支类型可以分为肌皮穿支皮瓣、肌间隔穿支皮瓣和直接皮穿支皮瓣三类，如腹壁下动脉穿支皮瓣（deep inferior epigastric artery perforator flap，DIEPF）属于肌皮穿支皮瓣，股前内侧穿支皮瓣（anteromedial thigh perforator flap，AMTPF）属于肌间隔穿支皮瓣，甲状腺上动脉穿支皮瓣（superior thyroid artery perforator flap，STAPF）属于直接皮穿支皮瓣等。由于穿支解剖变异的存在，上述穿支皮瓣也可发生类型上的改变，如股前内侧穿支皮瓣偶尔也会有发自旋股外侧动脉内侧降支的肌穿支供血，甲状腺上动脉的直接皮穿支有时会穿一薄层胸锁乳突肌等。就用途而言，穿支皮瓣可分为游离皮瓣（完全离断血管，通过显微吻合移植）和带蒂皮瓣（保留血管蒂，局部转移修复）两类。

图 1-1-2 所示为解剖研究显示的人体不同区域可以切取的、发出皮肤穿支血管的主要源动脉及其穿支供养范围，其中至少有 400 个皮肤穿支可供选择以制备成不同的穿支皮瓣。由于绝大多数的源动脉往往同时发出肌支供养相应的肌肉，并有神经伴行，据此可以同时切取皮肤、脂肪、肌肉、神经、骨等多种组织而构成嵌合穿支皮瓣（chimeral perforator flap）。

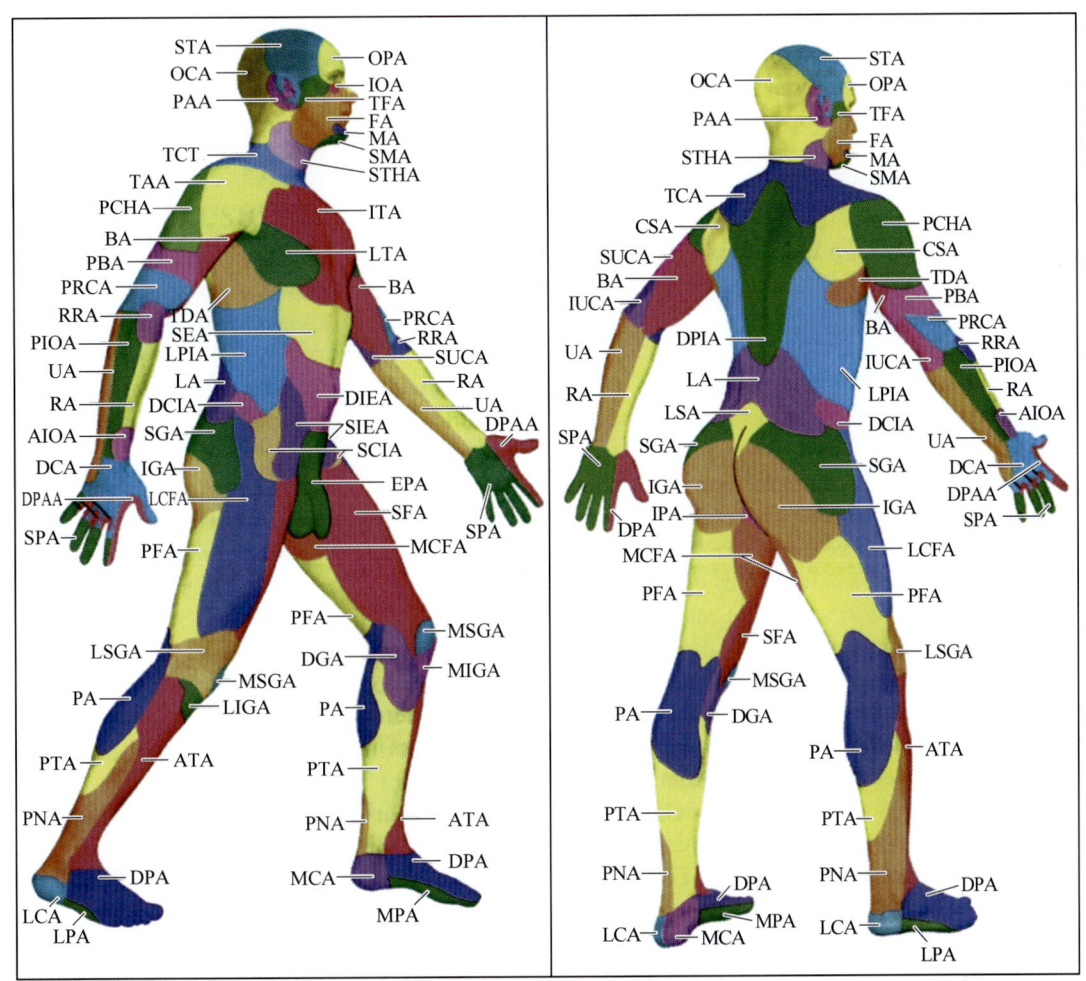

图1-1-2 人体不同区域可切取的,发出皮肤穿支血管的主要源动脉及其穿支供养范围

STA:颞浅动脉;OPA:眼动脉;OCA:枕动脉;IOA:眶下动脉;PAA:耳后动脉;TFA:面横动脉;FA:面动脉;MA:颏动脉;SMA:颏下动脉;STHA:甲状腺上动脉;TCT:甲状颈干;TAA:胸肩峰动脉;TCA:颈横动脉;PCHA:旋肱后动脉;CSA:旋肩胛动脉;ITA:胸廓内动脉;SUCA:尺侧上副动脉;BA:肱动脉;LTA:胸外侧动脉;PBA:肱深动脉;TDA:胸背动脉;IUCA:尺侧下副动脉;PRCA:后桡侧副动脉;PRA:桡侧返动脉;SEA:腹壁上动脉;UA:尺动脉;PIOA:骨间后动脉;RA:桡动脉;AIOA:骨间前动脉;DCA:背侧腕动脉网;DPAA:掌深动脉;SPA:掌浅弓动脉网;LPIA:肋间后动脉外侧支;DPIA:肋间后动脉背支;LA:腰动脉;LSA:骶外侧动脉;DIEA:腹壁下动脉;DCIA:旋髂深动脉;SIEA:腹壁浅动脉;SGA:臀上动脉;IGA:臀下动脉;SCIA:旋髂浅动脉;EPA:阴部外动脉;LCFA:旋股外侧动脉;SFA:股浅动脉;PFA:股深动脉;MCFA:旋股内侧动脉;MSGA:膝上内侧动脉;MIGA:膝下内侧动脉;DGA:膝降动脉;LSGA:腓肠外侧动脉;MSGA:腓肠内侧动脉;PA:腘动脉;LIGA:膝下外侧动脉;PTA:胫后动脉;ATA:胫前动脉;PNA:腓动脉;DPA:足背动脉;LCA:跟骨外侧动脉;MCA:跟骨内侧动脉;LPA:足底外侧动脉;MPA:足底内侧动脉

1.2 穿支皮瓣的发展历史

皮瓣及穿支皮瓣的发展历程可追溯至古代外科实践,并随着解剖学、影像学、修复重建外科、显微外科的不断演进和临床需求的推动逐步走向如今的精细化。

回顾历史，皮瓣外科一共经历了 4 个关键发展阶段及重要的里程碑，其中后两个阶段是穿支皮瓣的发展阶段。

第一阶段：古代至 19 世纪，皮瓣技术的萌芽阶段

早在公元前 6 世纪至中世纪，古印度《妙闻集》(Sushruta Samhita)记载了最早的皮瓣移植技术，如额部皮瓣修复鼻缺损（即"印度法鼻再造术"）。古希腊和罗马时期，医者们尝试采用推进皮瓣修复唇部或耳部缺损。到了文艺复兴时期，解剖学的进步为皮瓣外科奠定了坚实的基础。如 Leonardo da Vinci 的解剖图和 Vesalius 的《人体的构造》深化了对血管结构的认识。19 世纪出现了对血管的解剖研究，Manchot(1889)提出皮肤血管分区理论；Spalteholz(1893)首次系统描述皮肤穿支血管的两种类型（即我们现在所说的直接穿支与间接穿支）。随后，Abbe 瓣（下唇修复上唇）、颞部岛状皮瓣等术式的出现，强调了血管蒂的重要性，这是前人在带蒂皮瓣方面的重要实践。

第二阶段：20 世纪，轴型皮瓣与显微外科的突破阶段

20 世纪 70 年代，轴型皮瓣开始兴起，以腹股沟皮瓣、前臂皮瓣为代表的轴型皮瓣，由于其通过主干血管供血，显著提高了皮瓣的存活率。杨东岳(1973)完成中国首例腹股沟皮瓣游离移植，杨果凡(1981)首次报道了游离前臂皮瓣，都推动了显微外科技术的发展。Pontén(1981)提出保留深筋膜的筋膜皮瓣，减少肌肉损伤，但血供依赖筋膜血管网。此外，以背阔肌肌皮瓣为代表的肌皮瓣被广泛用于修复重建，肌皮瓣利用肌肉血供能够修复大面积缺损，但存在臃肿和供区功能障碍的问题。

第三阶段：1980～2000 年，穿支皮瓣的正式诞生阶段

Taylor 和 Palmer(1987)提出"血管体区(angiosomes)"理论，强调单支穿支血管可以独立供养特定的皮肤区域，为穿支皮瓣的设计提供了解剖学基础。Kroll(1988)和 Koshima(1989)分别报道了脊柱骶旁穿支皮瓣和腹壁下动脉穿支皮瓣，这标志着穿支皮瓣进入了临床应用。我国的宋业光(1984)介绍了基于肌间隔穿支的 3 个皮瓣，分别称为股前外侧皮瓣、股前内侧皮瓣和股后内侧皮瓣，其穿支分别来自旋股外侧动脉降支、旋股外侧动脉无名分支（后被大多数文献称为旋股外侧动脉内侧降支）和股深动脉。其中，股前外侧皮瓣经 Koshima 和 Fu-Chan Wei(魏福全)推广为股前外侧穿支皮瓣，成为如今修复重建领域的万能皮瓣(versatile flap)。Geddes(2003)提出穿支皮瓣供区的选择标准（恒定血管、足够口径等），推动了穿支皮瓣技术的规范化。

第四个阶段：21 世纪至今，穿支皮瓣精细化与多元化发展阶段

穿支皮瓣技术近年来在显微外科领域取得了显著的进展，尤其体现在技术创新、临床应用范围扩展及理论体系完善方面。首先是术前影像导航技术的广泛应用，通过三维血

管造影、多普勒超声精准定位穿支,减少术中探查风险,提高了皮瓣成活率。又如,Koshima 提出的超级显微外科概念,通过吻合直径<0.5 mm 的微小穿支血管,扩展了皮瓣在精细修复(如面部、手足)中的应用。在我国,唐举玉团队提出特殊形式穿支皮瓣,如分叶皮瓣、嵌合皮瓣,通过组合不同组织(如皮肤、骨、筋膜)或分割单一皮瓣为多叶,适应复杂创面的修复需求。《特殊形式穿支皮瓣及其衍生术式命名专家共识》(2022)正式提出"唐氏分类"(Tang classification),将特殊形式穿支皮瓣衍生术式分为 4 级 18 种组合。唐举玉还提出"保留供区功能+优化受区形态"原则,推动穿支皮瓣向微创化、美学化、精细化发展。

穿支皮瓣从经验积累到科学创新的演进,体现了"以最小供区代价实现最佳修复效果"的外科理念,其发展离不开解剖学的突破、显微外科技术的进步和临床需求的驱动。从古代随意皮瓣到现代超级显微外科,穿支皮瓣不仅革新了修复重建技术,更成为"精准医学"在外科领域的典范。未来,随着技术迭代与跨学科融合,穿支皮瓣有望在更多复杂临床场景中发挥关键作用。例如,结合 AI 辅助规划穿支血管定位与设计优化皮瓣切取方案,实现智能化与数字化;通过组织工程融合将穿支皮瓣与生物材料结合,实现更复杂的组织再生。

1.3 隐蔽型穿支皮瓣的概念和选择策略

穿支皮瓣的"供区隐蔽"是其重要优势之一,然而并非所有的穿支皮瓣都能实现供区隐蔽。图 1-3-1 所示为临床常用的穿支皮瓣,其中诸如前臂穿支皮瓣、胫前动脉穿支皮瓣、股前外侧穿支皮瓣等,其供区瘢痕仍然容易外露。随着医患双方观念的逐渐改变和医学-心理-生物模式的转变,无论患者还是外科医生都对供区的瘢痕及隐蔽性有了更高的需求,这就对修复重建外科医生提出了更高的要求和挑战——追求更加隐蔽的供区。有鉴于此,提出隐蔽型穿支皮瓣这一概念就显得十分必要了。

所谓隐蔽型穿支皮瓣(hidden perforator flap)是指通过选择特定解剖区域作为供区,使术后瘢痕或功能影响最小化,尤其适用于对美学要求高的患者,符合当前穿支皮瓣"无痕化"的趋势。其主要包括两方面的内容:一为瘢痕隐蔽,即皮瓣切取自可以被内衣、短裤所遮盖的区域(如胸背部、腹股沟、下腹部、大腿内侧等),或者缝合后的瘢痕位于皮肤的自然皱褶处(如耳后、鼻唇沟等)及与受区手术切口重合而未增加新的供区瘢痕(如颈部甲状腺上动脉穿支皮瓣切取后的瘢痕与颈淋巴清扫的切口重合);二为功能保存,避免损伤关键肌肉或在关节区域设计皮瓣,维持供区正常活动能力。根据上述概念,目前临床常用的隐蔽供区及代表性皮瓣见表 1-3-1。后面各章将详细介绍这些穿支皮瓣及其在口腔颌面-头颈部重建和乳房重建中的应用。当然,还有其他隐蔽的穿支皮瓣,如足底内侧穿支皮瓣,供区位于非负重区的足底,避免影响行走功能,瘢痕可被袜子遮盖,因其常用于修复足跟缺损,故不在本书讨论范围之内。

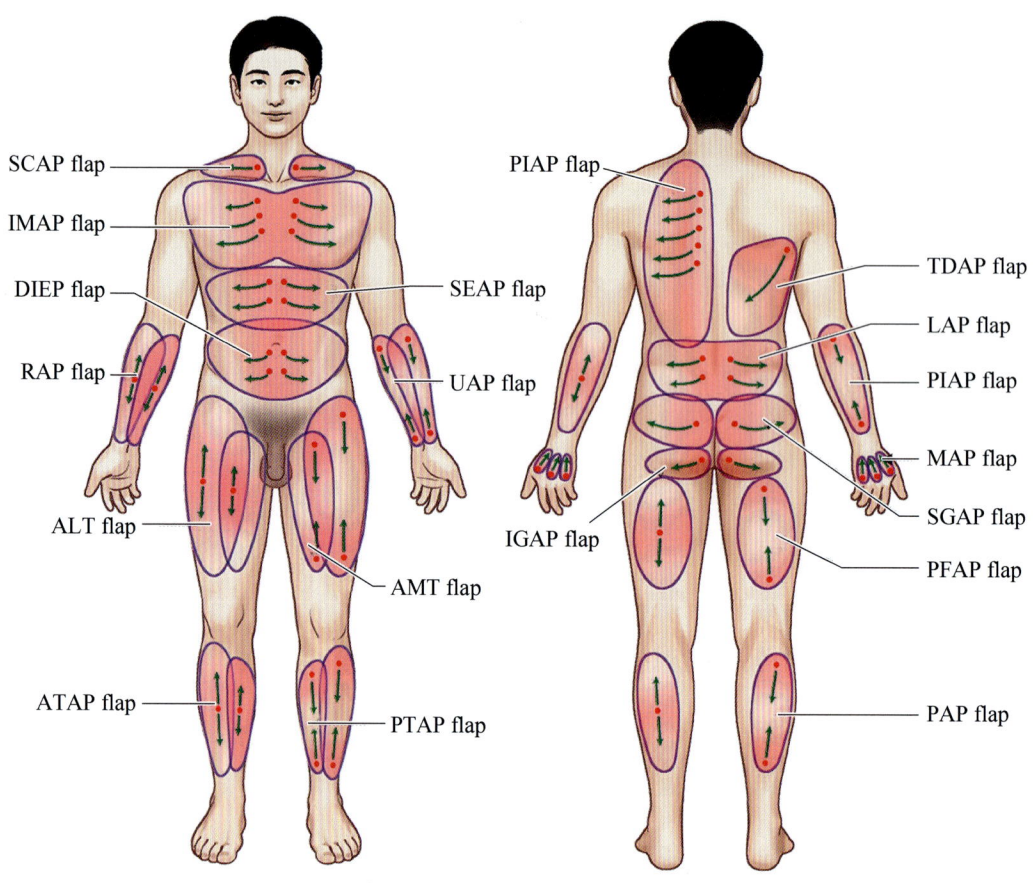

图 1-3-1 临床常用的穿支皮瓣

SCAP flap：锁骨上动脉穿支皮瓣；IMAP flap：胸廓内动脉穿支皮瓣；SEAP flap：腹壁上动脉穿支皮瓣；DIEP flap：腹壁下动脉穿支皮瓣；RAP flap：桡动脉穿支皮瓣；UAP flap：尺动脉穿支皮瓣；ALT flap：股前外侧皮瓣；AMT flap：股前内侧皮瓣；ATAP flap：胫前动脉穿支皮瓣；PTAP flap：胫后动脉穿支皮瓣；PIAP flap：骨间后动脉穿支皮瓣；TDAP flap：胸背动脉穿支皮瓣；LAP flap：腰动脉穿支皮瓣；MAP flap：掌动脉穿支皮瓣；SGAP flap：臀上动脉穿支皮瓣；IGAP flap：臀下动脉穿支皮瓣；PFAP flap：股深动脉穿支皮瓣；PAP flap：腓动脉穿支皮瓣

表 1-3-1 临床常用的隐蔽供区及代表性皮瓣

供区位置	代表性皮瓣	隐蔽性特点
面部	面动脉穿支皮瓣	瘢痕位于鼻唇沟内
耳后	耳后动脉穿支皮瓣	瘢痕位于耳后
颈部	甲状腺上动脉穿支皮瓣	瘢痕与颈淋巴清扫的切口重合
胸部	颈横动脉前穿支皮瓣，胸肩峰动脉穿支皮瓣，胸廓内动脉穿支皮瓣	瘢痕可被内衣遮盖
背部	胸背动脉穿支皮瓣，肩胛骨及胸外侧动脉穿支皮瓣	瘢痕可被内衣遮盖
下腹部	腹壁下动脉穿支皮瓣，腹壁浅动脉穿支皮瓣	瘢痕可被内衣遮盖

续 表

供区位置	代表性皮瓣	隐蔽性特点
髂股部	旋髂浅动脉穿支皮瓣，髂骨及旋髂深动脉穿支皮瓣，臀上、下动脉穿支皮瓣，阔筋膜张肌穿支皮瓣，股深动脉穿支皮瓣	瘢痕可被短裤遮盖

总体来说，隐蔽供区的选择策略包括以下几个方面。

（1）术前穿支影像导航：通过超声、CTA或MRA精准定位穿支血管，优先选择穿支血管丰富、血流动力学好，且可以获得足够长度源动脉的隐蔽区域。

（2）个体化设计：① 面颈部修复尽量选择邻近的面颈部、胸部供区，其皮肤质地、色泽与面颈部匹配度高；② 口底、颊黏膜、舌的中小型缺损重建首选颈部供区，其组织厚度与缺损接近，重建后不会臃肿，瘢痕与颈淋巴清扫的切口重合，并未增加新的供区；③ 其余口腔组织尤其是舌、颊、软腭等功能区域的大型缺损首选大腿内侧、腋下背部等位于躯体内侧的供区，其皮肤质地柔软，组织可塑性强，对缺损区功能的影响相对小；④ 乳房重建，年轻女性首选下腹部供区，避免胸部瘢痕，肥胖女性则优先选择腹部或大腿等脂肪易堆积区，可以同时兼顾修复与体型塑形。

选择供区隐蔽穿支皮瓣的意义除了瘢痕隐蔽和功能保存外，还有考虑对患者的心理、社会影响，能够减少患者对瘢痕的焦虑，提升术后生活质量；以及为二次甚至多次手术提供可能性，隐蔽供区保留更多的组织资源，尤其是近年来随着二原发甚至多原发肿瘤不断增加的趋势，以及恶性肿瘤综合治疗水平的提升使得以往一些不可切除的晚期复发肿瘤变得可以切除，隐蔽供区则为未来更多的修复重建预留选项。

总之，通过精准的解剖选择、微创技术及个体化设计，隐蔽型穿支皮瓣既能满足受区组织修复重建的需求，又能最大限度地减少供区外观与功能损伤。未来随着影像导航、内镜技术、小切口切取皮瓣及与生物材料相结合，供区"无痕化"的修复将成为可能。

参考文献

1. Blondeel PN, Morris SF, Hallock GG, et al. Perforator flaps, anatomy, technique and clinical applications[M]. St Louis (MO): Quality Medical Publishing, 2006.
2. 杨东岳，顾玉东. 游离皮瓣在四肢创伤中的应用[J]. 中华医学杂志, 1978, 58: 143-145.
3. Pontén B. The fasciocutaneous flap: its use in soft tissue defects of the lower leg[J]. Br J Plast Surg, 1981, 34(2): 215-220.
4. Yang G, Chen B, Gao Y, et al. Forearm free skin flap transplantation[J]. Natl Med J China, 1981, 61: 139-142.
5. Song YG, Chen GZ, Song YL. The free thigh flap: a new free flap concept based on the septocutaneous artery[J]. Br J Plast Surg, 1984, 37(2): 149-159.
6. Nakajima H, Fujino T, Adachi S. A new concept of vascular supply to the skin and classification of skin flaps according to their vascularization[J]. Ann Plast Surg, 1986, 16(1): 1-19.

7. Taylor GI, Palmer JH. The vascular territories (angiosomes) of the body: experimental study and clinical applications[J]. Br J Plast Surg, 1987, 40(2): 113-141.
8. Kroll SS, Rosenfield L. Perforator-based flaps for low posterior midline defects[J]. Plast Reconstr Surg, 1988, 81(4): 561-566.
9. Koshima I, Soeda S. Inferior epigastric artery skin flaps without rectus abdominis muscle[J]. Br J Plast Surg, 1989, 42(6): 645-648.
10. Heitmann C, Felmerer G, Durmus C, et al. Anatomical features of perforator blood vessels in the deep inferior epigastric perforator flap[J]. Br J Plast Surg, 2000, 53(3): 205-208.
11. Wei FC, Jain V, Celik N, et al. Have we found an ideal soft-tissue flap? An experience with 672 anterolateral thigh flap[J]. Plast Reconstr Surg, 2002, 109(7): 2219-2226.
12. Geddes CR, Morris SF, Neligan PC. Perforator flaps: evolution, classification, and applications[J]. Ann Plast Surg, 2003, 50(1): 90-99.
13. Seth R, Manz RM, Dahan IJ, et al. Comprehensive analysis of the anterolateral thigh flap vascular anatomy[J]. Arch Facial Plast Surg, 2011, 13(5): 347-354.
14. 唐举玉,徐达传,徐永清,等.特殊形式穿支皮瓣及其衍生术式命名专家共识[J].中华显微外科杂志,2022,45(1):5-13.

（沈　毅）

第 2 章

穿支术前影像定位

2.1 超声影像皮瓣穿支应用

穿支皮瓣作为显微外科领域的一项革新,近年来在临床实践中展现了显著的优势。随着越来越精细的穿支皮瓣需求,临床对穿支血管的精准定位和血流动力学评估提出了更高的要求。然而,定位皮瓣穿支血管的难点往往在于穿支血管极细、变异极大,且走行不稳定,故术前的准确评估对于手术方案和手术实施有着关键作用。

随着超声影像技术的快速进展,高频超声对于极为细小的穿支血管和极为缓慢血流信号的检出能力大为增强。不少研究和文献提出,高频超声是精确、方便、无创地探测并准确定位穿支血管的检查方法。尤其是对于皮瓣越浅薄、组织量越少、穿支血管越细小的隐蔽型皮瓣术前检查,高频超声及超声造影增强技术的应用可能较其他检查手段更有优势,具有更加无可替代的作用。因此,作为一项精准方便,且价廉无辐射的检查方法,高频超声在我国的穿支皮瓣应用中,可作为一线的检查手段值得进一步重视和推广。

2.1.1 超声穿支定位基本原理及关键因素

1) 二维图像

二维图像是超声影像的重要基础,在高频超声二维图像中,各组织因其声阻抗不同等物理特性,会呈现出不同的灰度、纹理和形态,故能够非常清晰、直观地观察到组织细微结构,如血管、神经、肌纤维、筋膜等组织,从而准确判断穿支血管从主干发出、穿行肌肉或肌间隙、筋膜下走行及其出肌点等信息。

表浅的穿支皮瓣血管检查的关键因素在于尽可能使用相匹配的高频超声探头,可选取 10~25 MHz 不等的适宜频段。高频超声具有高分辨率、高清晰度等特点。如今常用的高端超声仪探头频率可达 25 MHz,按人体声波传递速度 1 540 m/s、超声分辨力达 1/2 波长(λ)计算,该探头对物体的理论分辨力可达 30 μm,故可以清晰显示皮瓣软组织,甚至毛囊、毛发(图 2-1-1)。

值得一提的是,国外文献中使用超声检查穿支血管,多为笔式多普勒探头,其仅能接收多普勒回波信号,而无法提供二维超声图像。因此这种探头检查并不能精准评估穿支血管在组织内的走行关系,不宜作为超声检查的常规推荐。

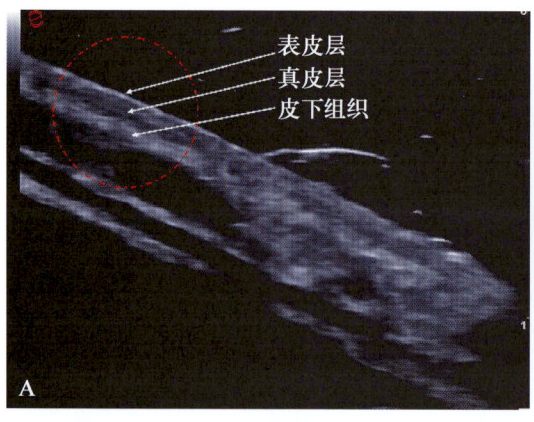
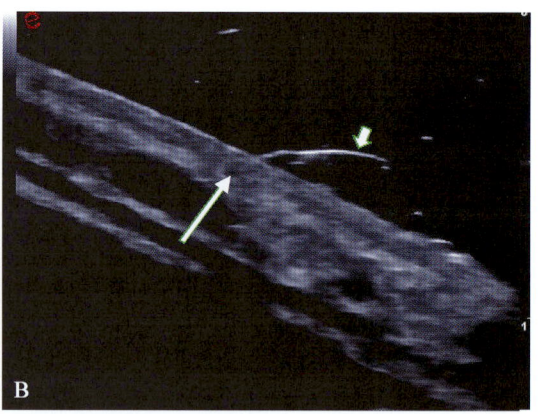

图 2-1-1 25 MHz 高频探头显示手指皮肤结构层

(A) 高频超声二维图像可清晰显示左手第二指关节处背面皮肤的结构层次：高回声的表皮层、低回声的真皮层、稍高回声的皮下组织及其深面无回声管腔状结构的静脉血管；(B) 可见高回声汗毛（短箭头）及其位于真皮层内的毛囊（长箭头）

2) 彩色多普勒血流显像

彩色多普勒血流显像（color Doppler flow imaging，CDFI）是利用血流中红细胞散射体产生的多普勒频移效应，转化为彩色信号显示，并以不同的颜色表示血流的方向和速度。通常红色表示血流迎向探头，蓝色表示背离探头；血流的速度可通过颜色的亮度或饱和度来表示。将 CDFI 同时叠加在二维图像上后，就可以直观准确地实时显示血管在组织内的走行、血流状态等信息。

多普勒超声频率越高，对血流信号的敏感性也越高（图 2-1-2）。这是因为高频超声波具有更短的波长和更高的分辨率，能够更精细地探测和分辨血流中的微小变化，捕捉到更微小的血流信号，从而使得更微小的穿支血管显示出来。

对于穿支皮瓣检查而言，穿支血管的管径越细小，则需要彩色多普勒的频率越高。国外文献中常用的笔式多普勒探头（acoustic Doppler，AD. Minidop ES-100VX Pocket Doppler with 8 MHz pencil type probe），其多普勒频率仅为 8 MHz。而目前高端彩超 25 MHz 探头的彩色多普勒频率可达 16.7 MHz，因此其对穿支血管的敏感性和精确性都有明显提高。

图 2-1-2 25 MHz 高频探头显示 1.5 cm 厚的组织及 5 mm 大小的血管瘤

二维超声清晰可见表皮层、真皮层、皮下组织结构。CDFI 清晰可见血管瘤源自管径为 0.05 mm 的滋养血管，走行进入真皮层直达表皮下，末端血管的管径为微米级别，高频彩超依然清晰可辨

3）脉冲多普勒频谱

对于血流动力学数据的简便且精准获取,是超声医学影像的独特优势之一。脉冲多普勒技术发射超声波脉冲,通过接收测量反射信号的频移来计算血管内的血流速度等参数。高频超声对血流速度的测量具有较高的准确性和敏感性,能够检测微小的血流变化,从而测量穿支血管的血流速度、阻力指数等血流动力学信息。

CDFI属于定性分析,即发现穿支血管"有没有"的信息;而脉冲多普勒则为定量分析,可进一步提供评估穿支血管"好不好"的血流动力学依据,其不仅可以提供穿支动脉的最高流速等实时定量数据,更可以提供该血管的阻力指数(resistive index,RI)信息。

RI是评价血管阻力的一项指标,反映了血管收缩状况及下游血管阻力的情况。RI的计算公式:$RI=(Vs-Vd)/Vs$,其中Vs是血管收缩期最大流速,Vd是血管舒张末期流速。当下游血管狭窄、血栓形成、动脉粥样硬化等病变时,则可表现为RI值增加。

通常对于穿支动脉而言,若脉冲多普勒提示血流速度越高、RI越低,则说明该穿支动脉多为优势支,提示该穿支供血越充足,组织血管网循环越好。

4）三维图像重建

超声三维图像重建是通过将二维超声图像序列,基于重建算法,转化为具有立体空间信息的三维图像数据。这一技术的优点在于让非超声医生能够更直观、更准确地观察和分析穿支血管的位置、形态、走行关系等,为皮瓣设计方案提供重要依据(图2-1-3)。

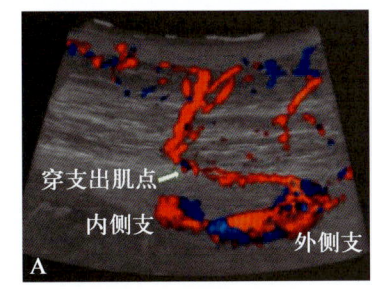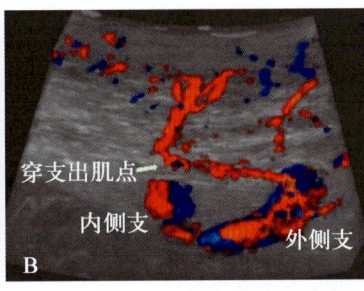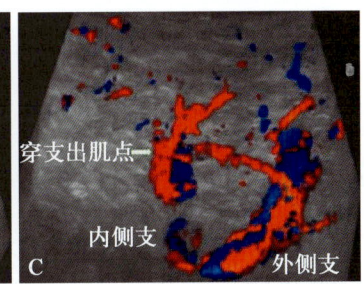

图2-1-3 腹壁下动脉穿支血管彩色多普勒三维超声的不同视角图

(A)腹壁下动脉穿支血管平视图,可见腹壁下动脉内侧支、外侧支,穿支血管起自外侧支,向内横行穿出腹直肌进入脂肪层内;(B)腹壁下动脉穿支血管30°斜视图;(C)腹壁下动脉穿支血管俯视图可见穿支出肌点体表投影位于腹壁下动脉内侧支的正上方(若仅凭临床经验极易误判)

然而值得提醒的是,超声三维重建技术在实际应用中受到设备性能、操作技术等多种因素的影响,尤其是将二维换算成三维图像的过程中,不可避免地损失了大量的细节信息。因此,笔者认为除少部分案例外,三维重建技术主要仅是为了直观、形象地展示给对超声图像认知较少的医务人员,对穿支血管检查的准确性和可靠性等更多的图像细节信息,依然需要专业的超声医学操作和评估。

5）超声造影增强

超声造影增强(contrast-enhanced ultrasound,CEUS)技术是通过外周静脉注入含有微气泡的超声造影剂,这些造影剂能够显著产生强烈的反射或散射回声信号,能够实时动态地反映组织的血流灌注情况,特别是在微细血管和肿瘤血管方面的效果尤为突出,从而显著提高超声诊断准确率。

研究发现,穿支皮瓣造影方式与常规 CEUS 对脏器病变检查方法不同,上海交通大学医学院附属第九人民医院超声科原创性地开发、确定了穿支血管超声造影新方法,即将超声造影剂稀释为 10 ml,进行缓慢静脉推注(约 1 ml/min);弃用常规造影的低机械指数、谐波成像模式而采用了二维声像图上直接使用 CDFI 模式;在持续缓慢推注造影剂下,使 CDFI 信号出现明显增强而不致彩色信号溢出过大的造影效果为最佳(图 2-1-4)。此法能使穿支血管内产生明显更强的 CDFI 回声信号,已在目前临床中证明是最佳的穿支血管超声造影方法。

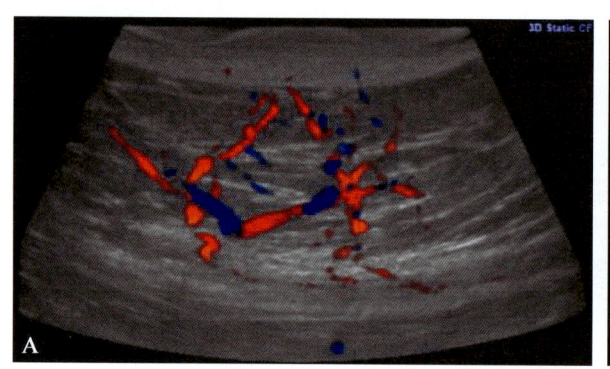 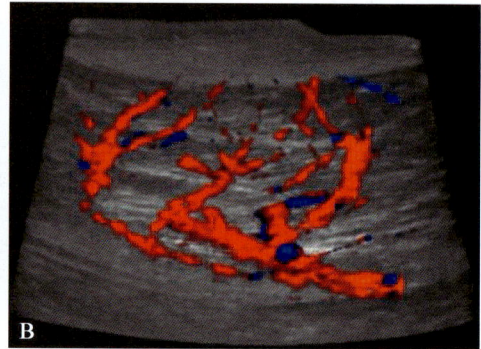

图 2-1-4　腹壁下动脉穿支血管常规彩色多普勒与超声造影增强后三维超声图对比

(A)腹壁下动脉穿支血管常规检查隐约可见穿支血管与主干,但 CDFI 呈断续状;(B) CEUS 后可见穿支血管不仅与主干的关系清晰可见,且穿支的出肌点及其在脂肪层内的分支情况,均能清晰完整显示

这种新方法的原理:当微气泡进入穿支血管内,在 CDFI 模式下被高机械指数的超声波击破微泡时,可产生大量极强的散射回声信号,其信号增强强度估计可达到原有信号的数百倍以上,从而被 CDFI 清晰显示,这就为皮下脂肪层内极其微细的血管检出提供了可能性。此法的不足之处为血管在造影增强后 CDFI 血流信号溢出,故其管径测值明显偏大,检查时应警惕并加以注意。此外,超声造影增强效果的优劣,与超声操作者经验和水平有关,同时与推注造影剂人员的注射配合密切相关。当给药过快、过多时,彩色增强明显溢出过多导致显示不清;而给药过少,增强效果不明显则亦不能达到理想的造影效果。因此为获取最佳的造影效果,需超声医师和药剂注射者磨合以达成默契。

6)血流定量分析评估等新技术

随着超声医学的不断发展,新技术亦是不断涌现。而将新技术引流到皮瓣领域成为新应用,值得相关专业人员交流研究。例如,血流定量分析技术(Qpack),其原理是通过对原始信号图像中彩色多普勒超声信息的敏感提取,并可在医生感兴趣区域中,对多普勒像素进行定量分析的新技术,从而帮助临床医生对需要观察的组织内血流信号,进行定量而精准地诊断、评估和研究(图 2-1-5)。若将 Qpack 技术应用于皮瓣内血流信号灌注的定量分析,相信可对术前规划、术后短期评估及术后长期跟踪皮瓣与供区的相容性变化提供新的方法(图 2-1-6)。

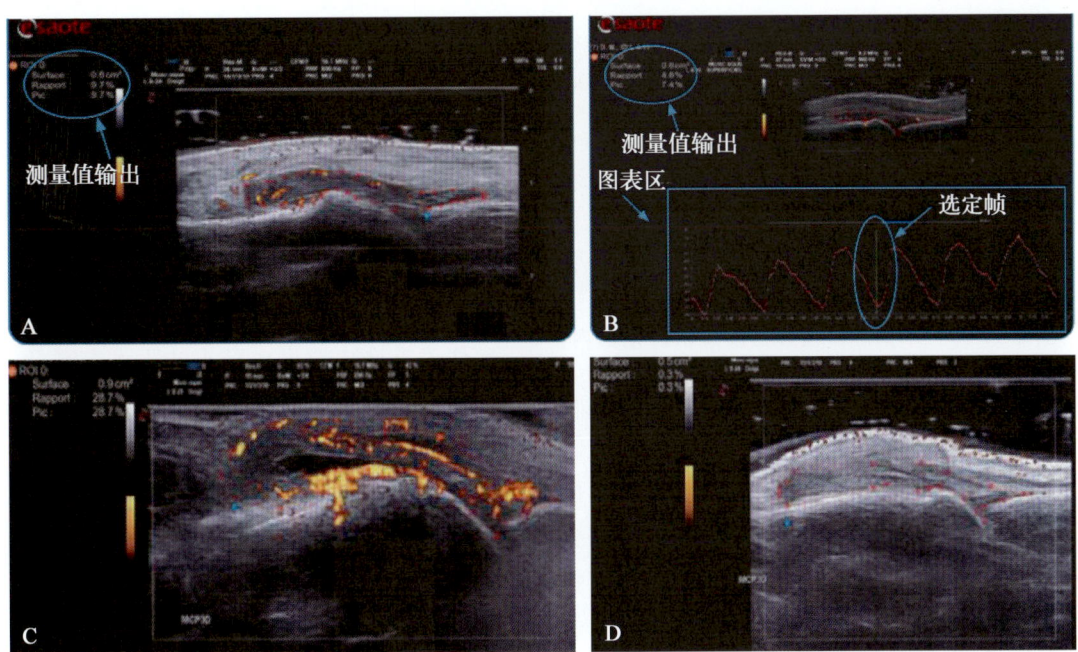

图 2-1-5　Qpack 技术对关节滑膜炎症血流参数的随访分析(法国 Gaudin 教授友情提供)

(A) Qpack 技术可以对单幅图像分析,左上角为血流信号在取样框内的占比数值;(B) 也可以更加准确客观地以实时动态的方式对血流定量分析,以动态曲线显示各心动周期的血流定量参数;(C) 关节滑膜炎症期,滑膜区血流信号定量分析值为 28.7%;(D) 滑膜炎症消退期,同一区域的血流信号定量分析值为 0.3%

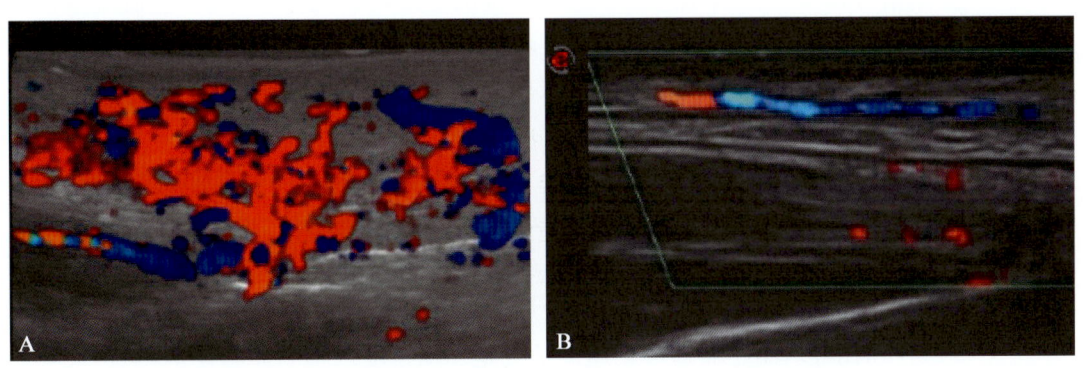

图 2-1-6　游离皮瓣术后 3 个月及术后 1 年半的随访声像图

(A) 游离皮瓣术后 3 个月,皮瓣内血流信号异常丰富;(B) 游离皮瓣术后一年半,皮瓣内血流信号除原穿支血管主干外,组织内血流信号不丰富。若采用 Qpack 技术,可客观反映皮瓣血供变化趋势

7) 超声需提供的重点信息

穿支皮瓣超声检查需有 3 个递进层次或 3 个重要维度:① 有无穿支血管并定位;② 穿支粗细并评估优劣;③ 穿支走行层次及预估手术游离难度。

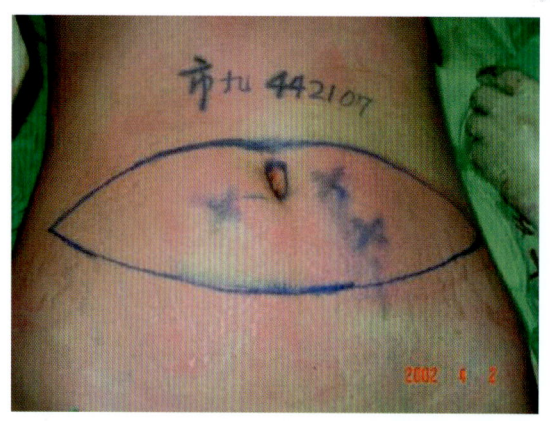

图 2-1-7 术前超声检查在预案供区范围内，标记穿支血管出肌点的体表投影

首先，需要检查预案供区皮瓣内有没有存在穿支血管。检查过程中可能会不断发现主干动脉发出多条分支，穿出并走行于皮下脂肪层内的穿支血管。检查需要尽可能记录各穿支血管，并对出肌点的体表投影处作标记（图 2-1-7）。

其次，对于标记出来的穿支血管，需要评估其管径的粗细、血流峰值流速的快慢、阻力指数的大小等指标。即需要"多中选优"，将管径粗、流速快、阻力低的穿支血管，作为首选皮瓣供血穿支的手术方案。

最后，为了手术简便、时间节约和肌肉保护等，超声检查还可以精准评估穿支血管的走行情况。优选走行于肌间隙或以肌间隙为主的穿支血管，慎用长距离穿行于肌肉内的穿支血管。

因此，理想的皮瓣穿支超声的检查需要具备上述 3 个维度，不仅可以告知有没有穿支血管的存在，同时还可以提示穿支血管的优劣及走行方式的繁简，最大限度为手术医生提供术前信息。

8）超声检查的操作要点

隐蔽型穿支皮瓣手术属于极致精微手术，同样，作为辅助检查的超声也应将各项性能推到极致，方能充分实现超声的价值。除了使用高端仪器外，隐蔽型穿支皮瓣的超声检查需要注意以下操作细节。

（1）血流信号调节至最为敏感的状态：增益调至最高且无噪声点；彩色血流多普勒频率最高或调节到最合适频率；将仪器后台调至最敏感参数，如壁滤波、动态范围等；进行彩色多普勒、能量多普勒、超微血流成像功能等各血流显像功能，优选其中显示最佳者。

（2）尽可能不使超声探头压迫皮瓣组织：由于穿支血管非常细且流速非常低，极易由于遭受压力而变慢，甚至中断血流，因此绝不可加压探头进行扫查。可在皮肤与探头之间厚涂耦合剂，尽可能悬空探头离开皮肤，从而成像清晰且不传递压力至皮瓣穿支。

（3）微调探头方向以使血流回波信号最大化：穿支血管不仅细小，而且走行（尤其是出肌点一段）往往比较弯曲。而多普勒超声信号是一项角度依赖明显的技术，当声束与血流方向为 0°角时（即血流直接迎向或背向探头），多普勒回波信号为最强；当声束与血流方向呈 90°角时，信号理论值为零，图像则表现为无血流信号。因此，为了清晰连贯地检查出穿支血管及其走行，应善于微调探头方向，尽可能提高血流的多普勒信号。

（4）"顺藤摸瓜"与"追根溯源"并用：超声医生应熟悉检查区域的解剖，同时应清楚手术医生的诉求与预案。检查穿支血管可行"顺藤摸瓜"法，即先找到皮瓣血管蒂的主干，然后顺着主干动脉血管追寻至远端，并定位发出的各穿支血管；也可行"追根溯源"法，即根据手术方案与经验,重点在预案皮瓣区找到脂肪层内的穿支血管,然后找到其出肌点,再顺着穿支溯源寻到主干血管。

总之,绝不可发现有穿支与主干比较接近时,就想当然地认为穿支来源于该主干血管;只有清晰地探查到穿支血管与主干的连续关系,才是保证超声检查准确性的核心要点。

2.1.2 常用超声穿支定位

1) 腹壁下动脉穿支血管

腹壁下动脉穿支血管的检查方法:患者取仰卧位,充分暴露腹部;先在下腹部探及一侧腹壁下动脉主干,探头沿动脉主干逐渐由脚侧向头侧探查,在检查过程中会不断发现腹壁下动脉发出多条分支,着重观察其从腹直肌(或腹壁肌群间)穿出并走行于皮下脂肪层内的细小血管(包括伴行静脉)(图2-1-8)。超声检查的重点为探查该血管穿出肌肉进入腹壁脂肪层(出肌点)的精确位置,然后在该出肌点的体表投影处作标记。用同样的方法观察另一侧腹壁下动脉主干及其穿支,亦作标记。

有研究报道,腹壁下动脉穿支血管每侧有1～3支,主要分布于脐下9 cm为半径的范围内,以脐下外侧3～7 cm处最为常见。管径为0.7±0.2 mm;血流峰速为7～42 cm/s;阻力指数为0.62～0.96。

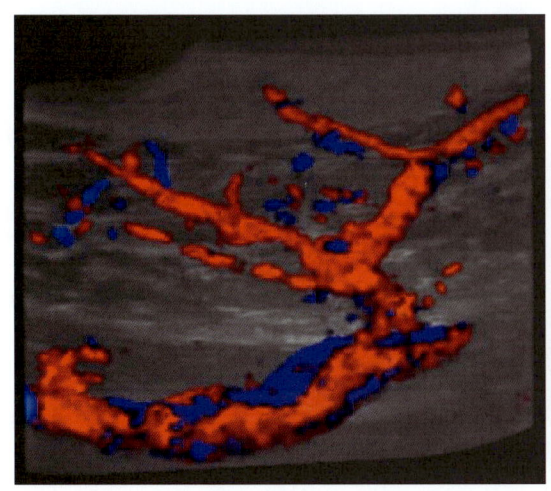

图2-1-8 腹壁下动脉主干、穿支血管及其脂肪层内分支三维全貌图

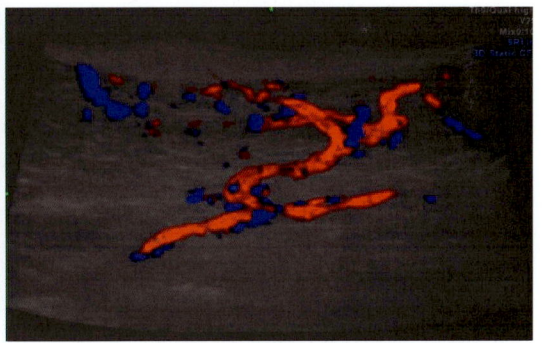

图2-1-9 胸背动脉穿支血管及其脂肪层内分支三维全貌图

2) 胸背动脉穿支

胸背动脉穿支血管的检查方法:患者取45°侧卧位,手臂上抬内收,充分暴露术区一侧胸背部;在背阔肌前缘深面探及胸背动脉主干,探头沿动脉主干逐渐由头侧向脚侧探查,观察胸背动脉的穿支情况,注重其出肌点,并做体表标记(图2-1-9)。

有文献报道通常胸背动脉穿支血管均能清晰显示,主要分布于腋后皱襞下5～9 cm、背阔肌前缘内侧1～4 cm区域内,管径0.6～0.9 mm不等,少部分可为胸背动脉终末支移行为穿支血管进入皮下脂肪层内。

3) 旋髂浅动脉穿支

旋髂浅动脉穿支血管的检查方法:患者取仰卧位,充分暴露双侧腹股沟区,腹股沟韧带股动脉交叉点与髂前上棘连线平行扫查,识别旋髂浅动脉干股动脉发出点,明确旋髂浅动脉浅支和深支走行,是否存在缺失变异。旋髂浅动脉深支一般较恒定走行于深筋膜的深面;识别缝匠肌,在缝匠肌的内侧寻找旋髂浅动脉的浅支,浅支直接穿过深筋膜,至皮下脂肪层内,向髂前上棘走行,使用龙胆紫记号笔标记浅支的走行及穿出深筋膜的位置;深支于缝匠肌的外侧缘处浅出筋膜后继续前行,沿深支走行在缝匠肌区寻找穿支血管(即深支发出的穿深筋膜至皮下的动脉血管),标出穿支点(穿深筋膜的位置)及动脉穿出浅层筋膜至皮下脂肪层位置。采用脉冲多普勒在穿支动脉起始处及穿出深筋膜处记录穿支动脉的流速曲线,测量收缩期峰值流速(peak systolic velocity,PSV)及RI,同时可测量浅支、深支及穿支的管径以评价血管的质量;同样方法,探寻旋髂浅静脉,旋髂浅静脉位于腹股沟区皮下脂肪层内与腹股沟韧带平行走行(图2-1-10)。

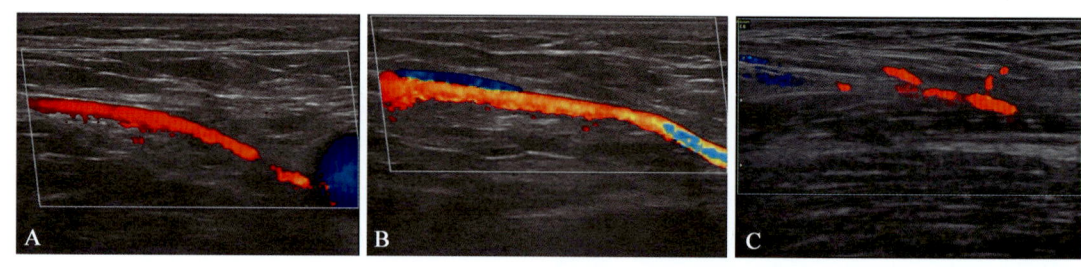

图2-1-10 旋髂浅动脉主干和分支的走行及周边结构声像图

(A) 旋髂浅动脉主干从股深动脉发出走行于深筋膜深面;(B) 旋髂浅动脉浅支走行于皮下脂肪层内,可见静脉伴行;(C) 旋髂浅动脉深支的穿支

有文献报道,旋髂浅动脉(直径0.8～1.8 mm)在腹股沟韧带下方约2.5 cm处起于股动脉外侧壁;亦有文献说,旋髂浅动脉发自股深动脉起始部,也可与旋髂深动脉、腹壁浅动脉等共干发出。在股动脉外侧约1.5 cm(缝匠肌内侧)处旋髂浅动脉分为浅、深两支,由旋髂浅动脉干分为浅、深两主支的占56%,浅主支的出现率为86%。浅支随即穿出深筋膜向髂前上棘走行,深支继续在深筋膜下向外上方走行,沿途发出肌支及2～3条肌穿支(直径0.3～0.5 mm),于缝匠肌外缘出深筋膜,并发出皮支营养腹股沟前外侧皮肤。

4) 腓肠内侧动脉穿支

腓肠内侧动脉穿支的检查方法:患者取仰卧位,膝关节及髋关节屈曲并轻度外展外旋,充分暴露小腿内侧区,自腘窝区往下扫查。首先确定腓肠肌内侧头的位置和边界;其次确定腓肠内侧动脉起始部位,腓肠内侧动脉自腘动脉发出后主干向内下,在腓肠肌内侧头深面偏外入肌,在肌肉内纵向走行。观察腓肠内侧动脉是否有双支或共干的变异,然后在腓肠肌相应的筋膜层内寻找穿支并定位(图2-1-11)。

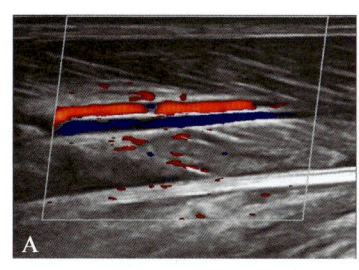 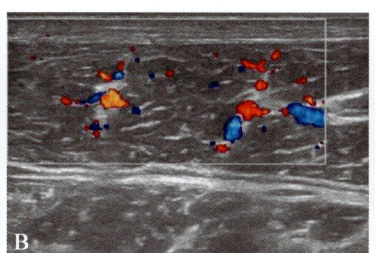 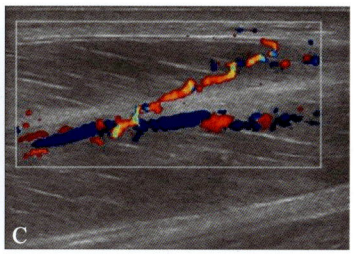

图 2-1-11　腓肠内侧动脉及分支声像图

(A) 腓肠内侧动脉纵切长轴图,可见动静脉伴行;(B) 腓肠内侧动脉横切短轴图可见腓肠内侧动脉分为内支和外支;(C) 腓肠内侧动脉穿支二维图

有文献报道,腓肠内侧动脉穿支恒定,穿支数为 1~4 支,平均 2.2 支,其中以 2 支多见(占 70%),穿支点分别位于距腘皱褶 11.8 cm(8.5~15 cm)和 17 cm(15~19 cm),并以此为基础。发现 34.2% 的穿支起源于腓肠肌内侧头中间线,87% 的穿支位于腓肠肌内侧头中间线旁开 1 cm 的范围内,穿支进入深筋膜前平均直径是 0.5 mm(0.3~0.8 mm),其中 66% 的穿支来源于腓肠内侧动脉的前支,34% 来源于后支。

5) 股薄肌皮瓣

股薄肌皮瓣的检查方法：患者仰卧,取截石位或单侧蛙式位,充分暴露大腿内侧,自耻骨支沿大腿内侧向下至膝关节上方确定股薄肌的位置和边界。股薄肌供血血管主要来自股深动脉股薄肌支,其多数从股深动脉内侧壁和前壁发出,发出后恒定地向下斜行于长收肌的深面,在股薄肌中、上 1/3 交界处由肌肉深面入肌,或分成数个分支入肌。超声确定此血管并定位血管穿入股薄肌的位置,并在其体表投影处进行定位,同时定位其主要的肌皮穿支动脉(图 2-1-12)。

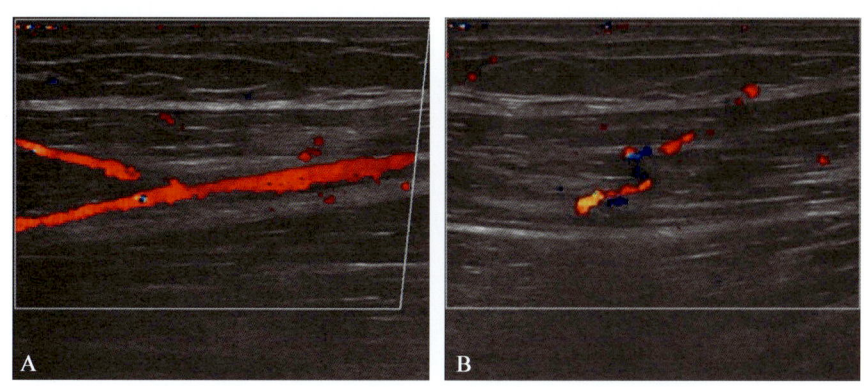

图 2-1-12　股深动脉股薄肌支及其穿支声像图

(A) 股深动脉股薄肌支由肌肉深面入肌,并在肌肉内分支;(B) 股薄肌穿支二维图

有文献报道,当股薄肌支自股深动脉发出后,斜向内下经内收长、短肌之间,于股薄肌中、上 1/3 处(耻骨结节下约 8 cm)由肌肉深面入肌,纵形向下走行,发出 3~5 支肌皮动

脉,营养浅层皮肤和皮下组织。动脉起始处直径 2～3 mm,血管蒂长 6～8 cm,通常有 2 条伴行静脉。一般认为,股薄肌肌皮瓣血管蒂较为恒定,但仍存在 17% 的变异率,术中需仔细分离。在股薄肌远端浅层有缝匠肌斜行通过,该处的股薄肌无肌皮动脉发出,因此,可切取的皮瓣范围仅限于股薄肌上 2/3 皮肤。

2.1.3 术中超声皮瓣穿支的应用价值

由于超声科室投放术中资源有限及手术医生对使用超声存在技术门槛,超声在穿支皮瓣术中的应用普及率非常低。然而,术中超声在皮瓣手术具有重要的价值,术中不仅可以更加清晰地定位血管,同时更清晰评估游离的皮瓣供血和血流动力学参数;此外,术中吻合后的即刻评估,可以极大提升术者信心、提高皮瓣手术成功率。

1) 吻合血管前的术中超声应用

术中,当组织、肌肉切开分离后,由于张力的改变穿支血管可存在一定的位移,此时术中超声可以进一步精准定位穿支血管,实时指导术中皮瓣的分离;并可进一步评估皮瓣游离后血管的血流动力学参数变化情况,以及游离皮瓣边缘的血供情况。

当皮瓣掀起后,超声探头可以直接贴合在肌肉上探查,因此对于穿支走行在肌肉内情况、血管分支情况和主干关系等信息可以更加丰富和清晰。这对于医生在术中精确操作,避免损伤重要血管,减少肌肉损伤,提高手术安全性具有重要意义。

术中超声还可以帮助医生及时发现供区和受区皮瓣血管周边的病变情况,如炎性反应、栓塞或动脉硬化等。可使医生在第一时间了解供受区周边损伤情况,制定具有针对性的处理方案,进一步提高了皮瓣移植手术的成功率。

2) 吻合血管后的术中超声即刻评估

游离皮瓣与受区血管吻合后的评估,通常依靠术者的经验、肉眼观察、皮温测量等简单指标;而术中超声可以提供更加丰富、更加客观且定量化的评估指标。

动脉吻合后,术中超声可以观察供区、受区动脉的血流动力学变化,如最高流速变化、阻力指数变化等;不仅可以观察吻合口区血管情况,也可以观察皮瓣边缘、远端分支血管的血流情况。

静脉吻合后,术中超声可以观察静脉回流的 CDFI 血流信号,也可以观察回流的流速;对于静脉内有无血栓形成,术中超声可以敏感地发现。若发现静脉内出现低回声区、CDFI 血流充盈缺损、探头轻微按压静脉管壁不塌陷、静脉回流方向及流速异常等情况,则高度提示静脉内血栓形成。

术中超声对于吻合血管术后即刻的评估,可以提升术者手术结束时的信心,也可明显提高皮瓣移植手术的成功率,颇具临床价值和广阔的应用空间。

2.1.4 术后皮瓣超声随访评估

超声由于便捷无辐射等优点,无论术后围术期的皮瓣超声评估,或是中长期随访,都属于值得被首先选择的检查手段。

1) 围术期的超声评估

术后皮瓣的动脉血供及静脉回流情况,以及并发症的早诊早治等方面,都是涉及皮瓣能否良好存活的重要因素。虽然能通过视触诊、皮温测量等方法评估皮瓣情况,但这种凭借临床经验的方法毕竟比较主观和不够精准。超声可便捷无创床边检查;可清晰提供皮瓣血管吻合区情况;可测量从供区动、静脉,穿支血管主干动、静脉,皮瓣远端血管动、静脉的血流动力学情况;以及可以观察皮瓣肿胀程度、局部有无积液等软组织信息。因此,将超声检查应用于术后围术期皮瓣检查,相信一定能发挥巨大作用而成为常规应用。

2) 术后皮瓣血供的中、长期随访评估

通常游离穿支皮瓣受区吻合后,前期血供仅来自吻合的动脉系统;随着皮瓣组织与受区软组织的兼容,肉芽新生血管会生长融合并滋养皮瓣组织;最后随着皮瓣组织的完全适应,其皮肤、脂肪软组织终究会恢复到正常的乏血供生理学状态。因此,术后皮瓣的血流动力学情况肯定存在一段较为长期的动态变化,并最终呈现乏血供状态(图2-1-13)。

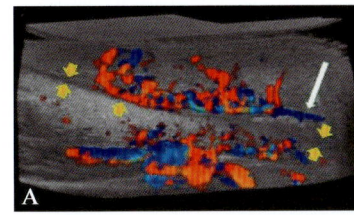 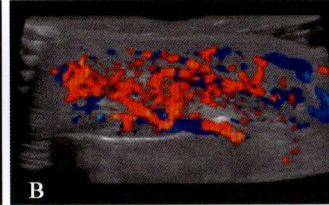 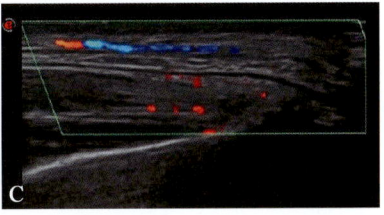

图2-1-13 游离皮瓣与受区组织血供体系的中、长期随访评估

(A) 术后1周CDFI可见穿支血管(白色长箭头)及其分支系统的血流信号,游离皮瓣与受区深部软组织界限清晰可见(黄色短箭头之间),且皮瓣血供系统和深部组织血供完全分离;(B) 术后2个月CDFI可见血流信号极其丰富,提示大量新生血管形成,皮瓣血供系统和深部组织血供系统呈高度融合状态;(C) 术后16个月CDFI可见血流信号不丰富,仅皮瓣内部可见较细的条状血流信号(为皮瓣的穿支血管),皮瓣组织与深部组织的界限显示欠清

然而术后皮瓣血供变化的中长期随访罕见研究和报道。由于供区动脉主干和受区动脉主干之间,无论是流速、流量、阻力指数等,均存在一定的血流动力学差异。当皮瓣在受区被吻合后接受供区动脉供血,其内部的血流动力是如何改变的?随着皮瓣的存活和适应,皮瓣内部及皮瓣与受区动脉之间血运的变化情况如何?等等。这些大量的有意思的课题均有待进一步研究。皮瓣在受区的血供变化研究,不仅可以术后早期预估皮瓣的存活和适应,还可指导术前皮瓣的择取、血管吻合方案等,从而可进一步提高穿支皮瓣的适应性和存活率。

参考文献

1. 陆林国,徐秋华,燕山,等.高频彩超对穿支皮瓣血管的探索研究[J].上海医学影像,2008(3):200-202.
2. 陆林国,徐秋华,燕山,等.腹壁下动脉穿支皮瓣血管的超声研究[J].中国超声医学杂志,2009,25(7):673-675.

3. 陆林国,徐智章,刘吉斌,等.超声造影增强技术在探索穿支皮瓣血管中的应用[J].上海医学影像,2010,19(3):161-164.
4. Su WJ, Lu LG, Lazzeri D, et al. Contrast-enhanced ultrasound combined with three-dimensional reconstruction in preoperative perforator flap planning[J]. Plast Reconstr Surg, 2013, 131(1): 80-93.
5. 陆林国,徐智章,刘吉斌,等.超声造影增强及三维重建对腹壁下动脉穿支皮瓣血管的探索性研究[J].中华超声影像学杂志,2014,23(6):520-523.
6. Kim S, Lee HR, Yun JH, et al. Preoperative perforator localization in anterolateral thigh free flap using acoustic doppler and computed tomography angiography[J]. Laryngoscope Investig Otolaryngol, 2022, 7(6): 1790-1797.
7. Terslev L, Ellegaard K, Christensen R, et al. Head-to-head comparison of quantitative and semi-quantitative ultrasound scoring systems for rheuma-toid arthritis: reliability, agreement and construct validity[J]. Rheumatology (Oxford), 2012. 51(11): 2034-2038.
8. 强嘉璘,蒋天安,谢秀静.微血管成像在糖尿病下肢末端动脉血流灌注评估中的应用[J].中华医学超声杂志(电子版),2020,17(10):1006-1010.
9. 黄健,沈毅,陆林国,等.应用高频彩超进行股前外侧穿支血管的术前定位与选择[J].中国口腔颌面外科杂志,2015,13(1):42-47.
10. Shen Y, Lu LG, David W. Low, et al. Perforator navigation using color Doppler ultrasound and three-dimensional reconstruction for preoperative planning of optimal lateral circumflex femoral artery system perforator flaps in head and neck reconstruction[J]. J Plast Reconstr Aesthet Surg, 2019, 72(6): 990-999.
11. Hu XJ, Jiang CH, Lin XX, et al. Reconstruction of the cheek after large port-wine stain lesion resection[J]. Aesthetic Plast Surg, 2011, 35(5): 795-801.
12. 郭兵,何悦.旋髂浅动脉穿支皮瓣解剖学研究及在口腔颌面-头颈部的临床应用进展[J].中华整形外科杂志,2022,38(3):344-348.
13. Cavadas PC, Sanz-Gimenez JR, Gutierrez-de la Camara A, et al. The medial sural artery perforator free flap[J]. Plast Reconst Surg, 2001, 108(6): 1609-1617.
14. Thione A, Valdatta L, Buoro M, et al. The medial sural artery perforator anatomic basis for a surgical plan[J]. Ann Plast Surg, 2004, 53(3): 250-255.
15. 吕春柳,李赞.横行股薄肌肌皮瓣用于乳房重建25年回顾[J].中国美容整形外科杂志,2007,11(28):653-655.
16. 梁虹宇,李养群,杨喆,等.股薄肌在软组织修复重建中的应用[J].中国美容整形外科杂志,2019,7(30):416-418.

(陆林国　周辉红)

2.2　术前CT穿支定位

2.2.1　概述

CT血管造影(computed tomographic angiography, CTA)是目前应用较为广泛的血

管三维可视化技术。CTA 以多层螺旋 CT 扫描成像为基础，通过在外周静脉高速注射 CT 增强对比剂，在受检者靶血管内对比剂的高峰期，同时进行连续的原始数据容积采集，运用计算机的三维后处理功能重建靶血管影像。目前，后处理工作站具有多种后处理功能，如窗宽窗位技术、多方位重建（multidimensional reconstruction，MPR）、容积重建（volume reconstruction，VR）、最大密度投影（maximum intensity projection，MIP）、血管探针（vascular probe，VP）等技术。

Masia（2006）等首次将 CTA 用于腹壁下动脉穿支皮瓣乳房再造的术前下腹部血管定位，不仅可以精确定位血管，更可以显示出连续的血管图像及周围软组织，提示了 CTA 的高敏感性和高特异性。有研究认为，CTA 的优势明显多于劣势，已成为腹壁下动脉穿支皮瓣乳房再造术前设计的金标准，完全可以取代 CDS。除此之外，应用术前 CTA 可有效缩短手术时间、预防术后并发症的发生、降低成本和患者的心理压力。有研究对移植修复头颈肿瘤切除术后创面的患者术前进行 CTA 检查，详细记录穿支类型、定位、走行及解剖变异，CTA 所标记的穿支体表位置与术中对比后发现其精确度达 98%，大大减少了手术时间。CTA 被用于不同类型的穿支皮瓣术前探查研究，证实了 CTA 技术的可靠性和精准度。目前，CTA 在皮瓣穿支的术前探测和定位已得到广泛认可，并推介为常规穿支血管术前定位的工具。

2.2.2 优劣势

CTA 空间因分辨率高，人为影响因素较小，在研究血管病变诊断、血管可视化、解剖信息定量分析等方面有着不可媲美的优势。CTA 通过三维重建技术，可直观地提供穿支血管分布、分支、血流轴向等信息。CTA 的高分辨率使其可以检测最细管径为 0.3 mm 的血管分支。另外，对于肥胖患者或者分布较深的穿支血管而言，CTA 较厚脂肪层下不受表面软组织覆盖的影响，可得到较为清晰的影像。同时对于穿支血管周围软组织的清晰显影，更可为术中精确进行血管解剖和皮瓣切取提供帮助，从而缩短手术时间，降低手术并发症率。多项研究通过设计严谨的病例对照，探讨了 CTA 进行穿支血管术前探测的优势，包括准确率高、解剖分离和手术时间明显缩短、成本降低、手术并发症减少及术者的压力降低。

一般来说，目前采用 64 排及以上螺旋 CT 足以满足穿支血管探测的精确度。在手背静脉或肘前静脉以单筒高压注射器按患者体重数注入含碘造影剂，利用对比剂自动跟踪系统触发扫描。扫描后，将二维影像通过软件进行三维处理，即可进行血管定位和皮瓣设计。相对于其他影像检查技术，CTA 具有潜在的造影剂损伤（如过敏、肾脏损伤等）、辐射剂量大、检查费用较高等问题。CTA 检查所使用的对比剂具有潜在的肾毒性，可能导致对比剂肾损伤等发生，因此肾功能不全和过敏患者亦应谨慎选用。

对于孕妇、婴幼儿等人群需严格把握检查指征。为了降低患者的辐射量，可采用低剂量扫描技术。但这种技术会导致图像质量差、噪声大等不良影响，从而使得图像空间分辨率降低。Rozen（2008）等尝试仅扫描目的位置，缩小扫描区域以降低辐射，取得了良好结果。

2.2.3 典型病例

【典型病例1】 男性,63岁,下前牙龈癌(T2N0M0)。

术前准备:术前颈动脉CTA三维重建显示左侧胸锁乳突肌前缘中点附近有甲状腺上动脉发出的直接皮肤穿支(图2-2-1红色标记),而右侧穿支缺如。

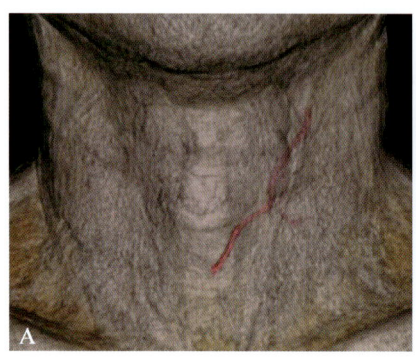 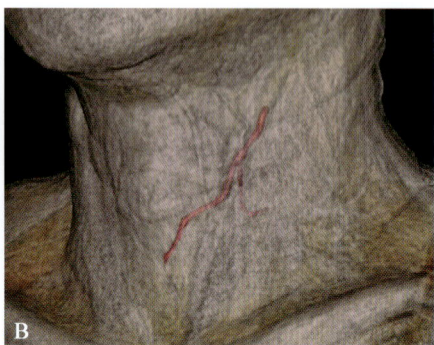

图2-2-1 颈部CTA三维重建显示甲状腺上动脉穿支

正面观(A)及左侧面(B)显示颈动脉CTA三维重建,可清晰显示左侧胸锁乳突肌前缘中点附近有甲状腺上动脉发出的直接皮肤穿支,背面皮肤的结构层次可见

【典型病例2】 女性,63岁,口底癌(T3N2M0)。

术前准备:术前下肢动脉CTA最大密度重建(MIP)显示股动脉穿支(图2-2-2)。

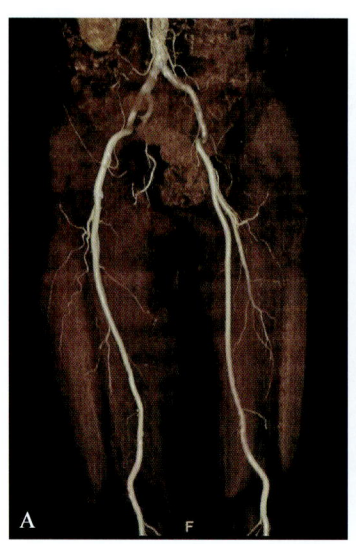 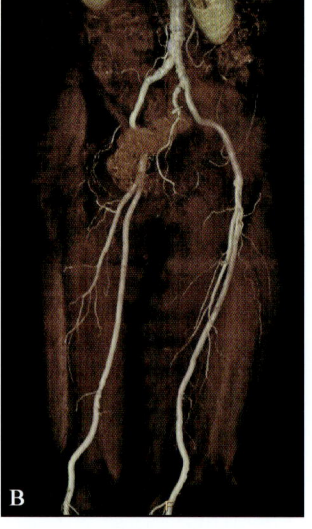

图2-2-2 下肢CTA重建显示股动脉穿支

正面观(A)及左侧面(B)显示下肢动脉CTA的MIP重建,可清晰显示股动脉发出的直接皮肤穿支,与大腿皮肤、肌肉的结构层次可见

总体来说，CTA 术前定位穿支皮瓣，可明确穿支血管的解剖学特点，包括管径、走向及与周围软组织的分布关系等，得到的信息充分详尽，对于皮瓣的设计和切取具有重要价值。特别是在腹壁下动脉穿支皮瓣手术中，CTA 已被认为是术前穿支血管定位的"金标准"。

参考文献

1. Masia J, Clavero JA, Larrañaga JR, et al. Multidetector-row computed tomography in the planning of abdominal perforator flaps[J]. J Plast Reconstr Aesthet Surg, 2006, 59(6): 594-599.
2. Rozen WM, Phillips TJ, Ashton MW, et al. Preoperative imaging for DIEA perforator flaps: a comparative study of computed tomographic angiography and Doppler ultrasound[J]. Plast Reconstr Surg, 2008, 121(1): 9-16.
3. Hijjawi JB, Blondeel PN. Advancing deep inferior epigastric artery perforator flap breast reconstruction through multidetector row computed tomography: an evolution in preoperative imaging[J]. J Reconstr Microsurg, 2010, 26(1): 11-20.
4. Uppal RS, Casaer B, Van Landuyt K, et al. The efficacy of preoperative mapping of perforators in reducing operative times and complications in perforator flap breast reconstruction[J]. J Plast Reconstr Aesthet Surg, 2009, 62(7): 859-864.
5. Chen SY, Lin WC, Deng SC, et al. Assessment of the perforators of anterolateral thigh flaps using 64-section multidetector computed tomographic angiography in head and neck cancer reconstruction[J]. Eur J Surg Oncol, 2010, 36(10): 1004-1011.
6. Kim JG, Lee SH. Comparison of the multidetector-row computed tomographic angiography axial and coronal planes' usefulness for detecting thoracodorsal artery perforators[J]. Arch Plast Surg, 2012, 39(4): 354-359.
7. He Y, Jin SF, Zhang CP, et al. Medial sural artery perforator flap aided by preoperative computed tomography angiography mapping for tongue reconstruction[J]. Int J Oral Maxillofac Surg, 2014, 43(9): 1064-1068.
8. Lee JW, Kim HK, Kim SR, et al. Preoperative identification of a perforator using computed tomography angiography and metal clip marking in perforator flap reconstruction[J]. Arch Plast Surg, 2015, 42(1): 78-83.
9. Marenzi G, Lauri G, Assanelli E, et al. Contrast-induced nephropathy in patients undergoing primary angioplasty for acute myocardial infarction[J]. J Am Coll Cardiol, 2004, 44(9): 1780-1785.

（朱　丹）

第 3 章

面颈部供区

3.1 耳后动脉穿支皮瓣

3.1.1 概述

耳后动脉穿支皮瓣（posterior auricular artery perforator flap）是指以耳后动脉（posterior auricular artery，PAA）的穿支血管为血供来源，切取包含皮肤及皮下组织的皮瓣。耳后动脉穿支皮瓣的应用历史可以追溯到 20 世纪后期，随着显微外科技术的不断发展，人们对耳后区域的解剖结构有了更深入的认识，逐渐开始将耳后动脉穿支皮瓣应用于临床。早期，耳后动脉穿支皮瓣主要用于修复耳部及周围的小面积缺损；随着技术的不断进步和经验的积累，其应用范围逐渐扩大到头面部等部位的缺损修复。

基于尸体解剖研究，耳后动脉被定义为颈外动脉的一个分支，走行于耳廓后，是耳廓的主要供血动脉。颞浅动脉（superficial temporal artery，STA）的分支耳前动脉为耳廓前螺旋提供大部分的血供。颞浅动脉和耳后动脉供应螺旋环动脉弓和耳弓（图 3-1-1），

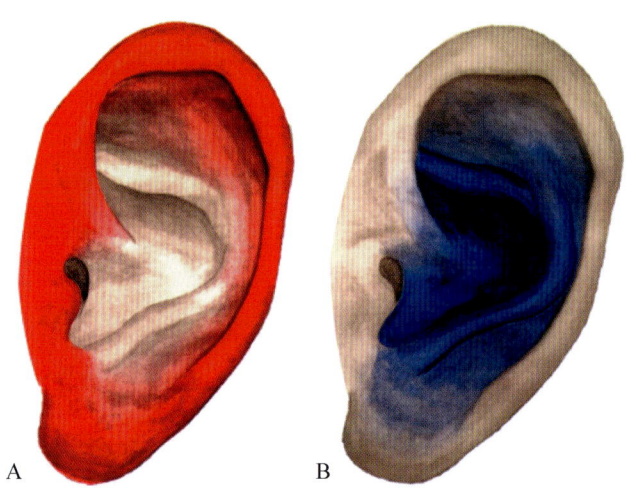

图 3-1-1　颞浅动脉的动脉血管模式显示为红色（A），耳后动脉的动脉血管模式显示为蓝色（B）

如图中所示,红色颞浅动脉供应血运区域,中间蓝色区域为耳后动脉穿支供应。

其中,颞浅动脉主要构成耳上动脉,耳后动脉主要构成耳中、下动脉。耳后动脉在耳后区域发出多个穿支,这些穿支为耳后及周围区域的皮肤提供可靠的血液供应(图3-1-2)。

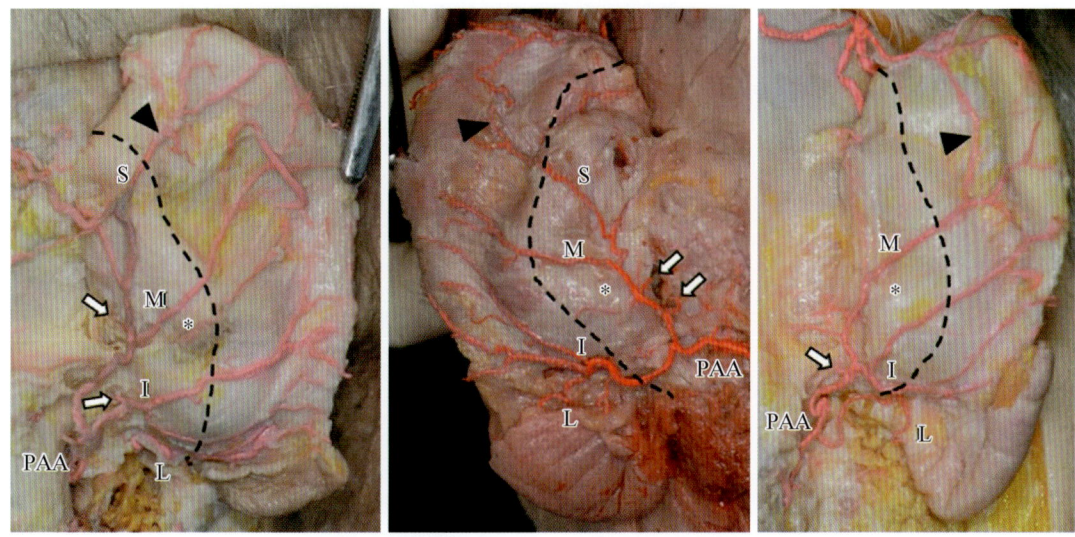

图3-1-2 解剖显示耳后动脉(PAA)的分支

左耳廓(中)或右耳廓(左、右)的后视图抬起,暴露其颅面的动脉网络
S,PAA上支;M,PAA中间支;I,PAA的下支;L,PAA小叶支;星号,耳桥的位置;黑色三角,STA上支与PAA上支或中支吻合;白色箭头,PAA的穿支;虚线,耳后沟的位置

由耳后动脉供应的血管体延伸至外耳道后约7 cm,至耳轮根部后上4.8 cm,至乳突后约3.7 cm(图3-1-3)。尽管耳后动脉的长度较短,首个报道的耳后岛状皮瓣(retroauricular island flap, RIF)是"旋转门皮瓣",由Masson于1972年描述,并由Jackson推广,也被用作游离皮瓣,并取得了不同程度的成功。Mitkov介绍一种新型的折叠后岛状皮瓣(PIF)修复累及耳甲腔的耳廓全层缺损。后来,一些基于不同蒂的耳后皮瓣被描述用于耳廓和面部再造,耳廓后皮肤的血管化也被广泛研究。

通过精细的解剖和分离,可以切取以耳后动脉穿支(上支、穿支、下支)为蒂的岛状皮瓣。目前,可根据其蒂部分为上支、穿支和下支三种类型。上蒂-耳后岛状皮瓣(superior pedicle-retroauricular island flap, SP-RIF)是基于颞浅动脉的一个恒定分支耳上动脉,其枢轴点对应于上耳头角,多用于耳廓上部和耳甲区缺损。穿支-耳后岛状皮瓣(perforator-retroauricular island flap, P-RIF)是基于耳后动脉的穿支,在到达皮肤之前穿过耳后肌。P-RIF在耳后沟上旋转,达到耳前表面,就像旋转门在铰链上旋转一样灵活,由此得名"旋转门瓣",适用于耳周及外耳道修复。下蒂-耳后岛状皮瓣(inferior-retroauricular island flap, IP-RIF)是基于耳下极的PAA,该皮瓣的枢轴点体表投影对应于耳头下角见图3-1-4。

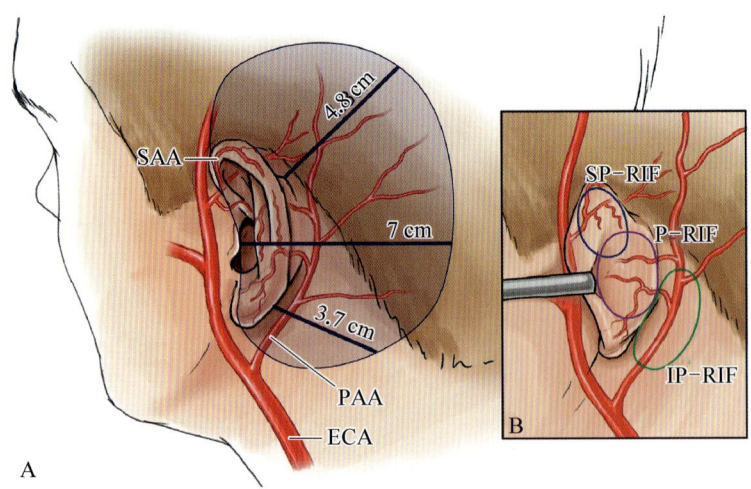

图3-1-3　耳后动脉的血管解剖(A)及血管体(B)

(A)基于耳上动脉(SAA)、耳后动脉(PAA)穿支和耳后动脉本身的三种类型的耳后皮瓣;ECA,颈外动脉;(B)耳后动脉血管体

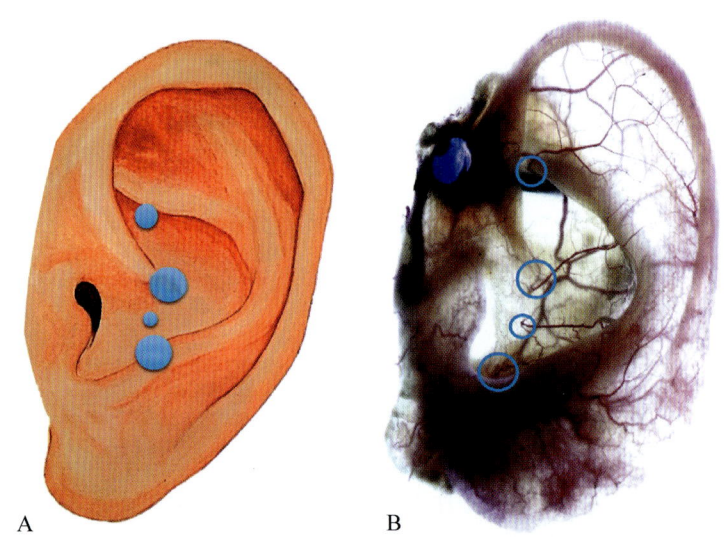

图3-1-4　耳后动脉穿支位置与造影血管对应概率大小

(A)蓝色圆表示耳后动脉穿支的位置,蓝色圆的大小代表在调查样本中观察到的频率;
(B)蓝色圆圈显示反耳屏穿支、螺旋根、耳甲和对耳屏穿支

根据文献检索结果,耳后穿支皮瓣在临床修复中的应用部位及其出现频率排序如下(由高到低)。

1) 耳廓上1/3(upper third of the auricle)

频率最高(40%～45%):耳廓上1/3是耳后穿支皮瓣最常见的修复部位,主要用于修复因创伤、肿瘤切除或烧伤导致的耳轮、对耳轮及耳甲区缺损。

该区域血供丰富,皮瓣旋转弧可达耳前表面,适用于全层或部分缺损修复。例如,耳甲腔全层缺损可通过折叠耳后穿支皮瓣进行三维重建。

2) 耳廓全层缺损(total auricle defect)

频率次高(20%~25%)：耳后穿支皮瓣常用于耳廓全层缺损的修复，尤其是耳部大面积缺损或先天性小耳畸形。

通过携带耳后筋膜或软骨的复合皮瓣，结合显微外科技术实现耳廓形态与功能的同步重建。

3) 外耳道及耳周皮肤(external auditory canal & periauricular skin)

频率中等(15%~20%)：耳后穿支皮瓣可用于修复外耳道肿瘤切除后的皮肤缺损，或耳周瘢痕挛缩。

皮瓣薄而柔软，适合耳道狭窄区域的修复，同时减少供区瘢痕。

4) 耳廓下 1/3(lower third of the auricle)

频率较低(10%~15%)：包括耳垂及耳轮脚区域的修复，需注意保护皮瓣的远端血供。

耳垂缺损修复中，耳后穿支皮瓣可提供与耳垂相似的皮肤质地，术后外观自然。

5) 鼻尖及面部亚单位(nasal tip & facial subunits)

频率最低(5%~8%)：耳后穿支皮瓣偶尔用于鼻尖或面部缺损的修复，尤其当额部皮瓣不可用时。但受血管蒂长度限制，需结合颞浅动脉分支进行延长设计。

3.1.2　皮瓣设计

目前，耳后穿支皮瓣的临床应用以岛状瓣为主(占 70%~80%)，而游离皮瓣的应用比例相对较低(20%~30%)。这一比例主要受以下因素影响。

(1) 解剖特点：耳后动脉穿支血管蒂较短(通常为 2~4 cm)，更适合作为带蒂岛状瓣使用。

(2) 修复需求：大多数耳部及邻近区域缺损(如耳甲、耳轮、耳周皮肤)可通过岛状瓣的旋转弧覆盖，无须游离移植。

(3) 技术门槛：游离皮瓣需显微血管吻合技术，对术者要求较高，限制了其广泛使用。

两种皮瓣的特点比较总结见表 3-1-1。

表 3-1-1　耳后动脉穿支岛状瓣与游离皮瓣优、缺点对比

类型	优　点	缺　点
岛状瓣	1. **血供稳定**：保留原始血管蒂，无须血管吻合，术后血管危象风险低 2. **手术时间短**：操作相对简单，适合小至中等面积缺损 3. **供区隐蔽**：耳后区域瘢痕隐蔽，美容效果好	1. **覆盖范围有限**：受血管蒂长度限制，难以修复远隔部位(如鼻尖、口内) 2. **旋转弧度受限**：可能出现皮瓣张力或扭曲，影响血运

续 表

类型	优 点	缺 点
游离皮瓣	1. **覆盖范围广**：可修复头颈部远隔区域（如面部、鼻部） 2. **设计灵活**：皮瓣可携带筋膜、软骨等复合组织，满足复杂缺损需求 3. **血供独立**：不受原始血管蒂长度限制	1. **技术要求高**：需显微外科血管吻合，手术时间长，失败风险增加 2. **并发症多**：血管栓塞、皮瓣坏死率较高（5%～10%） 3. **供区损伤**：需额外切取血管（如颞浅动、静脉），可能影响供区功能

3.1.2.1 设计原则

1) 血供评估

术前要通过临床体检或影像学评估，耳后动脉及其分支数量及分支位置，以确保有足够的血供。Joji Tokugawa 团队研究了 424 个常规脑血管造影的患者进行分析，在颈外动脉或颈总动脉造影侧方投影上检查耳后动脉。以外耳道和耳轮顶部为影像学标志，将耳后动脉按长度分为 4 组，分型如下：A 型，耳后动脉止于其起始部至外耳道中心之间；B 型，耳后动脉止于耳轮的起点和顶端之间；C 型，耳后动脉止于耳轮顶端和颅顶点之间；D 型，耳后动脉达到颅顶点，没有较粗大的穿支。B 型和 C 型占所有病例的 83.7%，代表了"正常"或"大多数"的血管造影表现。这一发现与尸体研究的墨汁注射结果一致。D 型很可能未被确定，因为这种长度变异的发生率较低。这个研究结果对整形外科有重要意义。耳后动脉常用于带蒂皮瓣。如果患者是 A 型耳后动脉，这一区域的大皮瓣可能不是一个好的解决方案；如果是 C 型或 D 型，较大的皮瓣可以达到良好的效果。

2) 皮瓣形状和大小

根据清创后的缺损形状和面积设计皮瓣，确保皮瓣大于缺损面积 10%～20%，因为皮瓣切取后容易发生不同程度的收缩，要确保皮瓣与受区缝合后张力不要太大，以保证其良好的血供。

3.1.2.2 耳后动脉穿支皮瓣的手术过程

1) 术前准备

（1）患者评估：医生对患者进行全面的身体检查，评估患者的健康状况、手术耐受性及缺损部位的情况。了解患者的病史、药物过敏史等信息，确保手术的安全性。

（2）影像学检查：通过 CTA 和多普勒超声等影像学检查手段，确定耳后动脉及其穿支的位置、走行和血流情况。参考图 3-1-5 耳后动脉穿支的分型进行设计对应的转移皮瓣范围及方向，这有助于医生在手术中准确地找到血管，提高手术的成功率。

（3）设计皮瓣：根据缺损部位的大小、形状和深度，在耳后区域设计合适的穿支皮瓣。考虑到皮瓣的血供、旋转弧和供区的隐蔽性等因素，确保皮瓣能够有效地覆盖缺损部位。

2) 手术操作

（1）麻醉：通常采用全身麻醉或局部麻醉，根据患者的具体情况和手术需求选择合适

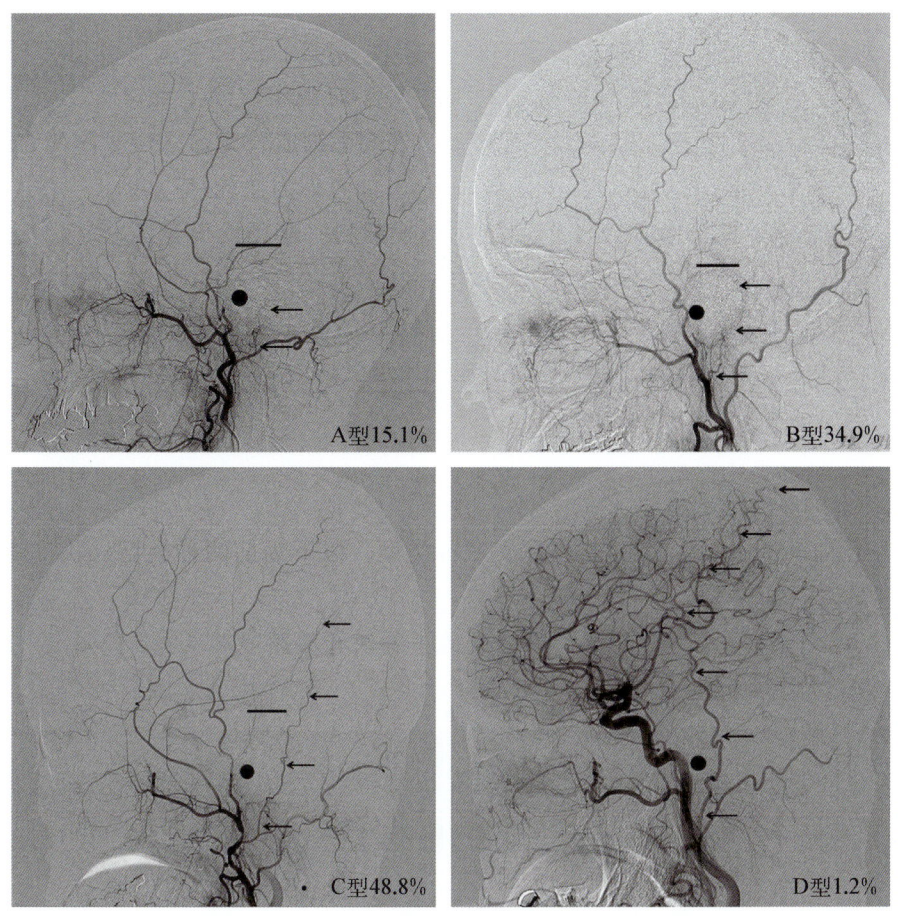

图 3-1-5 耳后动脉(PAA)血管造影 4 种分型(按长度)

A 型,PAA 止于外耳道起点至外耳道中心之间;B 型,PAA 终止于耳轮的起点和顶端之间;C 型,PAA 终止于耳轮顶端和颅顶点之间;D 型,PAA 达到颅顶点。PAA 各类型的代表性病例以黑色箭头表示。在每幅图中,黑点表示外耳道,一条短直线表示耳轮的顶部

的麻醉方式。

(2) 皮瓣切取:在耳后区域标记好皮瓣的范围,沿设计线切开皮肤和皮下组织。小心地分离皮瓣,注意保护耳后动脉的穿支血管。在分离过程中,使用精细的手术器械,避免损伤血管和周围组织。根据受区相邻组织的不同厚度需要,可以携带部分耳后筋膜或肌肉组织,以增加皮瓣的厚度和稳定性。

(3) 皮瓣转移:将切取好的皮瓣通过适当的途径转移至缺损部位。如果缺损部位与耳后区域距离较近,可以直接转移皮瓣;如果距离较远,可能需要通过隧道或旋转等方式进行转移。在转移过程中,要注意保持皮瓣的血供,避免血管扭曲或受压。

(4) 缝合固定:将皮瓣与缺损部位的边缘进行精细的缝合,确保皮瓣与周围组织紧密贴合。使用可吸收缝线进行皮下缝合,减少瘢痕形成。

3) 术后处理

(1) 观察血运：术后密切观察皮瓣的颜色、温度、肿胀程度和毛细血管充盈情况，及时发现并处理可能出现的血管危象，术后 24 h 内每小时观察皮瓣毛细血管反应及测量皮温。如果皮瓣出现颜色苍白、温度降低、肿胀明显或毛细血管充盈缓慢等情况，分析具体原因，如考虑血管吻合口痉挛，可局部注射罂粟碱；如考虑为血栓，应立即进行手术探查。

(2) 伤口护理：保持伤口清洁干燥，定期更换敷料。避免伤口受压、摩擦和感染。常规使用抗生素等药物预防感染。

(3) 康复指导：根据手术部位和患者的具体情况，医生会给予相应的康复指导，包括限制活动、避免用力咀嚼、保持正确的体位避免压迫受区等。

3.1.3 典型病例

3.1.3.1 耳后岛状皮瓣

可根据其蒂部分为上支、穿支和下支三种类型。以下为前两种类型岛状皮瓣的适应证及相应病例。

1) 上蒂-耳后岛状皮瓣(SP-RIF)修复上半耳缺损及颞部或浅表耳轮缺损

(1) 颞部修复：典型病例见图 3-1-6。

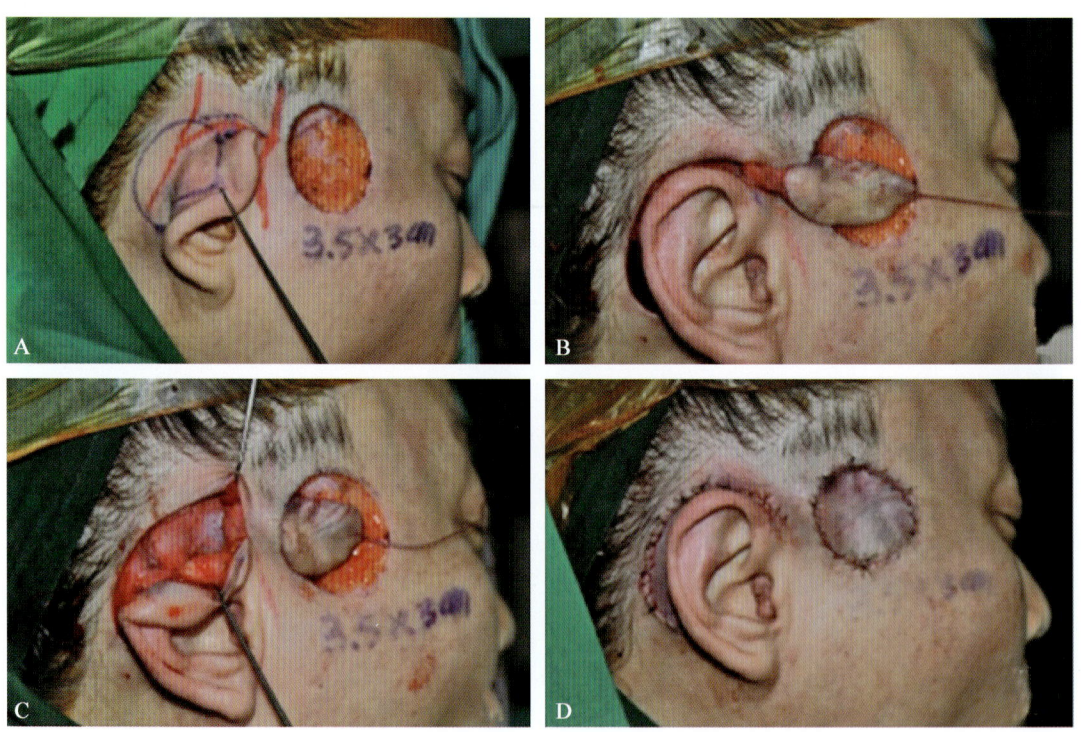

图 3-1-6　上蒂-耳后岛状皮瓣(SP-RIF)修复颞部皮肤缺损设计方案

(A) 利用多普勒超声识别耳上动脉后，在靠近耳后区域的地方勾勒出耳上动脉岛状皮瓣；(B) 皮瓣完全游离，蒂部血流通畅；(C) 皮瓣通过皮下隧道移动至缺损部位；(D) 受区一期闭合，供区植皮覆盖

(2) 额部：典型病例见图 3-1-7。

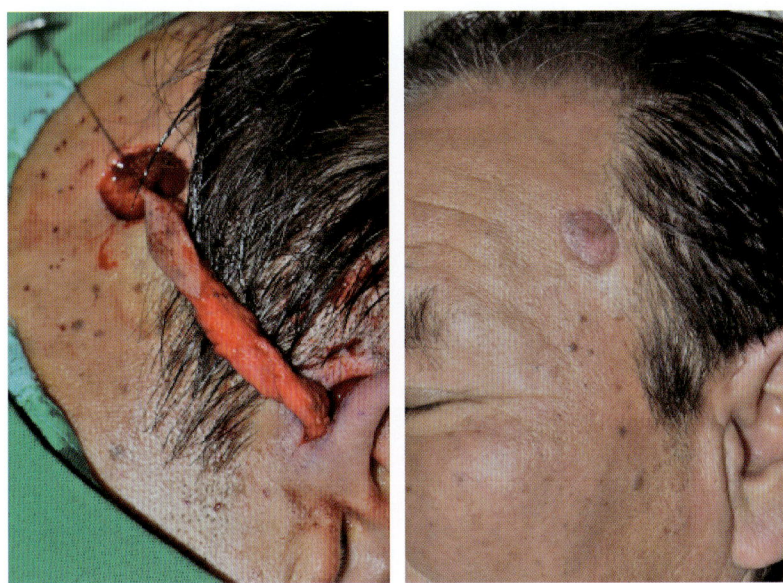

图 3-1-7　上蒂-耳后岛状皮瓣（SP-RIF）长蒂修复前额部
血管蒂长度最大延长 6 cm，这种方法可以应用于较远的受区修复

2) 穿支-耳后岛状皮瓣（P-RIF）用于耳甲腔重建

典型病例见图 3-1-8。

3.1.3.2　耳后游离皮瓣

根据文献中的案例报道，使用游离耳后皮瓣修复面部亚单位缺损的部位按频率由高到低排列如下。

1) 鼻部（nasal region）

频率最高（35%～40%）：鼻尖、鼻翼缺损是游离耳后皮瓣最常见的修复部位。鼻部因形态复杂且对美观要求高，需薄而柔韧的皮瓣，耳后皮肤质地与之匹配良好。常用于全层鼻缺损或肿瘤切除后的重建，二期可结合软骨移植恢复三维结构。

(1) 鼻翼及鼻唇沟：典型病例见图 3-1-9，术中游离耳后动脉穿支见图 3-1-10。

(2) 鼻尖及鼻翼缺损：典型病例见图 3-1-11。

(3) 鼻尖、鼻小柱及鼻翼缺损：典型病例见图 3-1-12。

2) 颊部（cheek）

频率次高（25%～30%）：颊部大面积皮肤缺损（如创伤或肿瘤切除）常需游离耳后皮瓣修复，因其能提供足够的皮肤量且色泽与面部接近。需延长血管蒂（如结合颞浅动静脉）以覆盖颊部远侧区域。

3) 眼睑及眶周（eyelid & periorbital area）

频率中等（15%～20%）：下睑全层缺损或眶内容物剜除后的眼窝重建，游离耳后皮

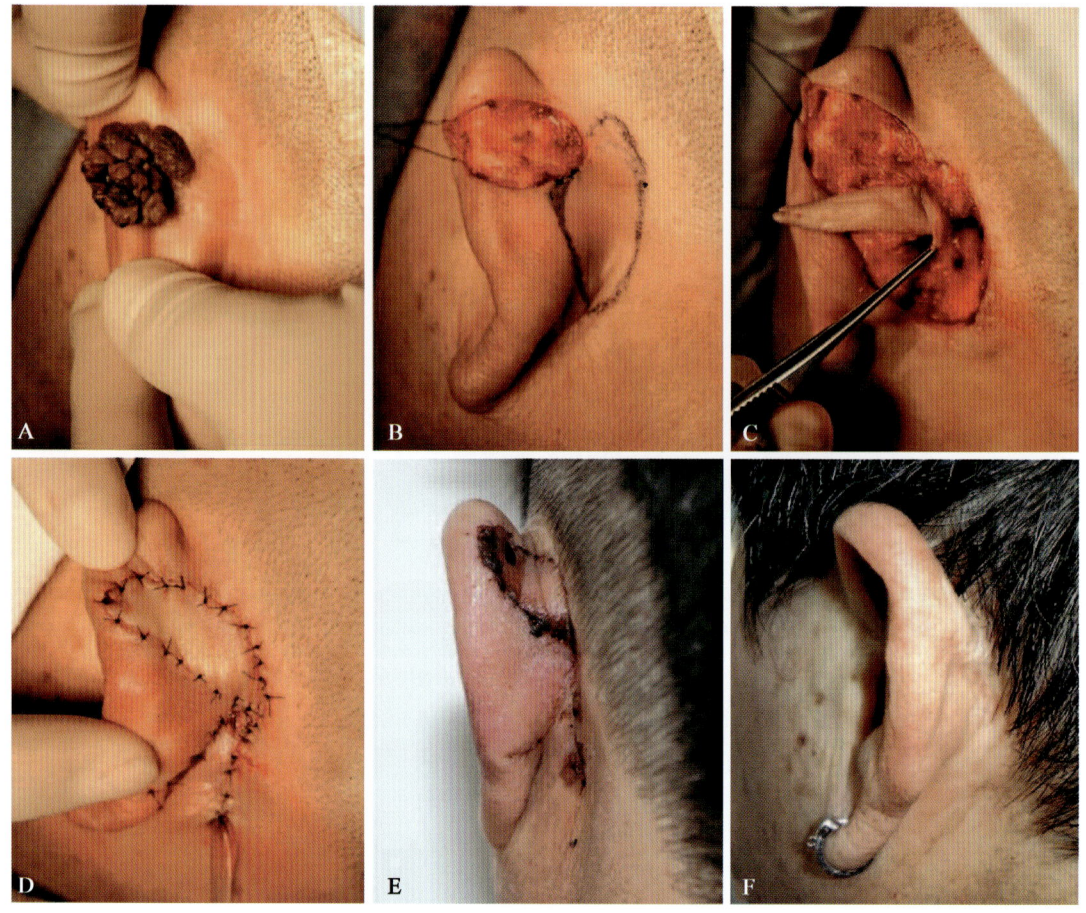

图 3-1-8　穿支-耳后岛状皮瓣(P-RIF)修复耳甲腔后侧皮损

(A) 术前；(B) 完整切除后设计耳后动脉穿支岛状皮瓣；(C) 切取皮瓣并旋转至耳后缺损处；(D) 直接将皮瓣与缺损及供区缝合，并留置引流装置；(E) 术后1周静脉充血情况；(F) 术后1年随访效果满意

瓣可提供薄层皮肤及血供支持。优势在于皮瓣薄且可折叠，减轻术后臃肿。

游离皮瓣的优势：灵活覆盖远隔部位，如鼻尖、颊部远侧等，不受血管蒂长度限制；如有需要还可结合复合组织移植，携带耳后筋膜或软骨，满足复杂缺损修复需求。

主要挑战：血管吻合技术要求高：耳后动脉管径较细(0.8～1.2 mm)，需使用11-0显微缝线。

术后监测严格：血管危象风险较高，需密切观察皮瓣血运。

3.1.4　经验及点评

耳后动脉穿支皮瓣在很大程度上符合修复头颈部皮肤黏膜缺损的理想皮瓣特点。耳后区皮瓣作为头面部缺损修复的供区已经被广大整形外科医生所接受，原因主要有以下几点：首先，耳后区皮瓣与头面部皮肤色泽接近，且供区隐蔽，这使得修复后的部位在外观上更加自然协调，同时也减少了供区对患者外观的影响。其次，组织厚薄可选，能够满

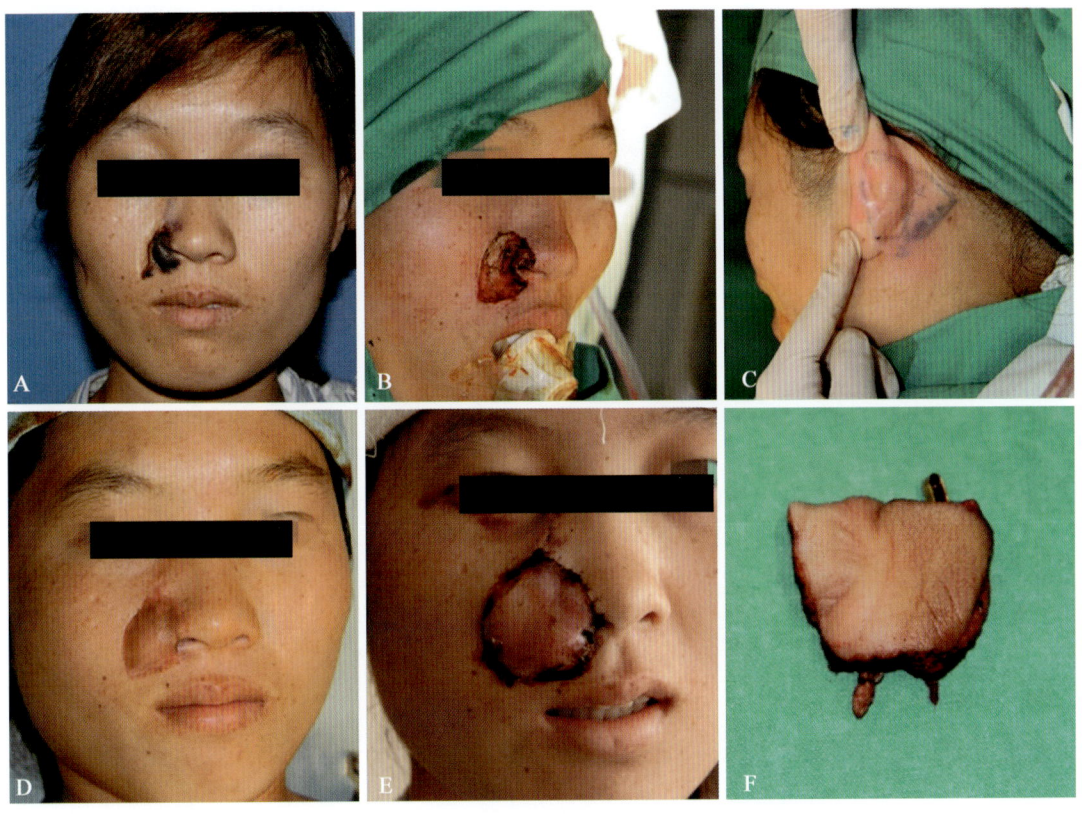

图 3-1-9　耳后动脉穿支游离皮瓣修复鼻翼缺损

(A) 玻尿酸注射后鼻唇沟及鼻翼栓塞术前；(B) 清创后受区；(C) 耳后游离皮瓣设计；(D) 术后完全成活，皮瓣色素沉着，患者满意，需二期再塑形；(E) 术后1个月静脉充血情况；(F) 切取游离后的皮瓣

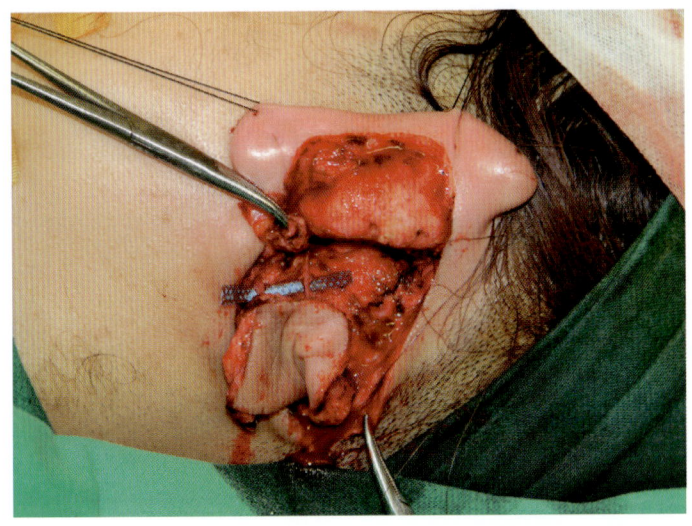

图 3-1-10　术中游离耳后动脉穿支

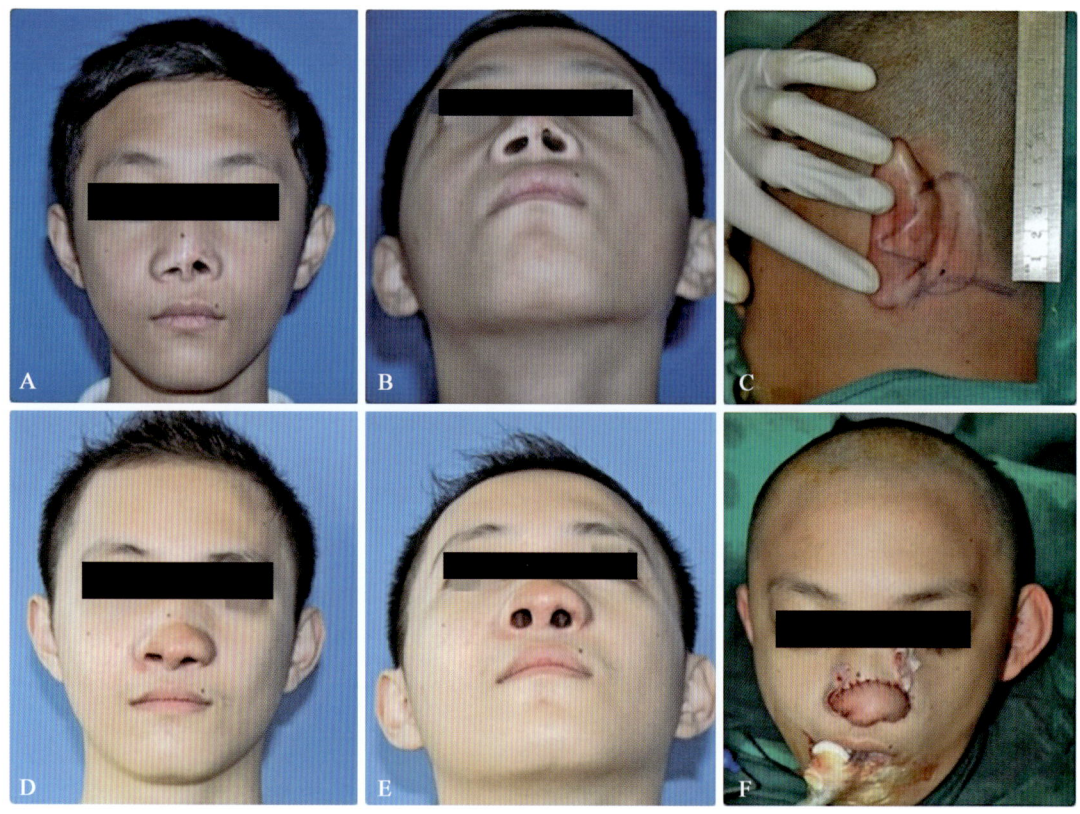

图 3-1-11 耳后动脉穿支游离皮瓣修复血管瘤治疗后鼻尖萎缩

(A) 血管瘤放疗术后鼻翼缺损(正面);(B) 仰头基底位;(C) 耳后游离皮瓣设计;(D) 术后 2 年完全成活,皮瓣轻度色素沉着,患者满意,需二期再修薄塑形;(E) 术后 2 年仰头基底位,形态基本对称;(F) 术后即刻

足不同部位缺损修复的需求。此外,耳后区皮瓣可游离、带血管蒂、带筋膜蒂移植,具有多种移植方式,为临床医生提供了更多的选择。

临床选择依据如下。

1) 缺损部位

岛状瓣:优先用于耳廓、耳周及外耳道缺损(占 80% 以上)。

游离皮瓣:适用于面部亚单位(如鼻、眼窝)、口内或头皮缺损(需结合颞浅血管延长蒂部)。

2) 血管条件

若耳后动脉穿支为图 3-1-5 中 C/D 型(较长),可尝试游离皮瓣;A/B 型(较短)则首选岛状瓣。

3) 术者经验

显微外科技术成熟的团队更倾向于游离皮瓣,以扩大修复范围。通过合理选择术式,可最大程度发挥耳后穿支皮瓣的修复潜力,平衡功能与美观需求。① 岛状皮瓣:技术成熟,案例丰富,文献质量高,是耳周缺损修复的首选方案;② 游离皮瓣:临床应用少,多限

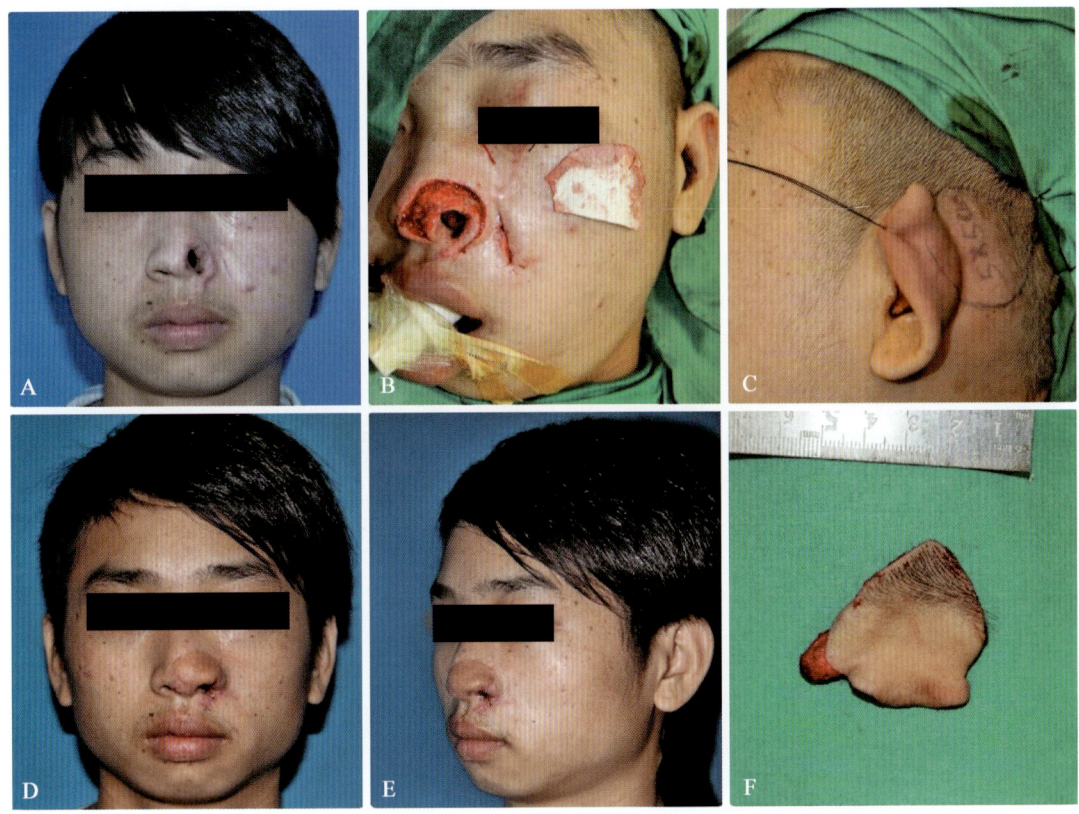

图 3-1-12　耳后动脉穿支游离皮瓣修复血管瘤治疗后鼻翼缺损

(A) 血管瘤放疗术后鼻翼缺损(正面);(B) 术中清创范围及受区动静脉显露;(C) 耳后游离皮瓣设计;(D) 术后皮瓣完全成活,皮瓣轻工色素沉着,需二期塑形;(E) 术后左侧斜位,左侧鼻翼重建;(F) 术中游离耳后皮瓣

于小样本探索,受限于血管条件及组织量,需严格适应证。耳后动脉穿支皮瓣的独立血管蒂为头颈部重建提供了更多的选择,尤其是在一些复杂病例中,可以与其他皮瓣联合使用。

综上所述,耳后动脉穿支皮瓣在修复头颈部皮肤黏膜缺损方面具有诸多优势,与修复头颈部缺损的理想皮瓣特点高度契合。尽管目前临床运用耳后皮瓣修复面部缺损存在血管蒂长度限制等问题,但耳后动脉穿支皮瓣的独特优势使其在头面部缺损修复中仍具有独特的应用场景。

参考文献

1. Krespi YP, Ries WR, Shugar JM, et al. Auricular reconstruction with postauricular myocutaneous flap[J]. Otolaryngol Head Neck Surg, 1983, 91(2): 193-196.
2. Mitkov M, Martinez JC. Reconstruction of a full-thickness superior auricular defect[J]. Dermatol Surg, 2017, 43(12): S1-S3.
3. Masson JK. A simple island flap for reconstruction of concha-helix defects[J]. Br J Plast Surg,

1972, 25(4): 399-403.

4. Kurita M, Hasegawa Y, Oka K. The conchal vascular foramen of the posterior auricular artery: application to conchal cartilage grafting[J]. Kurume Med J, 2018, 65(1): 7-10.

5. Smith AB, Jones CD. The folded postauricular flap: a novel approach to reconstruction of large full-thickness defects of the conchal bowl[J]. Am J Otolaryngol, 2017, 38(6): 706-709.

6. Hénoux M, Espitalier F, Hamel A, et al. Vascular supply of the auricle[J]. Dermatol Surg, 2017, 43(1): 87-97.

7. Lee S, Kim HJ, Park MS. Anatomic variation of the superficial temporal artery and posterior auricular artery in a pediatric moyamoya disease population[J]. AJNR Am J Neuroradiol, 2021, 42(6): 1157-1162.

8. Smith AB, Jones CD. The folded postauricular flap: a novel approach to reconstruction of large full-thickness defects of the conchal bowl[J]. Am J Otolaryngol, 2017, 38(6): 706-709.

9. Wang L, Zhang Y. A divided and sliding postauricular myocutaneous flap for anterior auricular reconstruction[J]. J Plast Reconstr Aesthet Surg, 2015, 68(2): e1-e3.

10. Brown T, Miller G. More than just the helix: a series of free flaps from the ear[J]. Microsurgery, 2018, 38(6): 611-620.

11. Ganry L, Ettinger KS, Rougier G, et al. Revisiting the temporal artery posterior auricular skin flap with an anatomical basis stepwise pedicle dissection for use in targeted facial subunit reconstruction[J]. Head Neck, 2020, 42(12): e1-e10.

12. Jadhav C, Rawlins J. Extended posterior auricular artery flap for temporo-parietal scalp defect in previously irradiated scalp[J]. J Craniofac Surg, 2016, 27(3): e261-e262.

13. Kikuta S, Iwanaga J, Watanabe K, et al. Anatomical study of the posterior auricular branch of the facial nerve[J]. J Craniofac Surg, 2019, 30(5): e405-e408.

14. Houseman ND, Taylor GI, Pan WR. The angiosomes of the head and neck: anatomic study and clinical applications[J]. Plast Reconstr Surg, 2000, 105(7): 2287-2313.

15. Tokugawa J, Cho N, Suzuki H, et al. Novel classification of the posterior auricular artery based on angiographical appearance[J]. PLoS One, 2015, 10(6): e0128723.

16. Zilinsky I, Erdmann D, Weissman O. Reevaluation of the arterial blood supply of the auricle[J]. J Anat, 2017, 230(2): 315-324.

17. Fu S, Fan J, Chen W, et al. Aesthetic correction of severe cicatricial upper-eyelid ectropion with a retrograde postauricular island flap[J]. Aesthet Plast Surg, 2013, 37(1): 95-101.

18. Zhang YZ, Li YL, Yang C, et al. Reconstruction of the postauricular defects using retroauricular artery perforator-based island flaps[J]. Medicine (Baltimore), 2016, 95(37): e4901.

19. Oh SH, Kyung HW, Kang N, et al. The vascular system of the superior auricular artery: anatomical study and clinical application[J]. Dermatol Surg, 2011, 37(1): 65-72.

20. Cordova A, Pirrello R, D'Arpa S, et al. Superior pedicle retroauricular island flap for ear and temporal region reconstruction[J]. Ann Plast Surg, 2008, 60(6): 652-657.

21. Camuzard O, Foissac R, Georgiou C, et al. Facial artery perforator flap for reconstruction of perinasal defects: an anatomical study and clinical application[J]. J Craniomaxillofac Surg, 2015, 43(10): 2057-2065.

(洪坦辉　戴传昌　徐　华)

3.2 面动脉穿支皮瓣

3.2.1 概述

面动脉穿支皮瓣(facial artery perforator flap，FAPF)是以面动脉在面颈部发出的皮肤穿支及其伴行静脉为蒂的带蒂穿支皮瓣,属于复合组织瓣,可包含面颈部皮肤或口腔黏膜、皮下组织及肌肉。FAPF是在鼻唇沟瓣(nasolabial flap)基础上发展而来的,在临床上应用历史悠久,早期皮瓣设计采用滑行皮瓣,其血供主要依赖于皮下组织,随后发现解剖面动脉的穿支可以使得皮瓣不受长、宽比例限制,获得更大的移动距离和旋转角度,由此FAPFs的概念被提出并逐渐得到广泛应用。

Houseman等(2000)通过共同血管区(angiosomes)的解剖学研究,首次系统性描述了颈内、颈外动脉在面颈部的分支及其供应的区域。随后,Hofer等(2005)将FAPF用于修复口周组织缺损,并提出三种类型:① 下颌骨下缘以下,如颏下动脉穿支皮瓣;② 鼻翼至下颌下缘之间,如唇动脉浅支穿支皮瓣、面动脉肌肉黏膜瓣;③ 鼻翼至眉间之间,如鼻外动脉或眼动脉穿支皮瓣。Camuzard等(2015)则根据面动脉穿支的分布区域,对FAPF适用于修复面颈部不同区域的组织缺损进行总结:Ⅰ区为口裂水平下方的面动脉分支及颏下动脉;Ⅱ区为口裂水平上方至鼻翼水平下方颧骨部位;Ⅲ区为鼻翼水平上方至眉间水平(图3-2-1)。鉴于血管蒂长度和旋转角度的限制,Ⅱ区和Ⅲ区的FAPF主要用于修复鼻及口裂周围的组织缺损,Ⅰ区的FAPF则适用于修复口腔内的组织缺损。为了增加FAPF血管蒂长度和旋转角度,Khan等(2013)报道了分离面动脉近心端,并且使用口腔黏膜及部分颊肌的FAPF修复口咽部缺损。笔者(2012,2014)对Ⅰ区的FAPF进行改良设计,以此来修

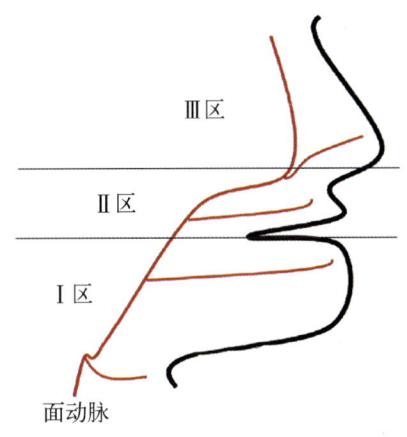

图3-2-1 Camuzard等提出FAPF不同部位的分类

复口腔内中等大小的组织缺损,包括舌、口底、牙龈及腭等部位,获得良好的效果,术后供区瘢痕位于颏面沟内,相对隐蔽。同时,笔者(2017)对于FAPF静脉回流模式进行了分析,发现其汇入颈内、颈外和颈前静脉的三种途径(图3-2-2)。以下主要介绍该类皮瓣在口腔组织缺损中的应用。

面动脉是营养面部皮肤的主要动脉分支,于下颌角高度二腹肌后腹内侧从颈外动脉发出,在下颌骨下方咬肌前缘进入面部,经口角、鼻翼外侧向前上走行至内眦,多终止于鼻外侧,并与颊部其他动脉的分支互相吻合。研究显示,面颈部大约有100个穿支起源于面动脉的主干,可以设计出各种FAPF。Ⅱ区和Ⅲ区的FAPF主要用于重建鼻翼和口周区

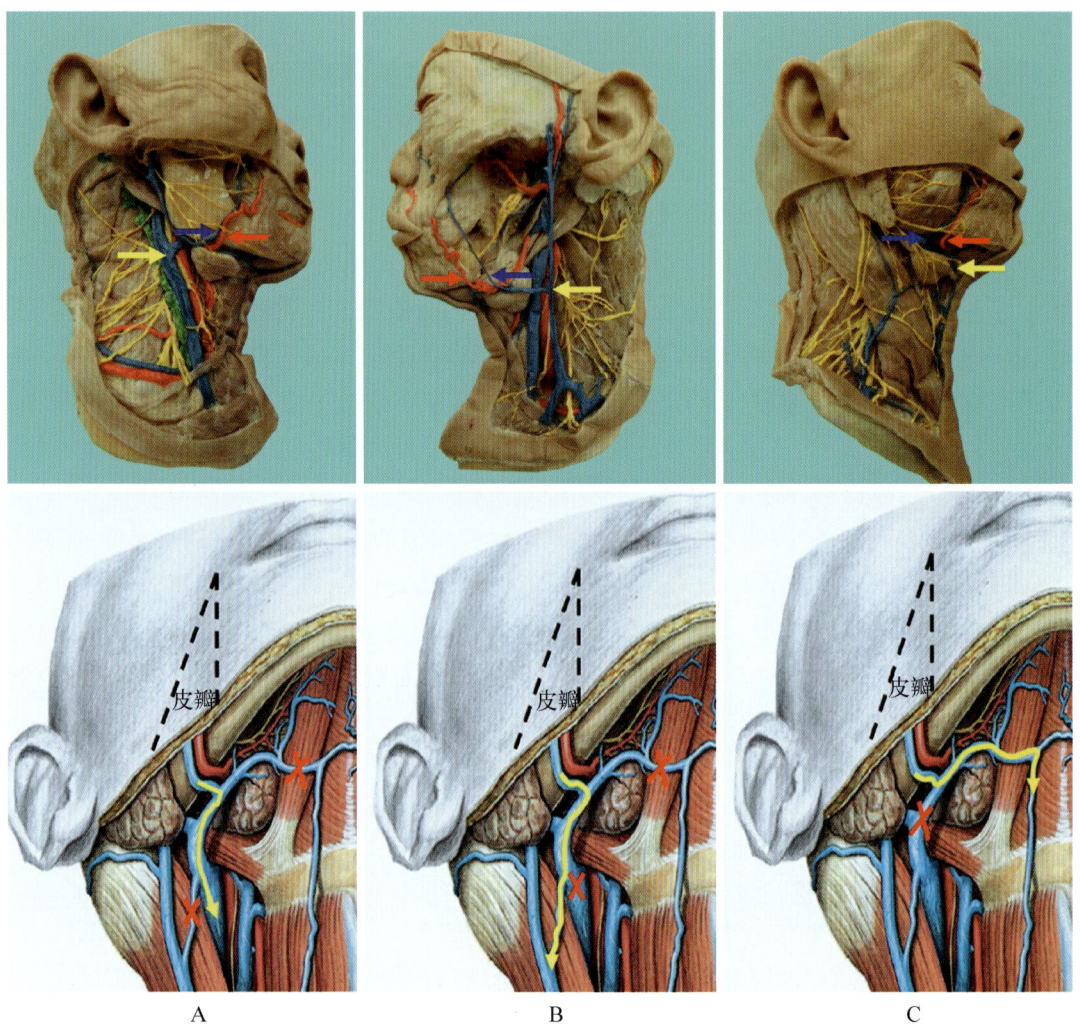

图 3-2-2　面动脉穿支皮瓣(FAPF)的 3 种静脉回流模式

(A) 伴行静脉回流入颈内静脉；(B) 伴行静脉回流入颈外静脉；(C) 伴行静脉回流入颈前静脉；上图：红色箭头，面动脉；蓝色箭头，面静脉；黄色箭头，回流静脉；下图：红色×表示静脉回流在术中被结扎切断，只能通过黄色箭头方向回流

域，特别是上唇美学亚单位。该部分 FAPF 的颜色和皮肤纹理与口周组织相匹配，可以在一次手术中修复相邻的面部美学单元。笔者改良设计Ⅰ区的 FAPF 主要用于修复口腔内舌、口底、下牙龈、咽侧壁和腭部等黏膜组织的缺损。该设计还可以向下延伸至颈阔肌，增加皮瓣的面积；但对于原发病灶位于或接近颏部，以及颈部Ⅰ、Ⅱ区有淋巴结转移者不宜采用。该类皮瓣具有以下优点：血管位置表浅且恒定，极少发生变异，操作容易掌握；充分游离面动脉及面静脉等回流静脉后可获得较长的血管蒂长度和超过 180°的旋转角度；可包含皮下组织及部分肌肉，具有一定厚度；供区创面可直接拉拢缝合。缺点：尽管术后供区瘢痕位于颏面沟内，对于瘢痕体质患者仍应慎用；Ⅰ区的 FAPF 有

损伤面神经下颌缘支的风险。当然,如果以面动脉穿支点为中心,将Ⅰ区的FAPF设计在颈上部呈水平方向,可使术后瘢痕位于颈部,且与颈部皮纹和下颌骨下缘平行而更加隐蔽。为加以区分,本节将前者称为斜向面动脉穿支皮瓣,而后者称为横向面动脉穿支皮瓣。

3.2.2 皮瓣设计

根据缺损大小、形状、部位估计组织缺损区域面积,设计皮瓣,使皮瓣能无张力到达并覆盖整个缺损区域。术前用多普勒超声血流探测仪探测面动脉在面部的走向并做标记。患者全麻后,仰卧位,头偏健侧。斜向面动脉穿支皮瓣以咬肌前缘下颌骨下缘处面动脉搏动点为中心设计所需大小的三角形皮瓣。以亚甲蓝标记皮瓣切取范围,底边位于颈清扫下颌下切口,顶点位于同侧口角附近,通常设计在口角外侧0.5 cm处。皮瓣的长轴与面动脉走行方向基本一致,底边宽度不超过5 cm(图3-2-3)。横向面动脉穿支皮瓣则将皮瓣设计成长梭形,长轴与下颌骨下缘平行,皮瓣下缘切口即为颈清切口,宽度一般不超过4 cm,皮肤松弛的老年患者可适当放宽。

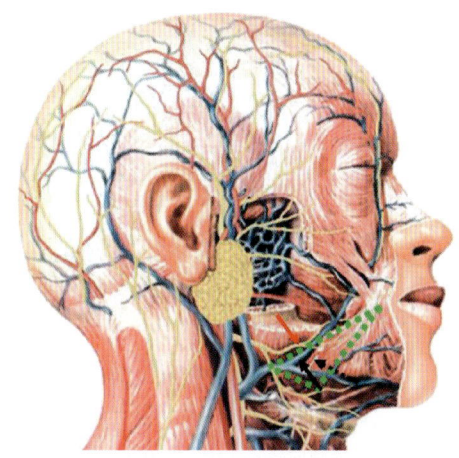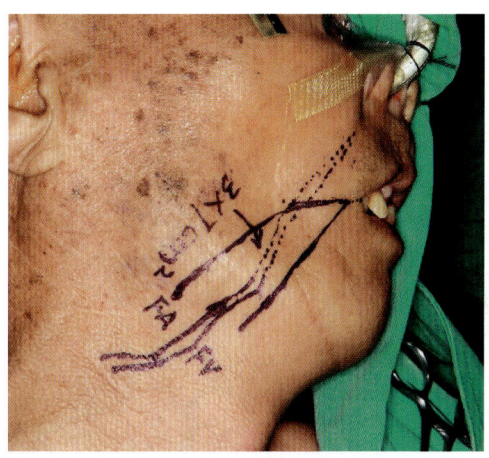

图3-2-3 斜向面动脉穿支皮瓣(FAPF)的设计

3.2.3 典型病例

3.2.3.1 斜向面动脉穿支皮瓣修复口咽缺损

【典型病例1】 患者男性,69岁,右口咽癌(T2N0M0)行右口咽、口底、舌腹+舌下腺扩大切除+右功能性颈淋巴清扫+右面动脉穿支皮瓣修复。

1)术前准备

术前头颈部增强CT评估原发灶范围及颈部淋巴结状况,多普勒超声血流探测仪探测面动脉在面部的走向并定位穿支。术前口内观肿瘤范围如图3-2-4。

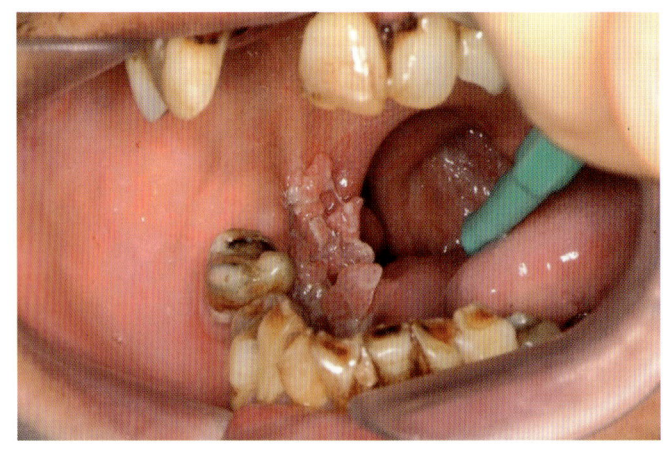

图 3-2-4　术前口内观肿瘤范围

2）手术过程

（1）穿支解剖：切口及皮瓣设计见图 3-2-5，切开皮瓣下缘皮肤及颈阔肌，向上翻瓣，自下颌角下缘中点附近找到面动脉远心端及伴行静脉，逆行解剖追踪至面动脉近心端，同时分离面静脉作为伴行静脉至汇入颈前静脉。在保护面动脉及伴行静脉的前提下，完成颈淋巴清扫。图 3-2-6 为完成颈淋巴清扫后的颈部创面与皮瓣血管，可见面静脉回流至颈前静脉。

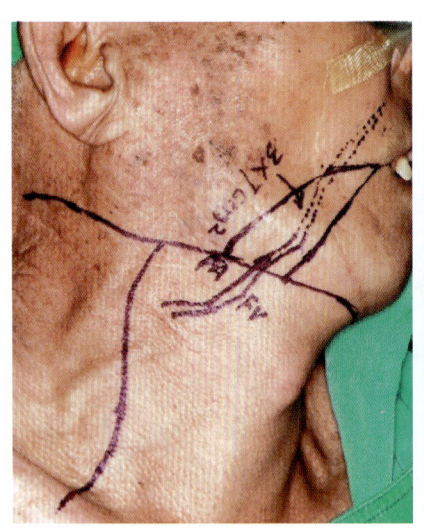
图 3-2-5　切口及皮瓣设计

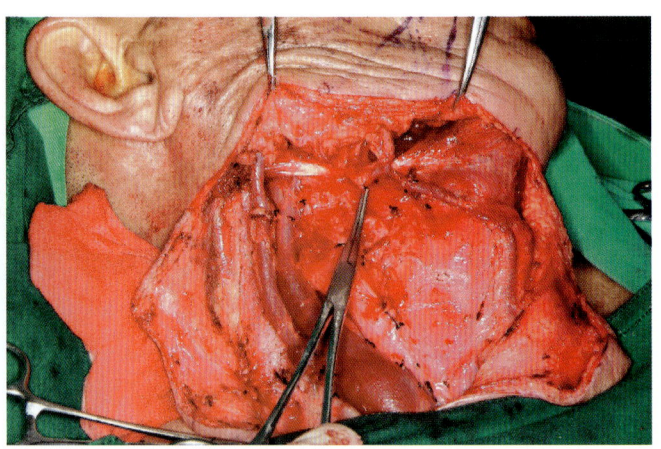
图 3-2-6　颈部创面与皮瓣

（2）皮瓣切取：切开皮瓣前缘切，经口角入路行右口咽、部分口底/舌根＋下颌骨边缘性切除，图 3-2-7 为切除的口腔病灶标本。根据缺损大小，调整皮瓣设计大小为 3.5 cm×6.5 cm，切开皮瓣后缘，向深面至颊肌表面，制瓣过程中注意保护面神经下颌缘支。面动脉穿支皮瓣切取见图3-2-8。

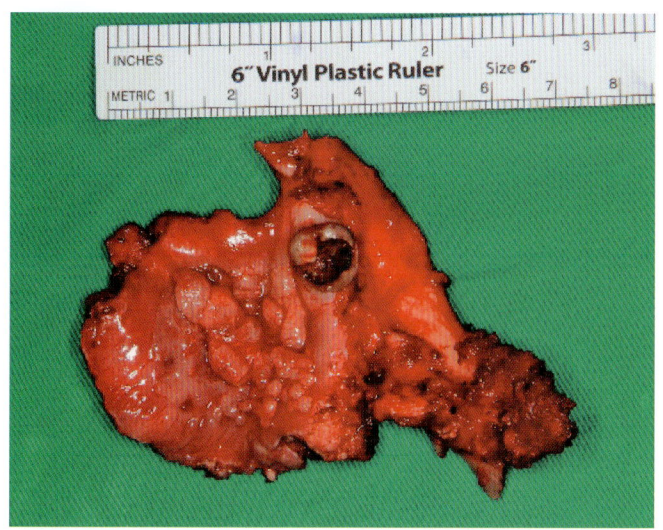

图3-2-7 切除的口腔病灶标本

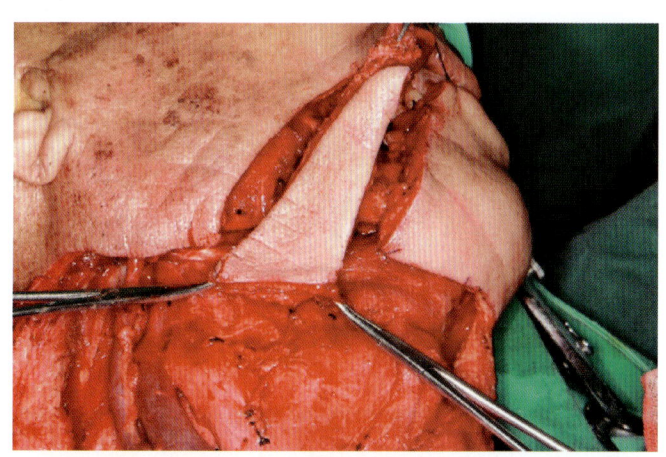

图3-2-8 面动脉穿支皮瓣切取

(3) 回流静脉选择：根据皮瓣大小、伴行静脉回流方向和与颈部静脉的关系来选择皮瓣静脉。本例因伴行静脉汇入颈前静脉，故将颈前静脉游离一定长度后一并携带。为使血管蒂具备一定长度以顺利旋转到达口内，可将面动脉全程分离至近心端，沿途结扎切断下颌下腺的营养分支，制备完成的面动脉穿支皮瓣见图3-2-9。

(4) 缺损修复：皮瓣经下颌舌骨肌深面隧道转移至右侧口咽、口底缺损处，与缺损周围黏膜缝合，修复缺损（图3-2-10）。

(5) 颈部伤口彻底止血，供区创面作潜行分离后拉拢缝合（图3-2-11），避开血管蒂放置负压引流。

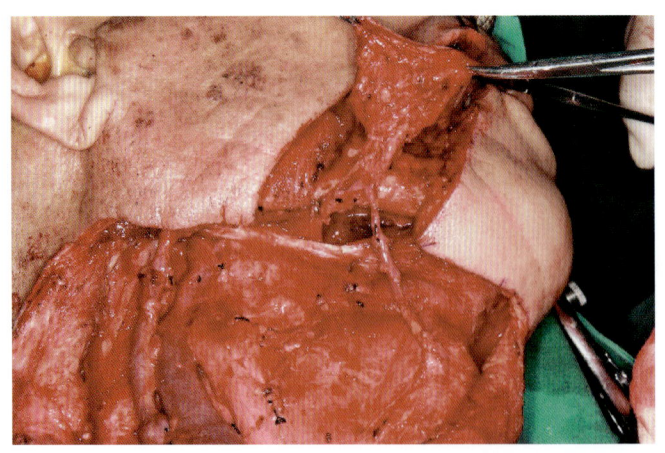

图 3-2-9　制备完成的面动脉穿支皮瓣

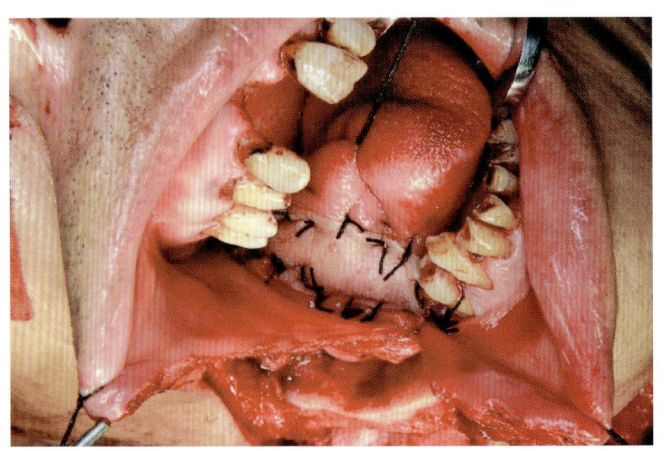

图 3-2-10　面动脉穿支皮瓣修复右侧口咽、口底缺损

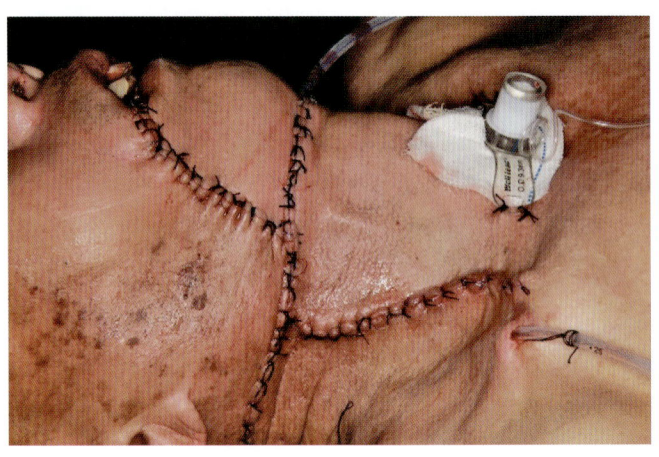

图 3-2-11　供区缝合

3) 术后处理

为减少血管蒂部的张力,术后 3～5 天内患者头部勿向对侧大幅度转动。

4) 术后远期效果

术后 1 年随访示重建的右口咽、口底形态良好,吞咽功能正常,右侧口角瘢痕满意(图 3-2-12),张口无受限。右口咽及颈部均无复发。

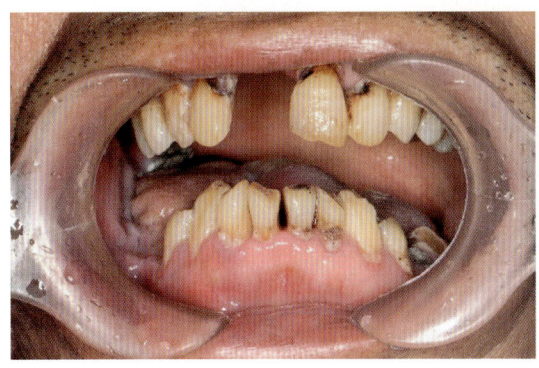
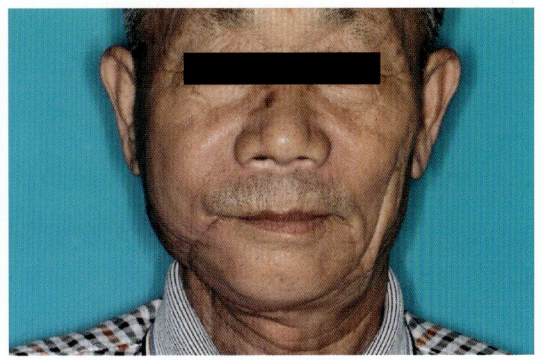

图 3-2-12　术后 1 年重建的右口咽、口底形态良好(左),右侧口角瘢痕满意(右)

3.2.3.2　斜向面动脉穿支皮瓣修复口底＋下颌骨部分缺损

【典型病例 2】　患者男性,46 岁,右舌下腺腺样囊性癌,行右口底肿瘤扩大切除＋下颌骨方块切除＋右侧肩胛舌骨上颈淋巴清扫(1～3 区)＋右面动脉穿支皮瓣修复。

1) 术前准备

术前头颈部增强 CT 评估原发灶范围及颈部淋巴结状况,多普勒超声血流探测仪探测面动脉在面部的走向并定位分支。

2) 手术过程

(1) 切口设计:面动脉穿支皮瓣设计见图 3-2-13,皮瓣大小为 3.5 cm×8 cm。

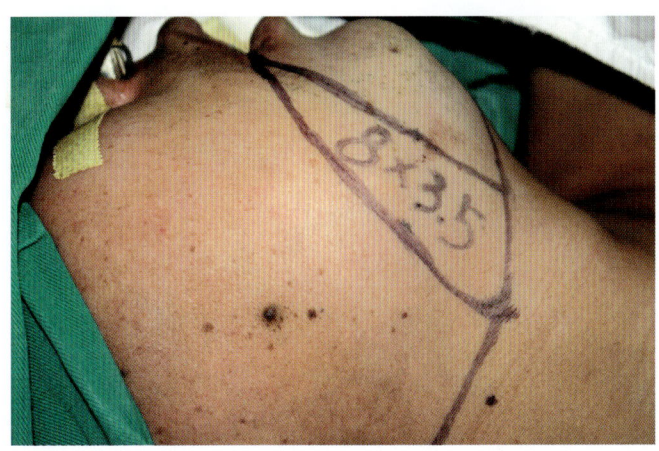

图 3-2-13　面动脉穿支皮瓣设计

（2）皮瓣切取及回流静脉选择：行口底病灶及下颌骨方块切除后，根据缺损大小，切取 3.5 cm×8 cm 的面动脉穿支皮瓣（图 3-2-14），本例为面静脉回流至颈内静脉。

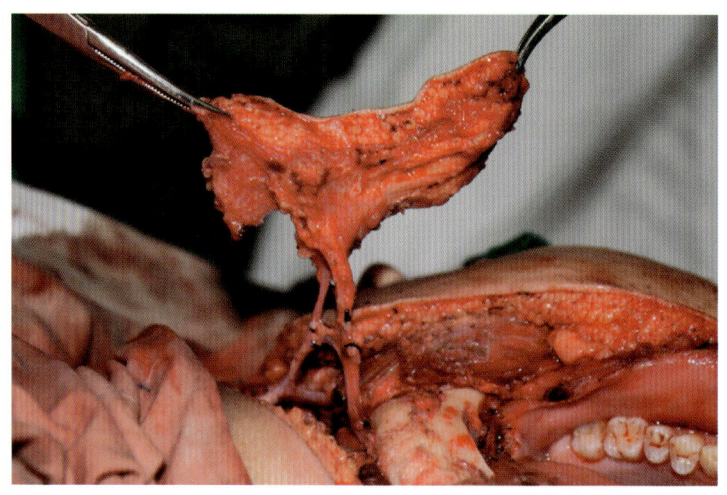

图 3-2-14　制备完成的面动脉穿支皮瓣

（3）缺损修复：皮瓣经下颌骨内侧隧道转移至口内（图 3-2-15），修复口底及右下牙龈缺损见图 3-2-16。颈部伤口的关闭及术后处理同典型病例 1。

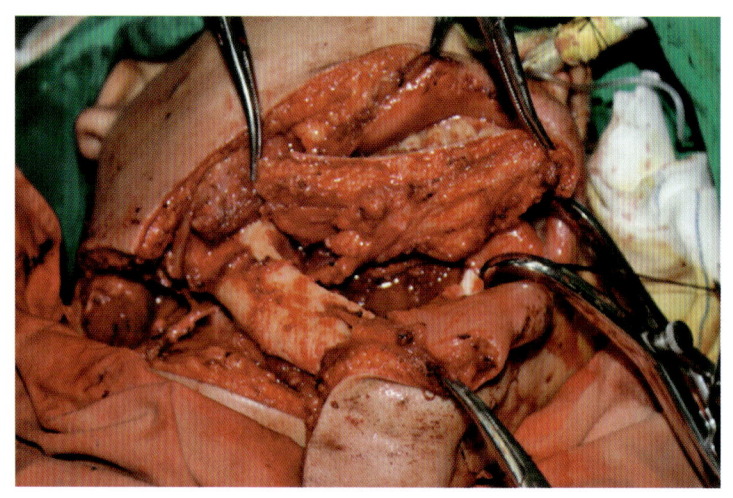

图 3-2-15　面动脉穿支皮瓣转移

3）术后远期效果

术后 1 年随访示重建的右侧口底及右下牙龈形态良好，张口无受限，面部瘢痕稍明显（图 3-2-17）。原发病灶无复发。

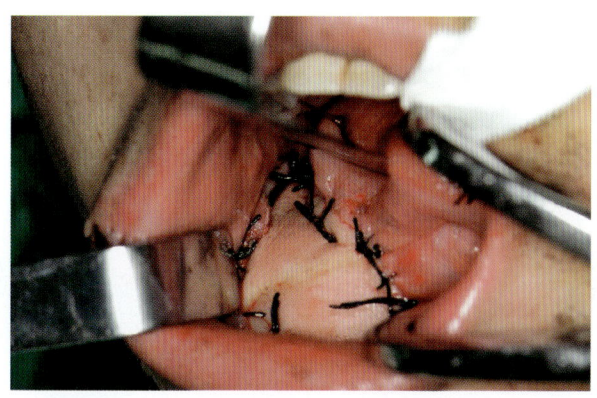

图 3-2-16 皮瓣修复口底及右下牙龈缺损

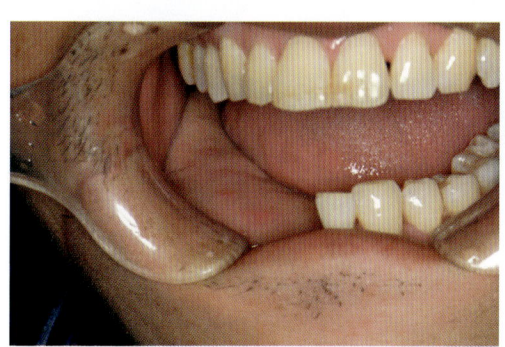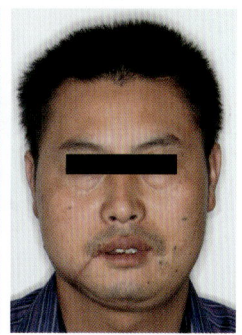

图 3-2-17 术后 1 年随访示重建的右侧口底及右下牙龈形态良好,张口无受限(左),面部瘢痕稍明显(右)

3.2.3.3 斜向面动脉穿支皮瓣修复舌部分缺损

【典型病例3】 患者,女性,61岁,左舌癌(T2N0M0),行左舌肿瘤扩大切除+下颌骨方块切除+左侧扩大肩胛舌骨上淋巴清扫(1~4区)+左面动脉穿支皮瓣修复。

1) 术前准备

同本节典型病例2,术前口内观肿瘤范围见图 3-2-18。

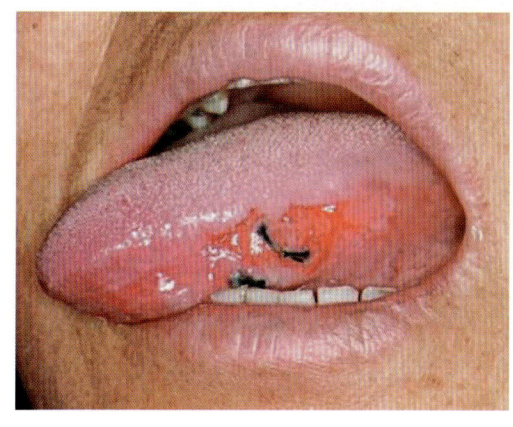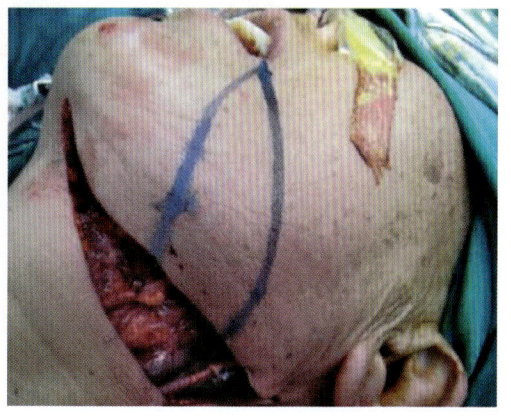

图 3-2-18 术前口内观肿瘤范围　　图 3-2-19 面动脉穿支皮瓣设计

2) 手术过程

(1) 切口设计：面动脉穿支皮瓣设计见图 3-2-19。

(2) 皮瓣切取：行左舌病灶及下颌骨方块切除后，根据缺损大小，切取 3.5 cm×7.5 cm 的面动脉穿支皮瓣(图 3-2-20)，本例面静脉回流至颈外静脉。

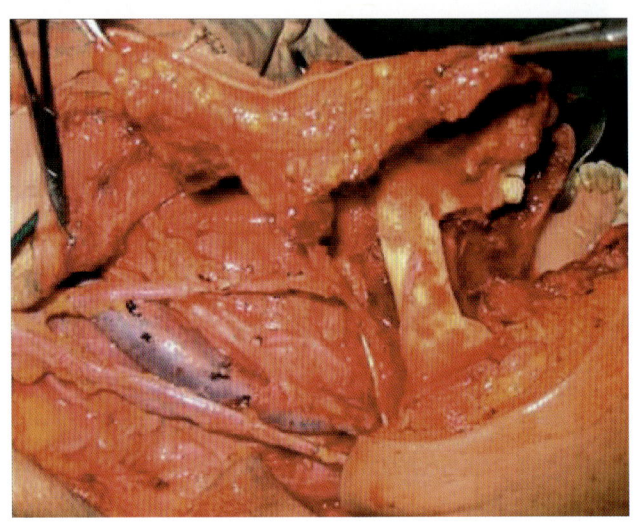

图 3-2-20　制备完成的面动脉穿支皮瓣

(3) 缺损修复：皮瓣经下颌骨内侧隧道转移至口内修复左舌及下牙龈缺损见图 3-2-21。颈部伤口的关闭及术后处理同前。

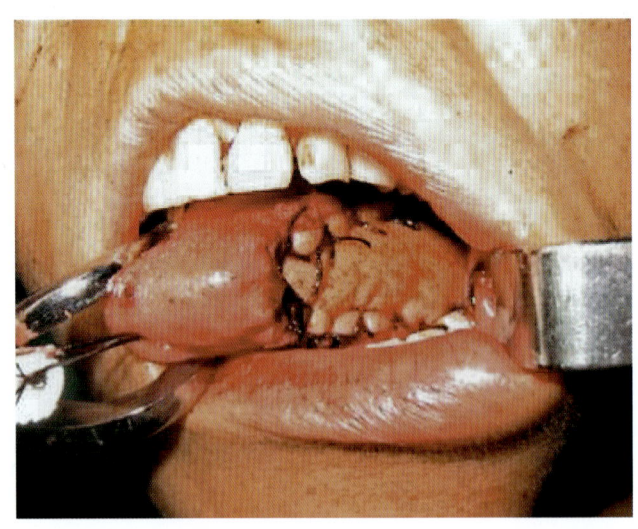

图 3-2-21　皮瓣转移至口内修复左舌及下牙龈缺损

3) 术后远期效果

术后 2 年随访示重建的左舌形态良好，面部瘢痕满意(图 3-2-22)，张口无受限。原发病灶及颈部无复发。

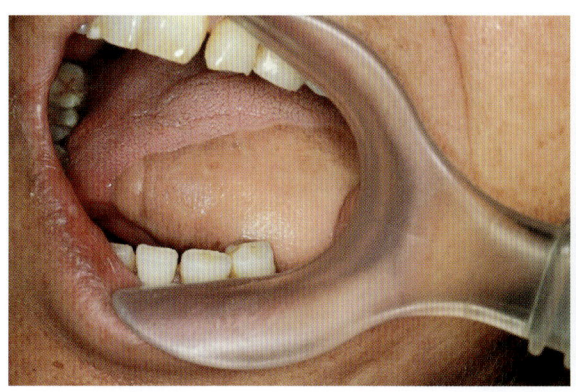
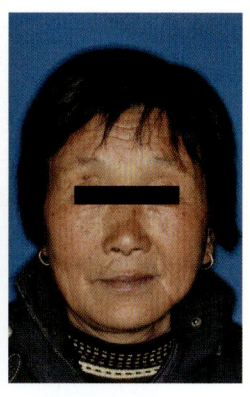

图 3-2-22　术后 2 年随访示重建的左舌形态良好(左),面部瘢痕满意(右)

3.2.3.4　横向面动脉穿支皮瓣修复口底、舌腹缺损

【典型病例 4】　患者男性,60 岁,前口底癌(T2N0M0),行前口底肿瘤＋双侧舌下腺扩大切除＋双侧扩大肩胛舌骨上淋巴清扫(1～4 区)＋右面动脉穿支皮瓣修复。

1) 术前准备

同本节典型病例 2,术前口内观肿瘤范围见图 3-2-23。

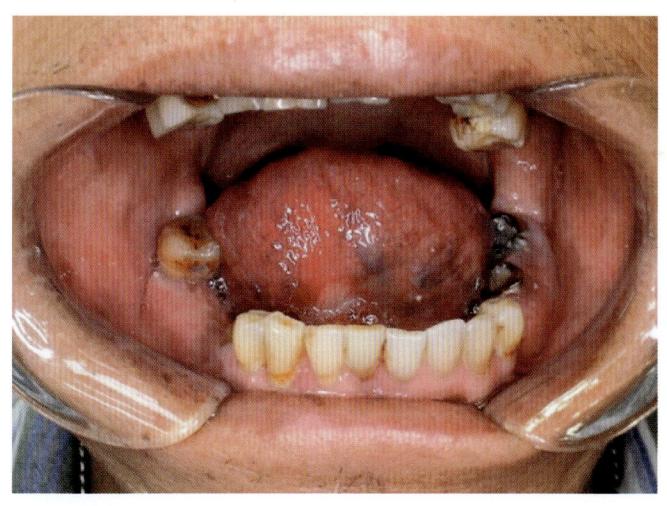

图 3-2-23　术前口内观肿瘤范围

2) 手术过程

(1) 穿支解剖及回流静脉选择:距下颌骨下缘 2 cm,沿颈部皮纹设计双侧颈清切口,切开皮肤及颈阔肌,向上翻瓣探查自咬肌前缘附近发出的面动脉直接皮肤穿支,找到穿支后沿穿支逆行解剖追踪至面动脉主干,同时注意保护其伴行静脉。本例面静脉回流静脉为颈外静脉。在保护面动脉及其穿支和伴行静脉的前提下,完成双侧肩胛舌骨上淋巴清

扫。完成肩胛舌骨上淋巴清扫后的右颈部创面与皮瓣血管见图3-2-24。

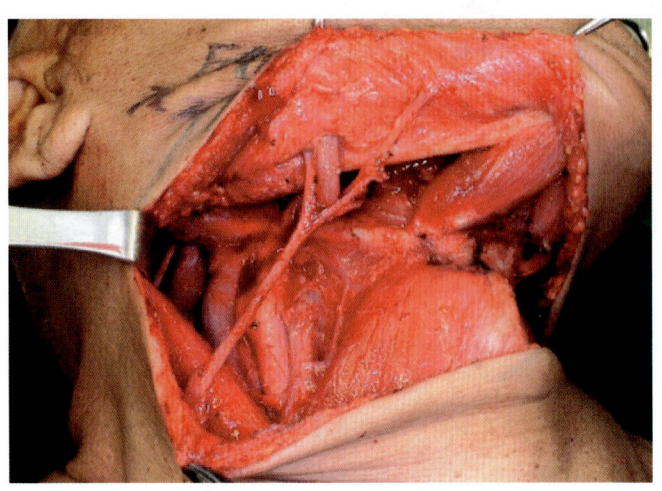

图3-2-24　完成肩胛舌骨上淋巴清扫后右颈部创面与皮瓣血管

(2) 皮瓣切取：经口腔入路行双侧口底舌腹病灶及舌下腺扩大切除后，根据缺损大小（图3-2-25），设计切取 7 cm×2.5 cm 的横向面动脉穿支皮瓣（图3-2-26），切开皮瓣上缘切口皮肤及颈阔肌，制瓣过程中注意保护穿支及面动、静脉，面神经下颌缘支，紧贴颈阔肌深面切取皮瓣。

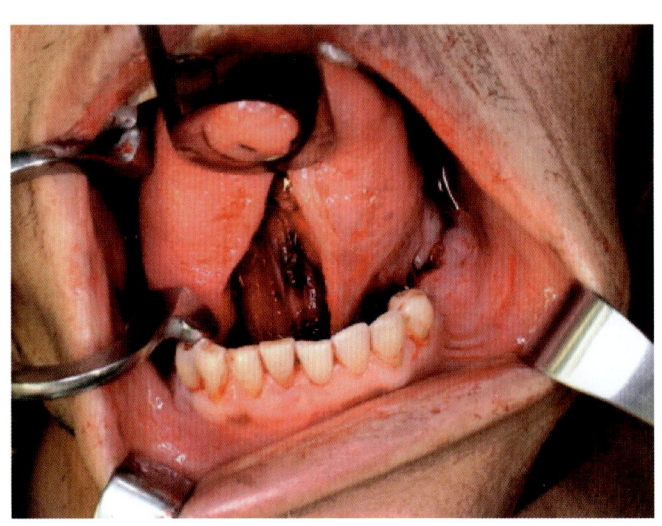

图3-2-25　前口底癌切除后的缺损大小

(3) 缺损修复：制备完成的皮瓣，面神经下颌缘支保存完好，见图3-2-27。皮瓣经下颌舌骨肌深面隧道转移至舌腹、口底缺损处，与缺损周围黏膜缝合，修复缺损（图3-2-28）。颈部伤口的关闭及术后处理同前。

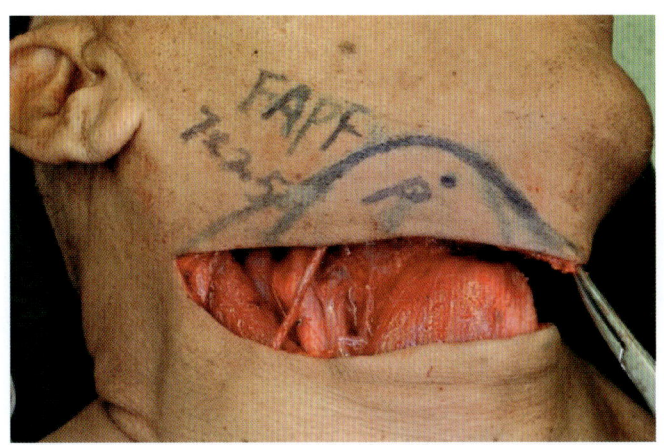

图 3-2-26　横向面动脉穿支皮瓣设计

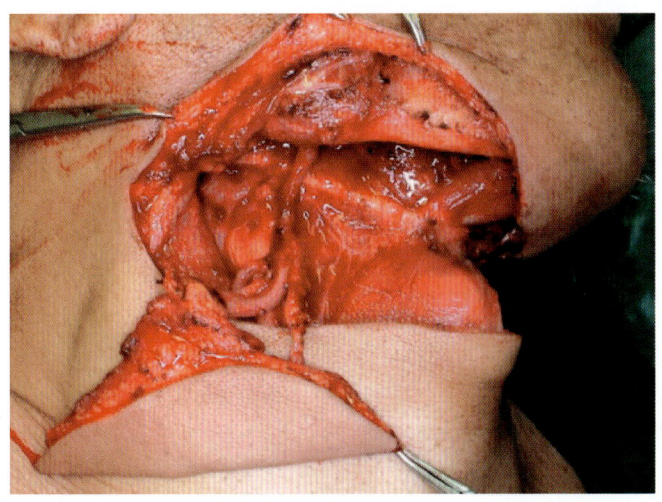

图 3-2-27　制备完成的横向面动脉穿支皮瓣

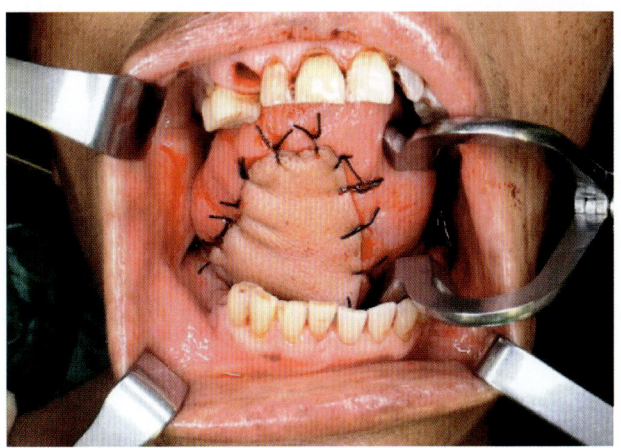

图 3-2-28　横向面动脉穿支皮瓣修复前口底、舌腹缺损

3) 术后远期效果

术后 2 年随访示重建的口底、舌腹形态良好，舌运动无受限，上颈部水平瘢痕满意，抬头无受限。口底、舌腹及双侧颈部均无复发（图 3-2-29）。

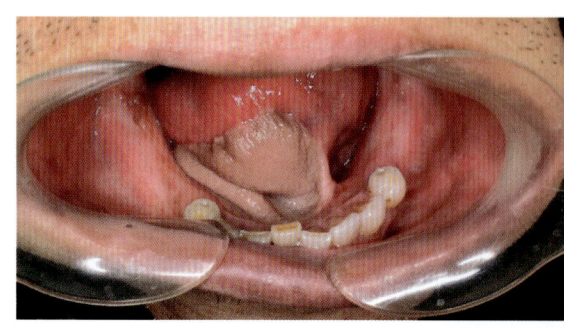
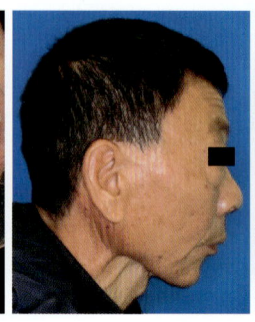
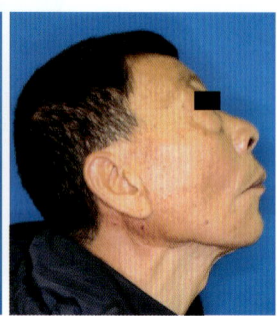

图 3-2-29　术后 2 年重建的口底、舌腹形态良好（左），上颈部水平瘢痕满意（中），抬头无受限（右）

3.2.4　经验及点评

面动脉可分为颈段、面段、终末段。本节讨论的 FAPF 主要穿支位于面动脉面段和颈段，在该部位，面动脉发出下唇动脉、咬肌支、颊支等。通常，面动脉在下颌下缘至口角平面，长度为 4.1～4.5 cm，距下颌角距离为 2.4～3.5 cm，在口角外侧约 1.7 cm 处到达鼻唇沟附近。张奎启等报道面动脉穿支起点以平下颌角者居多（41.18%），其次是在下颌角下方 1.5 cm 之内（33.33%），而较少起于下颌角上方（25.49%）。因此，FAPF 血管蒂部位置较为恒定且表浅，分离简单，容易掌握。

面静脉在面部与面动脉相伴行，但在走行过程中并非紧密相伴，两者在内眦与下颌下缘处相距较近，而在口角平面相距较远。编者根据大体标本分析，面部动静脉位于下颌下缘附近，皮瓣蒂位于该处，面神经下颌缘支多数位于这 2 条血管的表面。位于口裂下方 FAPF 其动静脉之间的距离变化较大：在口角处，面动脉向内侧走行，面静脉沿鼻唇沟上升至内眦。因此，这两条血管在 FAFP 远端区域分离，在 FAPF 蒂部和尖端区域，面动脉到静脉的平均距离分别为 2.79±0.51 mm 和 10.24±0.70 mm（图 3-2-30）。

面静脉回流方式存在着较大解剖变异，面静脉可注入颈内静脉（44.3%），或向后下注入颈外静脉（47.04%），少数面静脉向前注入颈前静脉（8.66%），也有可能面静脉向下分为 2 支或 3 支，分别注入颈前、颈外或颈内静脉。编者根据临床上颈淋巴清扫的病例，以面静脉较粗的回流静脉作为统计标准，发现其汇入颈内、颈外和颈前静脉的比例分别为 47%、37% 和 16%。在极少数情况下，面静脉可能缺失，需更改手术设计，换用其他类型的皮瓣进行修复。

FAFP 修复口腔软组织缺损具有如下优势：① 皮瓣具有一定宽度及长度，足以修复口腔内中等大小软组织缺损。② 面动脉血管蒂可游离至颈外动脉起始处，有较长的蒂部，一般可达 10 cm 左右，皮瓣移植半径较大，转移灵活。③ 面动静脉变异少，血管位置

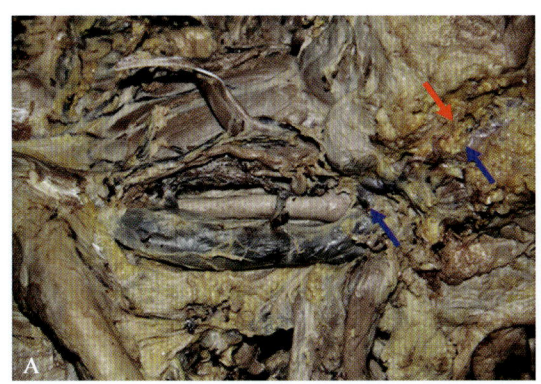 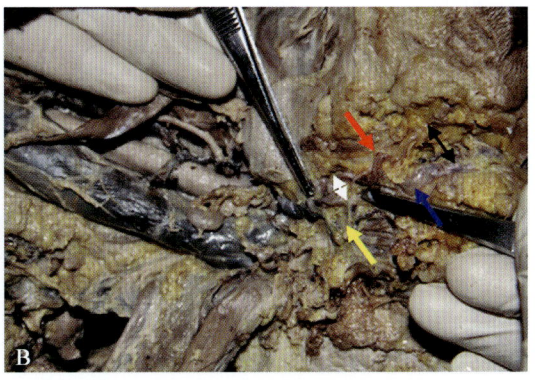

图 3-2-30 面动脉、面静脉及面神经下颌缘支在皮瓣设计部位的关系

(A)红色箭头:面动脉;右侧蓝色箭头:面静脉,左侧蓝色箭头:面静脉汇入颈内静脉;(B)红色箭头:面动脉;蓝色箭头:面静脉;黄色箭头:面神经下颌缘支;白色箭头:面动、静脉在下颌下缘处相距较近;黑色箭头:面动、静脉在口角平面相距较远

较恒定,便于获得可靠的血供保证,皮瓣成活率高。④ 皮瓣厚度适中,修复口内缺损后不显臃肿,外形及功能恢复好。⑤ 就近取材,供区直接拉拢缝合,大大减少了手术创伤和手术时间。⑥ 斜向皮瓣设计为三角形,越接近口角,皮瓣越窄,这样供区缝合后,口角几乎不受牵拉,术后口唇畸形不明显。横向皮瓣设计成长梭形,不但术后瘢痕与颈淋巴清扫的切口一致,并未增加另外的瘢痕,对于皮肤松弛的老年人而言,切取一部分颈上部皮肤、颈阔肌拉拢缝合后反而起到了类似颈部皮肤除皱的美容效果,使得该区域的皮肤变得紧致而有弹性。

FAFP 有一些不足:① 若斜向切取宽度过大,供区拉拢缝合可致术侧面部较对侧略缩小,致两侧面部不对称及口唇畸形;若横向切取宽度过大,供区缝合后可能导致抬头功能受限。② 原发病灶在颊部及颌下部位淋巴结已经明确转移且与面动静脉粘连者,不宜采用。③ 有损伤面神经下颌缘支的风险。④ 斜向皮瓣颊部瘢痕对美观有一定影响,瘢痕体质患者慎用。

在 FAFP 制备的过程中,有损伤面神经下颌缘支的风险,可通过游离面神经下颌缘支的方法来保存神经的功能。另外,面神经支配口轮匝肌的分支是很难识别和分离的,有学者认为,即使这些末梢神经被切断,它们也很容易再生。为了获得更大的皮瓣面积,还可以将斜向皮瓣向颈部进一步扩展,形成 FAFP 和颈阔肌皮瓣的联合应用,这样可以大大增加可修复的缺损范围。

参考文献

1. Houseman ND, Taylor GI, Pan WR. The angiosomes of the head and neck: anatomic study and clinical applications[J]. Plast Reconstr Surg, 2000, 105(7): 2287-2313.
2. Hofer SO, Posch NA, Smit X. The facial artery perforator flap for reconstruction of perioral defects [J]. Plast Reconstr Surg, 2005, 115(4): 996-1003, discussion 1004-1005.

3. Camuzard O, Foissac R, Georgiou C, et al. Facial artery perforator flap for reconstruction of perinasal defects: An anatomical study and clinical application[J]. J Craniomaxillofac Surg, 2015, 43 (10): 2057-2065.
4. Khan K, Hinckley V, Cassell O, et al. A novel use of the facial artery based buccinator musculo-mucosal island flap for reconstruction of the oropharynx[J]. J Plast Reconstr Aesthet Surg, 2013, 66(10): 1365-1368.
5. 李杰,万林忠,朱志超,等.颊部岛状皮瓣在口腔软组织缺损修复中的临床应用[J].口腔医学,2012, 32(5): 267-269.
6. Du YF, Zhou WN, Li J, et al. A new design of facial artery perforator flaps for the reconstruction of small- to medium-sized intraoral defects[J]. J Craniofac Surg, 2014, 25(6): 2098-2100.
7. Zhou WN, Wan LZ, Zhang P, et al. Anatomical study and clinical application of facial artery perforator flaps in intraoral reconstruction: focusing on venous system[J]. J Oral Maxillofac Surg, 2017, 75(3): 649.
8. 张敬德,王晓云,陶然,等.局部皮瓣在13唇组织缺损修复中的应用[J].组织工程与重建外科杂志, 2010,6(2): 103-105.
9. 游文健,刘韵,李文平,等.鼻唇沟皮瓣在鼻面部缺损修复中的应用[J].蚌埠医学院学报,2009,34 (5): 427-428.
10. 张奎启,钱从光,范学斌.面动脉和面前静脉的应用解剖[J].贵州医药,1981,1(6): 50-53.
11. 冯传波,李学雷,高建华.下颌后静脉的形态学特点及其临床意义[J].中国临床解剖学杂志,2006,24 (4): 390-392.

(杜一飞 沈 毅)

3.3 甲状腺上动脉穿支皮瓣

3.3.1 概述

甲状腺上动脉穿支皮瓣(superior thyroid artery perforator flap, STAPF)是以甲状腺上动脉在颈中部发出的直接皮肤穿支及其伴行静脉为蒂的带蒂穿支皮瓣,属于薄型组织瓣。关于该皮瓣的文献报道,最早可以追溯到20世纪80年代。Hurwitz等(1983)报道,通过尸体解剖发现80%的甲状腺上动脉发出1个直接皮支越过胸锁乳突肌表面供应颈中部的颈阔肌和皮肤,并报道了1例单纯由甲状腺上动脉皮支供血的颈阔肌肌皮瓣修复面部缺损的病例,由于当时穿支皮瓣的概念尚未提出,Hurwitz等仍称之为颈阔肌肌皮瓣。随后,Wilson(2012)和Ross团队(2015)通过CTA和解剖研究发现,99%的甲状腺上动脉在以胸锁乳突肌前缘中点为圆心、2 cm为半径的区域内(图3-3-1)发出1支直接穿支供应颈中部的颈阔肌和皮肤,将其命名为以该穿支为蒂的甲状腺上动脉穿支皮瓣,并介绍了用其修复腮腺区皮肤缺损的经验。沈毅等(2021)的临床研究则显示,仅有71%的甲状腺上动脉在该区域内发出直接穿支,且有的可能有2~3支,在此基础上应用甲状腺上动脉穿支皮瓣来修复口腔及口咽部的各类缺损,并且提出了该皮瓣的5种不同的静脉回流模式(图3-3-2)。

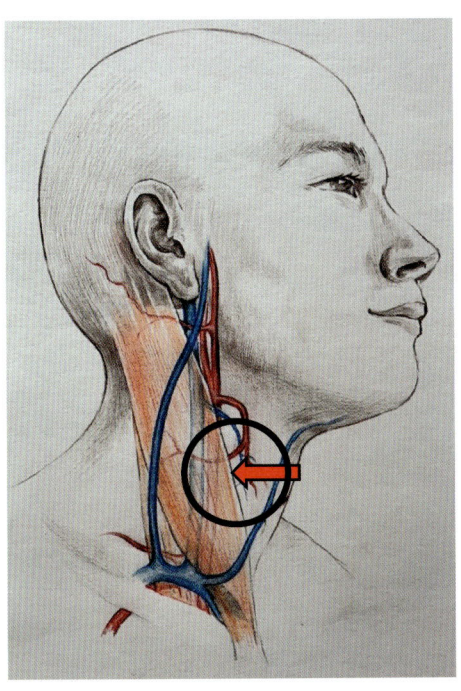

图3-3-1　甲状腺上动脉直接皮支的解剖定位

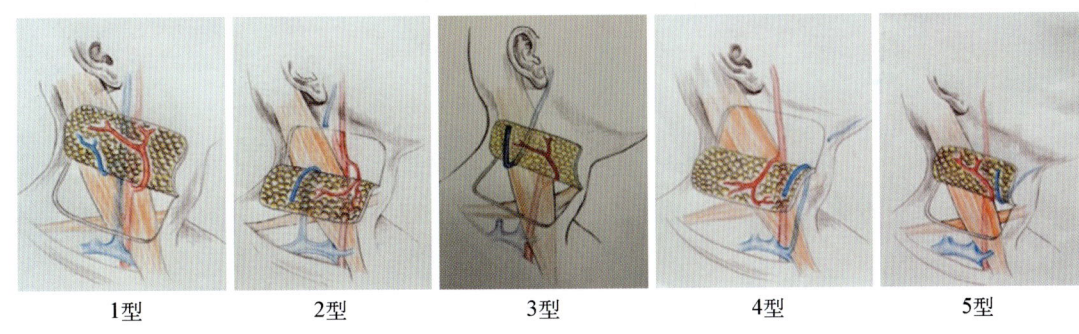

图3-3-2　甲状腺上动脉穿支皮瓣的5种静脉回流模式

1型:伴行静脉回流入颈内静脉;2型:颈外静脉顺行回流;3型:颈外静脉逆行回流;4型:颈前静脉顺行回流;5型:颈前静脉逆行回流。1型可以和其他任意一种类型联合应用

甲状腺上动脉是甲状腺、喉上部和颈中部的主要血供来源,此外还发出分支至舌骨下肌群、胸锁乳突肌和中间部分的颈阔肌,在中线处两侧同名血管的分支互相吻合。因此,甲状腺上动脉穿支皮瓣实际上可以看作是具有明确源动脉的特殊的颈阔肌肌皮瓣,具有与颈阔肌肌皮瓣相同的特点,如位置表浅、质地柔软、血供好;皮瓣带有运动和感觉神经,肤色接近面部;皮瓣的厚薄与弹性近似口腔黏膜;供区创面可直接拉拢缝合;皮瓣切取与颈淋巴清扫位于同一术区,操作简便,创伤小。缺点是血管蒂长度有限,一般不超过

8 cm,旋转范围有限,作为带蒂皮瓣一般不能超过硬腭水平,如需修复硬腭水平以上的缺损,需要将甲状腺上动脉及伴行静脉切断,转移至受区后行血管吻合。因而甲状腺上动脉穿支皮瓣是修复口腔颌面部、口咽喉咽部组织的中、小型缺损较为理想的皮瓣,主要适合修复颏部皮肤,口内颊、舌、口底和下牙龈等黏膜组织的缺损,尤其适用于老年人或全身状况不佳者;但在颈部Ⅲ区有淋巴结转移、既往有颈部放疗史、颈清手术史者或瘢痕体质者,由于颈部的血运及皮肤弹性均不佳而不宜采用。

3.3.2 皮瓣设计

根据缺损范围,以穿支点为中心在同侧颈部设计水平向的长梭形甲状腺上动脉穿支皮瓣(图3-3-3),需行颈淋巴结清扫者,皮瓣上缘切口即为颈清切口,如此切口缝合后瘢痕与颈部皮纹平行。皮瓣长度宜小于12 cm且不超过中线,宽度小于5 cm,否则颈部创面较难拉拢缝合,或因勉强拉拢而产生明显的瘢痕。

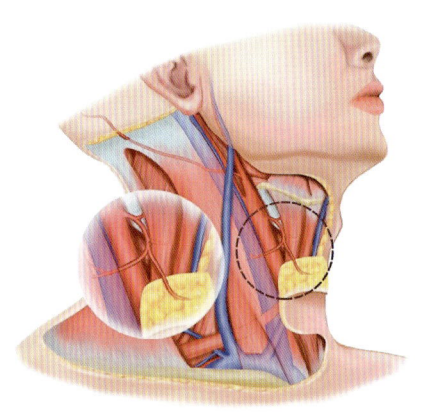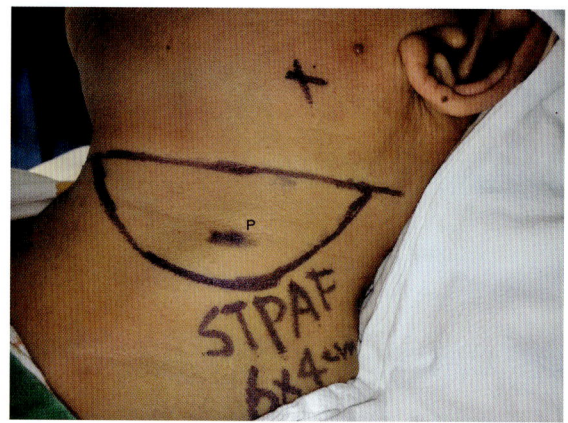

图3-3-3 甲状腺上动脉穿支皮瓣的设计

3.3.3 典型病例

3.3.3.1 甲状腺上动脉穿支皮瓣修复舌、口底部分缺损

【典型病例1】 患者男性,67岁,右口底癌(T2N0M0)行右口底、舌腹+舌下腺扩大切除+右肩胛舌骨上淋巴清扫+右甲状腺上动脉穿支皮瓣修复。

1)术前准备

术前头颈部增强CT评估原发灶范围及颈部淋巴结状况,颈动脉CTA重建定位穿支。术前口内观肿瘤范围见图3-3-4。

2)手术过程

(1)穿支解剖:切口设计同上,切开皮瓣上缘皮肤及颈阔肌,向下翻瓣探查自胸锁乳突肌前缘中点附近发出甲状腺上动脉直接皮肤穿支,找到穿支后沿穿支逆行解剖追踪至甲状腺上动脉主干,同时注意保护其伴行静脉。在保护甲状腺上动脉及其穿支和伴行静

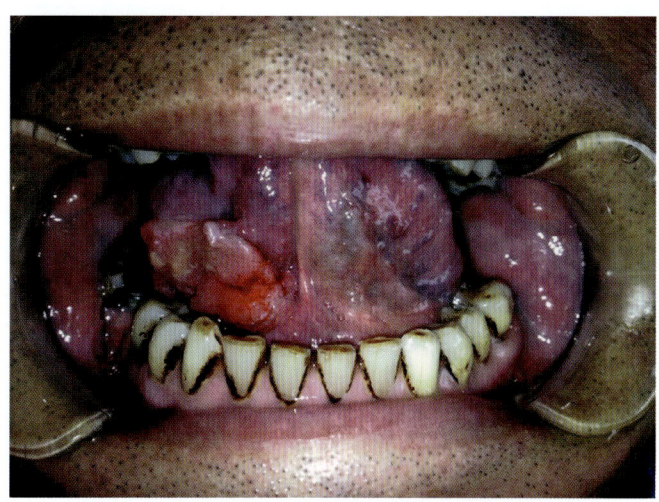

图 3-3-4 术前口内观肿瘤范围

脉的前提下,完成肩胛舌骨上淋巴清扫。完成肩胛舌骨上淋巴清扫后的颈部创面与皮瓣血管见图 3-3-5。

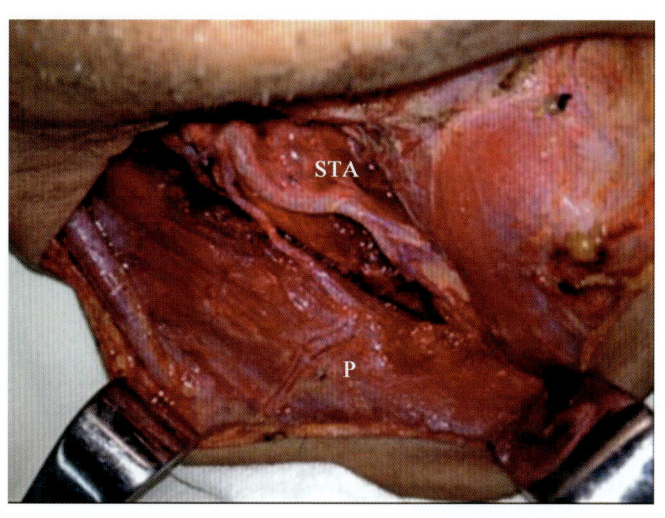

图 3-3-5 完成肩胛舌骨上淋巴清扫后颈部创面与皮瓣血管

STA,甲状腺上动脉主干;P,穿支

(2) 皮瓣切取:经口腔入路右口底、舌腹+舌下腺扩大切除后,根据右舌腹、口底缺损(图 3-3-6),调整皮瓣设计大小为 8 cm×4 cm,切开皮瓣下缘切口皮肤及颈阔肌,制瓣过程中注意保护穿支及甲状腺上动脉,紧贴颈阔肌深面切取皮瓣。

(3) 回流静脉选择:根据皮瓣大小、伴行静脉回流方向和与颈外静脉的关系来选择皮瓣静脉。本例因伴行静脉较细且穿支与颈外静脉接近,故将颈外静脉近心端游离一定长度后一并携带,即 1 型和 2 型静脉回流模式的联合。为使血管蒂具备一定长度以顺利旋

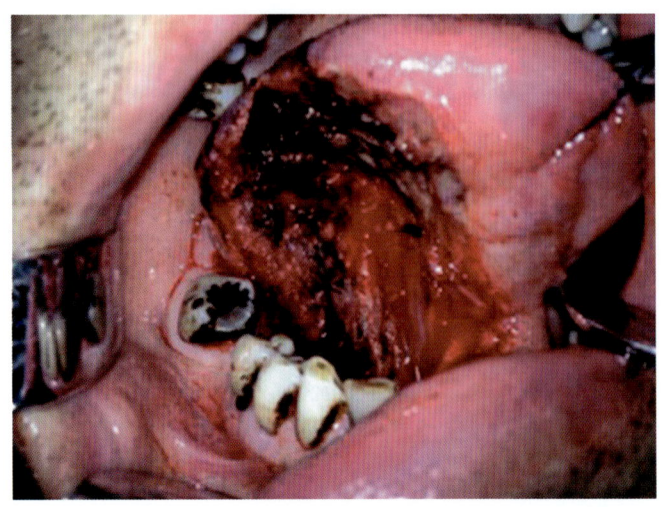

图3-3-6　口底癌切除后右舌腹、口底缺损

转到达口内,可将甲状腺上动脉的其余分支及远心端结扎切断,制备完成的甲状腺上动脉穿支皮瓣见图3-3-7。

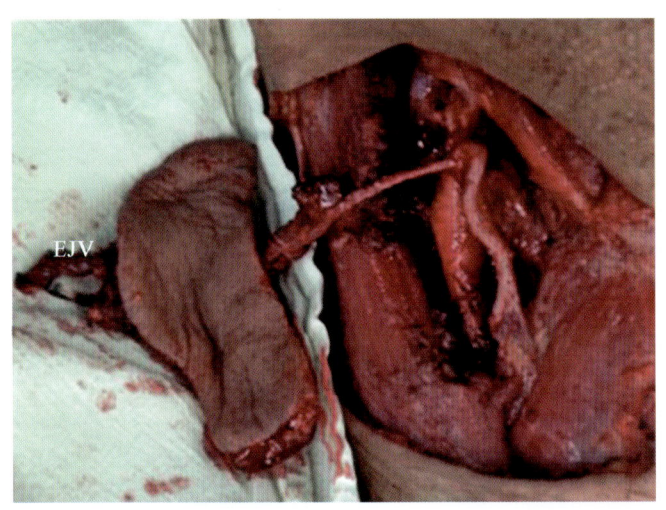

图3-3-7　制备完成的甲状腺上动脉穿支皮瓣

EJV,颈外静脉

（4）缺损修复：皮瓣经下颌舌骨肌深面隧道转移至舌腹、口底缺损处,与缺损周围黏膜缝合,修复缺损(图3-3-8)。颈外静脉近心端在颌下与舌下神经的伴行静脉吻合。

（5）颈部伤口彻底止血,供区创面作潜行分离后拉拢缝合,避开血管蒂放置负压引流(图3-3-9)。

3）术后处理

为减少伴行静脉的张力,术后3~5天内可使患者头偏向患侧,头部垫一枕。

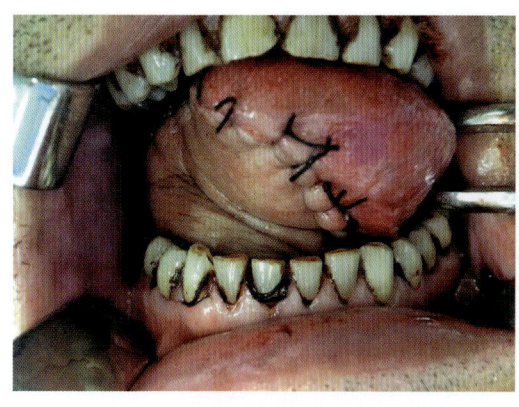

图 3-3-8　甲状腺上动脉穿支皮瓣修复舌腹、口底缺损

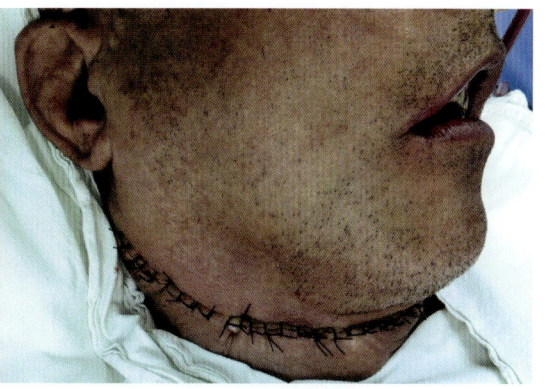

图 3-3-9　颈部供区伤口缝合

4) 术后远期效果

术后 2 年随访示重建的右舌腹、口底形态良好,伸舌无明显受限,颈部水平瘢痕满意,抬头无受限。右舌、口底及右颈部均无复发(图 3-3-10)。

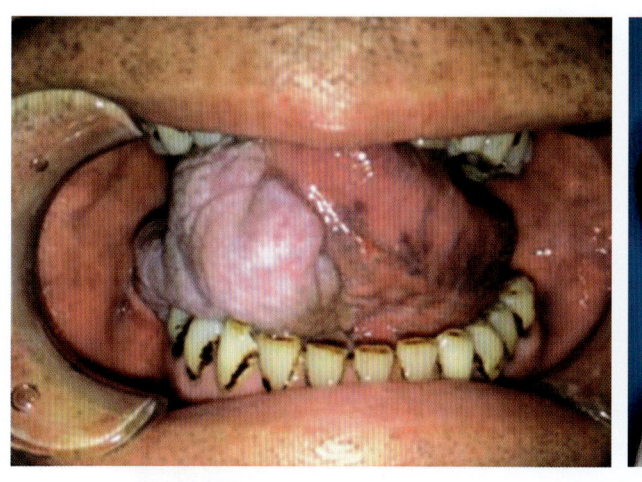
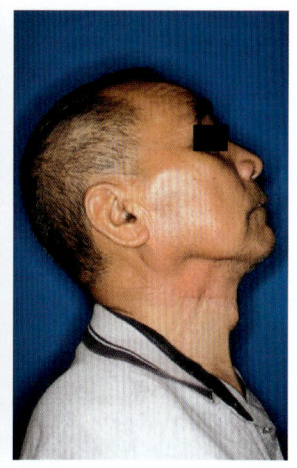

图 3-3-10　术后 2 年重建的右舌腹、口底形态良好(左),颈部水平瘢痕满意,抬头无受限(右)

3.3.3.2　甲状腺上动脉穿支皮瓣修复下牙龈、下颌骨部分缺损

【典型病例 2】　患者男性,63 岁,下前牙龈癌(T2N0M0)行下前牙龈肿瘤扩大切除＋下颌骨方块切除＋双侧扩大肩胛舌骨上淋巴清扫(1～4 区)＋右甲状腺上动脉穿支皮瓣修复。

1) 术前准备

术前颈动脉 CTA 重建显示右侧胸锁乳突肌前缘中点附近有甲状腺上动脉发出的直接皮肤穿支(图 3-3-11 红色标记),而左侧穿支缺如。术前口内观肿瘤范围见图 3-3-12。

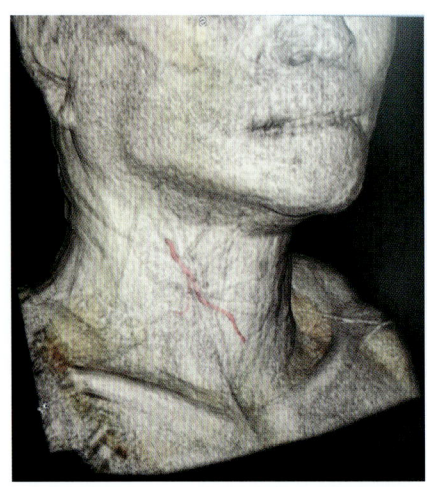
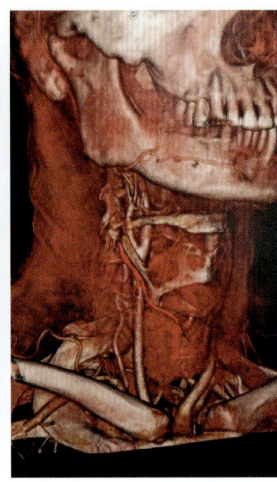

图 3-3-11　颈动脉 CTA 重建显示右侧胸锁乳突肌前缘中点附近有甲状腺上动脉发出的直接皮肤穿支（红色）

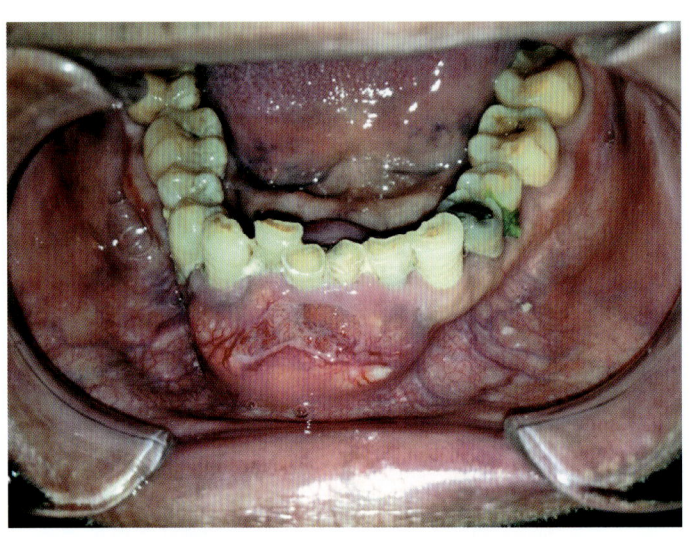

图 3-3-12　术前口内观肿瘤范围

2）手术过程

（1）切口设计、穿支及甲状腺上动脉的解剖、显露和肩胛舌骨上淋巴清扫同典型病例 1，完成双侧肩胛舌骨上淋巴清扫后的颈部创面与皮瓣血管（黑色箭头为甲状腺上动脉穿支）见图 3-3-13。

（2）皮瓣切取及回流静脉选择：经口腔入路行下颌骨前部方块切除后（图 3-3-14），根据缺损大小，切取 6 cm×3.5 cm 的甲状腺上动脉穿支皮瓣（图 3-3-15）。本例因伴行静脉稍粗，故单纯以其为回流静脉（1 型）而未同时携带颈外静脉。

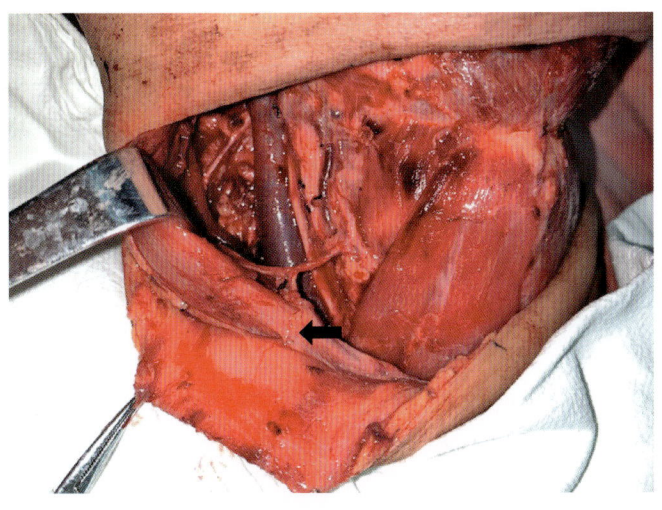

图 3-3-13 双侧肩胛舌骨上淋巴清扫后颈部创面与甲状腺上动脉穿支

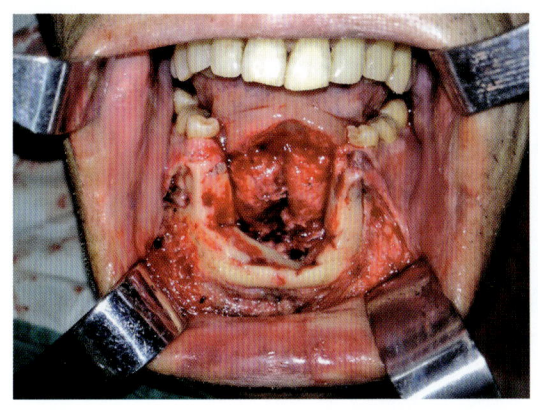

图 3-3-14 下颌骨前部方块切除后缺损

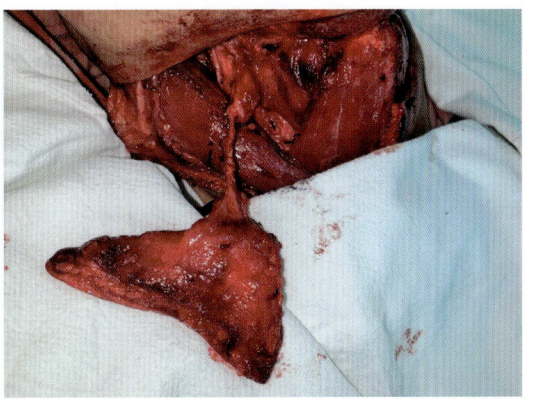

图 3-3-15 制备完成的甲状腺上动脉穿支皮瓣

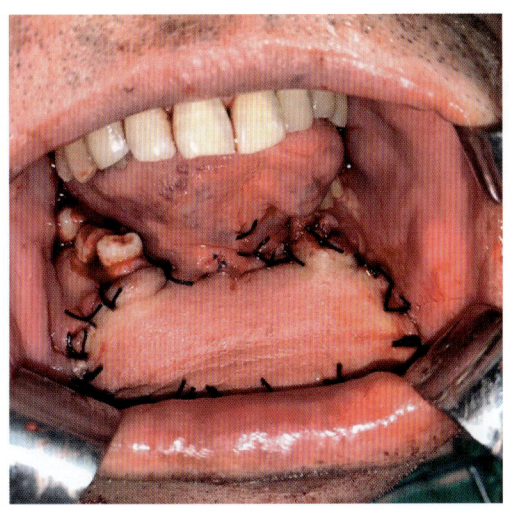

图 3-3-16 甲状腺上动脉穿支皮瓣修复下前牙龈缺损

(3) 缺损修复：皮瓣经下颌舌骨肌深面隧道转移至口内修复下前牙龈缺损见图 3-3-16。颈部伤口的关闭及术后处理同典型病例 1。

3）术后远期效果

术后 3 年随访示重建的下前牙龈形态良好，张口无受限，颈部水平瘢痕满意，抬头无受限。下前牙龈、下颌骨及双侧颈部均无复发（图 3-3-17）。

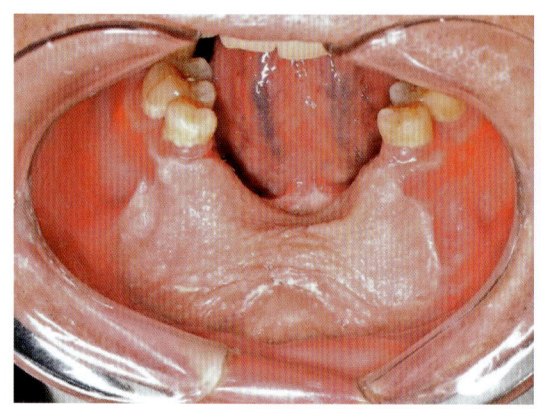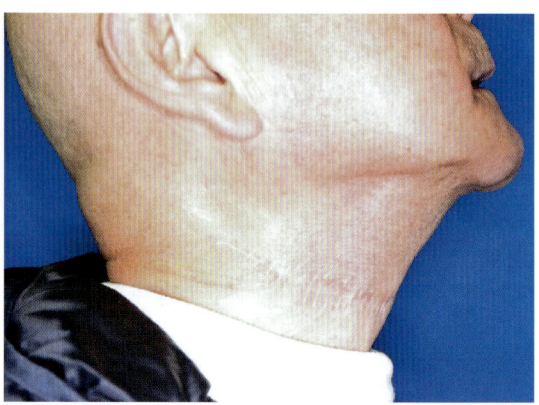

图 3-3-17　术后 3 年重建的下前牙龈形态良好（左），颈部水平瘢痕满意，抬头无受限（右）

3.3.4　经验及点评

甲状腺上动脉穿支皮瓣用途广泛，手术操作简便，皮瓣切取与肿瘤切除手术在同一术野，成活可靠，因仅携带少量颈阔肌，皮瓣体积小，经下颌舌骨肌深面隧道足够进入口底、经下颌骨外侧旋转至颊部，以及经颈部旋转至口咽、喉咽部时均不会压迫血管蒂。由于该皮瓣通常为带蒂皮瓣，缝合不能过密过深，术后颌下区不宜加压包扎。皮瓣切取宽度以能满足修复缺损为准，尚应考虑切取后创面能否拉拢缝合、缝合后颈部的瘢痕形态和运动功能，一般以不超过 4～5cm 为宜，对于颈部皮肤特别松弛的老年人可适当放宽；皮瓣长度最长可达 12cm，但不建议超过中线。如术中发现有分支供胸锁乳突肌，也可同时切取部分胸锁乳突肌用于充填无效腔。故该皮瓣适用于修复口腔颌面-头颈部、咽部的中、小型软组织缺损，其局限性为修复凹陷较深或范围较大的缺损时组织厚度和宽度不够，一般不宜单独修复大型缺损。

甲状腺上动脉穿支皮瓣的制备方式有顺向法和逆向法两种。顺向法先显露近心端甲状腺上动脉，后解剖其分支乃至直接皮肤穿支；逆向法先显露其直接皮肤穿支，后沿穿支逆向解剖追踪其起始分支直至甲状腺上动脉主干。编者采用逆向法，在向下翻瓣过程中先暴露直接皮肤穿支，再逆向追踪至甲状腺上动脉，在解剖血管的同时清扫 3 区淋巴组织，血管解剖完成后即可常规行颈清扫，待原发灶切除后再根据实际缺损大小切取皮瓣。此外，由于甲状腺上动脉直接皮肤穿支的伴行静脉存在不同程度的变异，一方面是伴行静脉粗细因人而异，有些甚至极细；另一方面皮瓣的静脉可以通过颈内静脉、颈外静脉、颈前静脉等不同通路回流,这就使得回流静脉的选择有一定的余地。逆向法能够观察伴行静脉有无变异,有利于术者尽早判断和选择回流静脉,避免操作时伤及血管。在制备甲状腺上动脉穿支皮瓣时,可以根据伴行静脉的粗细程度和实际回流,选择保留其颈内静脉或颈外静脉甚至是颈前静脉的分支,编者对前述5种静脉回流模式中的前4种均做过尝试(图3-3-18),并获得了成功。对于静脉逆行回流,由于静脉瓣膜的存在阻止血液逆流,建议在应用静脉逆行回流,一定要切断静脉,转移至受区后行血管吻合。

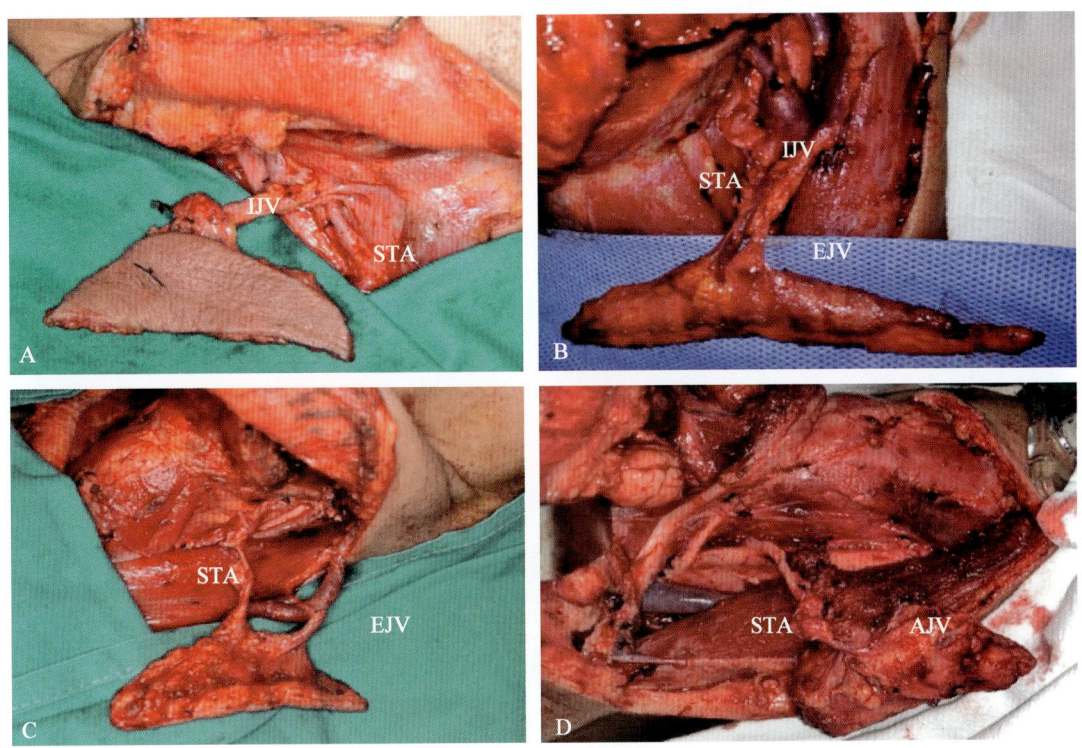

图3-3-18 甲状腺上动脉(STA)穿支皮瓣的4种静脉回流模式的术中照片

(A) 1型:伴行静脉回流入颈内静脉(IJV);(B) 2型:颈外静脉(EJV)顺行回流;(C) 3型:颈外静脉(EJV)逆行回流;(D) 4型:颈前静脉(AJV)顺行回流

笔者自2018年起,采用甲状腺上动脉穿支皮瓣修复口腔、口咽癌(cT2N0及T2N1)术后的中型缺损,所选择的患者以全身情况不佳或合并有系统性疾病的老年患者为主,目前已完成50余例,除2例远心端少量(<20%)坏死外,其余均全部成活,所有患者术后重建形态、功能恢复良好,颈部未出现功能障碍。对于少数术后病理显示颈部为N2甚至有转移淋巴结包膜外侵犯者,只要患者身体允许常规辅助术后放疗。随访至今,3例出现局部复发、2例对侧颈部转移、4例出现肺部转移,其余均未发现复发及转移,获得了满意的疗效。

由于甲状腺上动脉的直接皮肤穿支往往位于以胸锁乳突肌前缘中点为圆心,2 cm为半径的区域内,即位于颈部Ⅲ区前下方与Ⅵ区交界处,对颈清的连续性和彻底性影响小。

编者的实践也证明,即使是颈部有淋巴结转移的N1病例,只要转移淋巴结不在Ⅲ区,采用甲状腺上动脉穿支皮瓣修复相应缺损在获得满意的重建效果的同时,同样能达到较好的肿瘤根治效果。编者还将甲状腺上动脉穿支皮瓣和蒂在上的胸锁乳突肌肌皮瓣这两种同样来源于甲状腺上动脉供血且供区位置接近的皮瓣(图3-3-19),重建类似缺损后的远期供、受区形态和功能做了比较研究,结果显示前者术后的语音和颈部运动功能优于后者($P<0.001$),其余功能方面两者无显著性差异,而且前者的颈部形态和瘢痕也优于后者。分析原因主要是由于蒂在上的胸锁乳突肌肌皮瓣在切取胸锁乳突肌后,导致颈侧部出现凹陷和纵行瘢痕;而水平设计的甲状腺上动脉穿支皮瓣术后瘢痕与颈淋巴清扫的切口一致,并未增加另外的瘢痕,对于皮肤松弛的老年人来讲,切取一部分颈中部皮肤、颈阔肌拉拢缝合后反而起到了类似颈部皮肤除皱的美容效果,使得该区域的皮肤变得紧致而有弹性,同时由于切取宽度不超过4~5 cm,颈部的运动功能则并未受限。

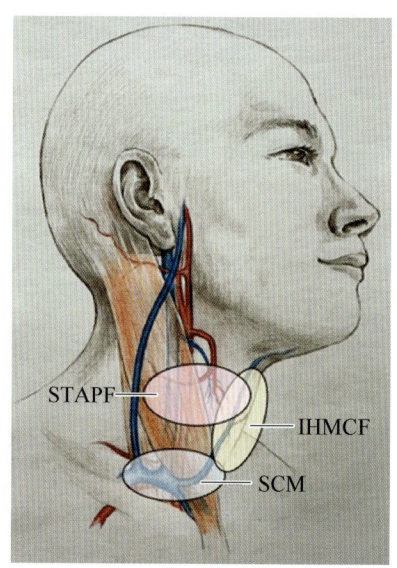

图3-3-19　三种甲状腺上动脉供血皮瓣的位置比较
STAPF,甲状腺上动脉穿支皮瓣;SCM,胸锁乳突肌;IHMCF,舌骨下肌皮瓣

参考文献

1. Hurwitz DJ, Rabson JA, Futrell JW. The anatomic basis for the platysma skin flap[J]. Plast Reconstr Surg, 1983, 72: 302-314.
2. Wilson JL, Rozen WM, Ross R, et al. The superior thyroid artery perforator flap: anatomical study and clinical series[J]. Plast Reconstr Surg, 2012, 129(3): 641-646.
3. Ross RJ, Wilson JL, Ashton MW. The microvascular basis of the superior thyroid artery perforator flap[J]. Plast Reconstr Surg, 2015, 136(4): 849-854.
4. Ma CY, Guo B, Shen Y, et al. A novel application of superior thyroid artery perforator flaps for medium-sized intraoral reconstructions: a retrospective analysis of 12 cases[J]. Head Neck, 2021, 43(8): 2297-2306.

5. Ma CY, Sheng SR, Shen Y, et al. A comparative study on using superior thyroid artery perforator flaps versus traditional sternocleidomastoid myocutaneous flaps for reconstructions after oral cancer ablation: "New tricks for old dogs"? [J]. Oral Oncology, 2021, 121: 105374.
6. Ma CY, Sheng SR, Shen Y, et al. Clinical comparison of superior thyroid artery perforator flap and sternocleidomastoid myocutaneous flap for intraoral reconstructions[J]. Int J Oral Maxillofac Surg, 2023, 52(3): 318-327.

(王进兵　沈　毅)

第 4 章

胸背部供区

4.1 颈横动脉前穿支皮瓣

4.1.1 概述

颈横动脉前穿支皮瓣(transverse cervical artery anterior perforator flap，ap-TCAF)是以颈横动脉在颈根部锁骨上发出的供应前胸部皮肤的直接皮肤穿支及其伴行静脉为蒂的带蒂穿支皮瓣。关于该皮瓣的文献报道，最早见于 21 世纪初。Chin 等(2005)在 10 例尸体的双侧颈部和前胸部解剖研究的基础上，最早报道了 2 例由颈横动脉浅支供血的颈胸皮瓣修复面部烧伤后瘢痕挛缩的病例；令人疑惑的是，在他们的描述中，发自甲状腺上动脉的穿支也被包含在皮瓣的血管蒂中，这意味着该颈胸皮瓣的血供可能来自两种不同的血管。

随后，Cordova 等(2008)通过解剖研究发现，颈横动脉在颈根部发出一恒定的穿支，跨过肩胛舌骨肌下腹向前下方走行，并称之为前穿支，这是对该穿支的首次报道，由于供区设计在颈根部，皮瓣切取范围有限，术后瘢痕也不够隐蔽。Pallua 和 Wolter(2013)报道了基于锁骨上动脉前穿支供血的新带蒂或游离皮瓣，叫作锁骨上动脉前穿支皮瓣，该皮瓣的设计主要包含了肩部和上胸部的组织，但由于其供区设计在胸三角区域，未做预扩张时较难直接关闭。Yoo 和 Belzile(2013)采用切取自锁骨下区域以颈横动脉前穿支为源动脉、颈外静脉为回流静脉的游离筋膜皮瓣行头颈部重建，命名为锁骨下皮瓣。然而，由于在皮瓣的切取过程中并未采用穿支解剖技术，颈根部Ⅳ区和Ⅴ区的淋巴结缔组织被包括在皮瓣以及血管蒂中；据此，Yoo 和 Belzile 认为锁骨下皮瓣并非穿支皮瓣。Chen 等(2016)报道了切取自锁骨下和前胸部以颈横动脉前穿支为源动脉的带蒂皮瓣结合预扩张技术旋转修复面颈部烧伤和创伤后的瘢痕挛缩，称其为颈横动脉前穿支皮瓣；这是首次报道单独以颈横动脉前穿支供血的切取自前胸部的皮瓣，由于供区设计在前胸区域，皮瓣切取范围较大，也可以直接关闭，然后他们并不建议解剖穿支血管。根据他们的经验，穿支发出自颈横动脉的位置一般位于锁骨上方 2 cm、胸锁关节外侧 6 cm；而穿支进入皮肤的位置一般在锁骨上方 1.8 cm、胸锁关节外侧 7.7 cm，连接上述 2 个点即可构成穿支走行的体表投影。

Chen 等报道的颈横动脉前穿支皮瓣的优点是供区位于前胸部,术后瘢痕可以被上衣遮盖而比较隐蔽;皮瓣皮肤色泽与面颈部皮肤接近;但缺点是由于未解剖穿支血管,旋转高度有限;且头颈部恶性肿瘤需行颈淋巴清扫手术时容易损伤穿支血管乃至颈横动、静脉。沈毅等(2021)将穿支解剖技术引入该皮瓣的制备中,从前胸部切取解剖穿支的颈横动脉前穿支皮瓣,用以重建头颈部恶性肿瘤术后缺损,一方面延长了血管蒂长度和增加了皮瓣的旋转高度,另一方面并不影响颈淋巴清扫的效果。

颈横动脉前穿支皮瓣由于供区位于前胸壁,与头颈部邻近,其皮肤色泽和质地与面部和颈部十分接近,亦具有位置表浅、质地柔软、血供好的优点;皮瓣带有运动和感觉神经,皮瓣的厚薄与弹性近似口腔黏膜;供区创面可直接拉拢缝合;皮瓣切取平面在胸大肌浅面,故操作简便,创伤小。但缺点与胸大肌肌皮瓣类似,即血管蒂旋转范围有限,作为带蒂皮瓣一般不能超过硬腭水平,如需修复硬腭水平以上的缺损,需要将颈横动脉及伴行静脉切断,转移至受区后行血管吻合。因而颈横动脉前穿支皮瓣是修复口腔颌面部、口咽喉咽部组织中到大型缺损较为理想的皮瓣,尤其适用于老年人或全身状况不佳者;但在颈部Ⅳ~Ⅴ区有淋巴结转移、既往有颈部放疗史、颈清手术史者或瘢痕体质者,由于颈部的血运及皮肤弹性均不佳而不宜采用。

4.1.2 皮瓣设计

根据缺损范围,以穿支点为偏中心在同侧胸部设计垂直向的长梭形、椭圆形或矩形颈横动脉前穿支皮瓣(图 4-1-1)。皮瓣下缘不宜超过乳头下方 4 cm 且不超过中线,宽度小于 8 cm,否则胸部创面较难拉拢缝合,或因勉强拉拢而产生明显的瘢痕。需行单侧颈淋巴结清扫者,通常采用半 Apron 或 McFee 切口,切口在锁骨上的水平部分应设计在穿

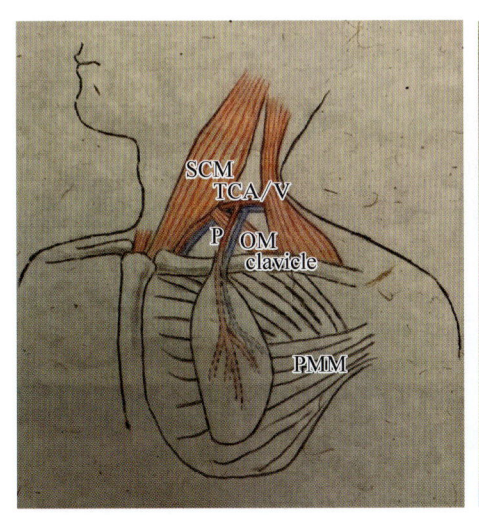
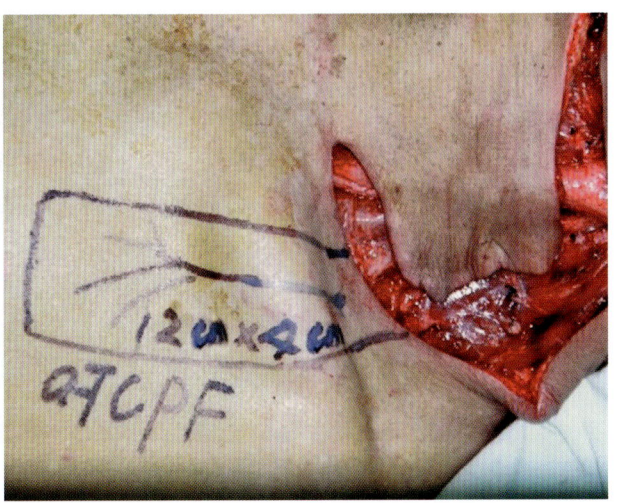

图 4-1-1 颈横动脉前穿支的解剖定位(左)及皮瓣设计(右)

SCM,胸锁乳突肌;TCA/V,颈横动、静脉;OM,肩胛舌骨肌;P,穿支;clavicle,锁骨;PMM,胸大肌

支点上方 0.5 cm(图 4-1-2),如此颈根部水平切口缝合后瘢痕与颈部皮纹平行。须行双侧颈淋巴结清扫者,尚需在双侧或对侧颌下设计水平切口。

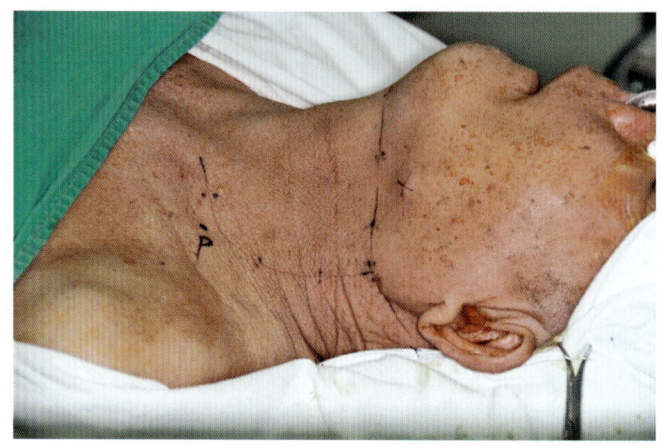

图 4-1-2　颈淋巴清扫切口设计

4.1.3　典型病例

4.1.3.1　颈横动脉前穿支皮瓣修复舌根部分缺损

【典型病例 1】　患者男性,57 岁,右舌根癌(T3N2M0)行右舌根颈(Ⅰ～Ⅴ区颈淋巴清扫)en bloc 切除+右颈横动脉前穿支皮瓣修复。

1) 术前准备

术前头颈部增强 CT 评估原发灶范围及颈部淋巴结状况,锁骨下动脉 CTA 重建定位穿支(图 4-1-3)。术前口内观肿瘤范围见图 4-1-4。

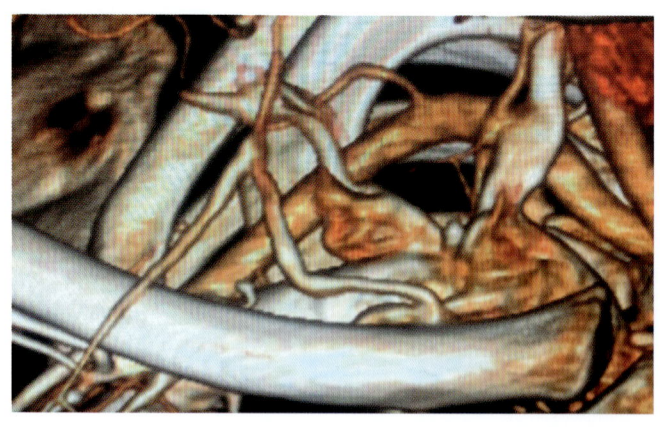

图 4-1-3　锁骨下动脉 CTA 重建定位穿支

2) 手术过程

(1) 切口设计:同前(见 4.1.2 皮瓣设计中切口设计内容)。

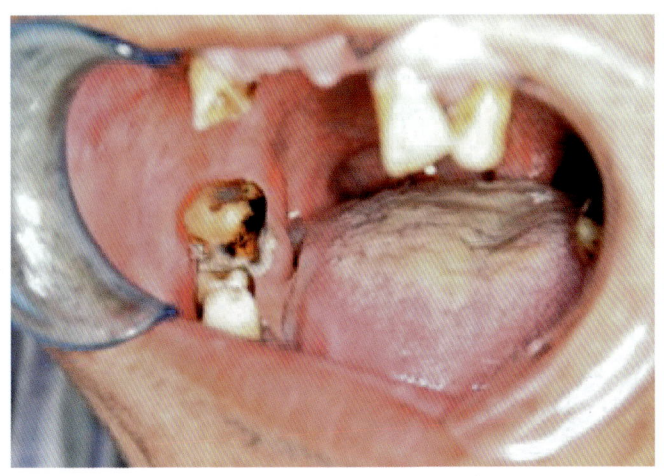

图 4-1-4 术前口内观肿瘤范围

（2）穿支解剖：切开锁骨上方水平切口皮肤及颈阔肌，向下翻瓣探查锁骨上方穿胸锁筋膜向前下方胸部走行的发自颈横动脉的皮肤穿支，找到穿支后沿穿支逆行解剖追踪至颈横动脉主干，同时注意保护其伴行静脉及颈外静脉。在保护颈横动、静脉及其穿支和颈外静脉的前提下，完成功能性颈淋巴清扫。完成功能性颈淋巴清扫后的颈根部创面与皮瓣血管见图 4-1-5，右舌根肿瘤及颈清标本 en bloc 切除后的右舌根缺损见图 4-1-6。

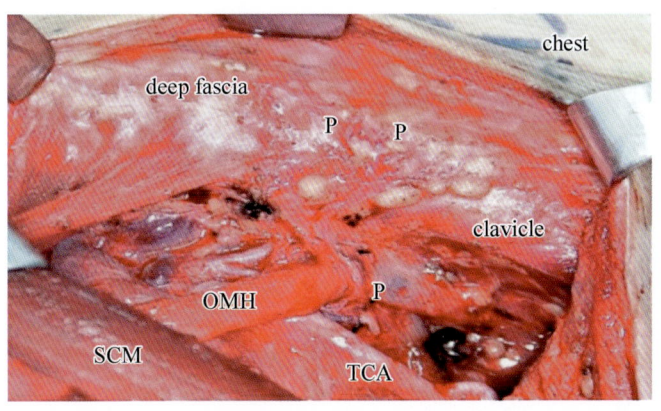

图 4-1-5 功能性颈淋巴清扫后颈根部创面与皮瓣血管

SCM,胸锁乳突肌；TCA,颈横动脉；OMH,肩胛舌骨肌；P,穿支；clavicle,锁骨；deep fascia,胸锁筋膜；chest,胸部

（3）皮瓣切取：根据缺损在胸部设计为 7 cm×5 cm 的皮瓣（图 4-1-7），先切开皮瓣上方直切口向两侧翻瓣显露蒂部，再切开皮瓣四周切口，沿胸大肌浅面向上切取皮瓣，因穿支及皮下血管网位于深筋膜浅面，故沿胸大肌浅面取瓣不会损伤。蒂部周围至少保留 2~3 cm 宽的脂肪组织，翻起皮瓣直至锁骨，锁骨骨膜可以保留，继续分离皮瓣直至切取完成（图 4-1-8）。本例因切取皮瓣不大，未携带颈外静脉，仅以颈横静脉作为回流静脉。

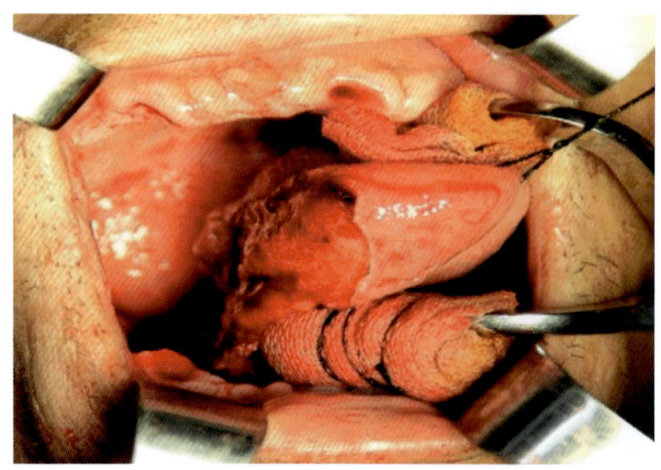

图4-1-6　右舌根肿瘤切除后右舌根缺损

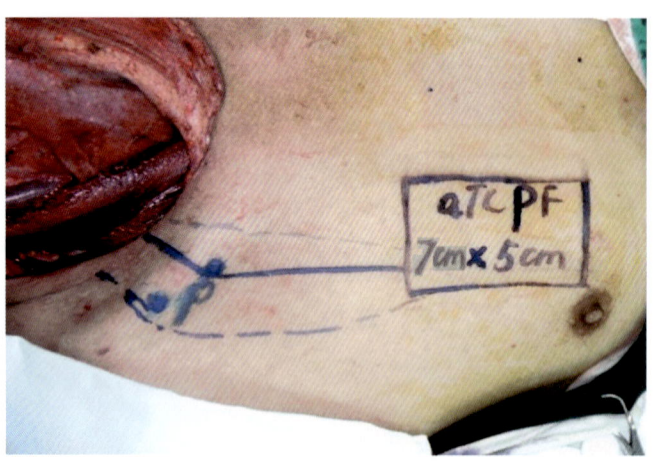

图4-1-7　皮瓣设计

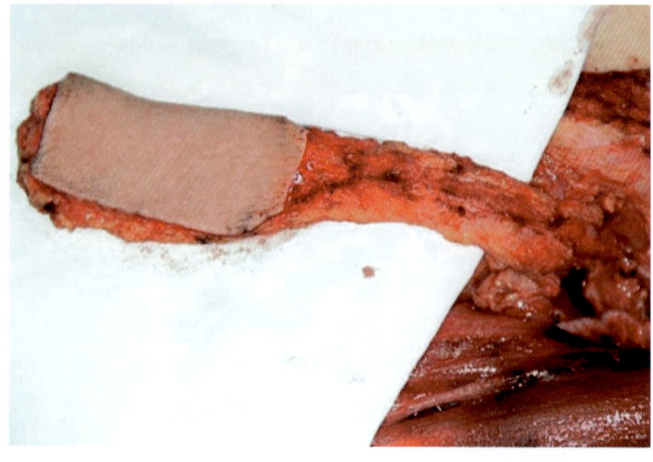

图4-1-8　制备完成的颈横动脉前穿支皮瓣

为使血管蒂具备一定长度以顺利旋转到达口内,可将颈横动脉的远心端结扎切断。

(4) 缺损修复:皮瓣经下颌骨舌侧隧道转移(图4-1-9)至舌根处,与缺损周围黏膜缝合,修复缺损见图4-1-10。蒂部组织充填颌下和颈部凹陷。

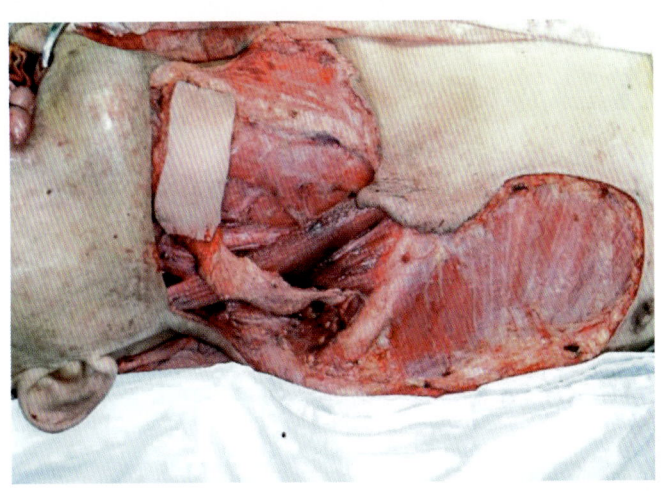

图4-1-9　皮瓣经下颌骨舌侧隧道转移

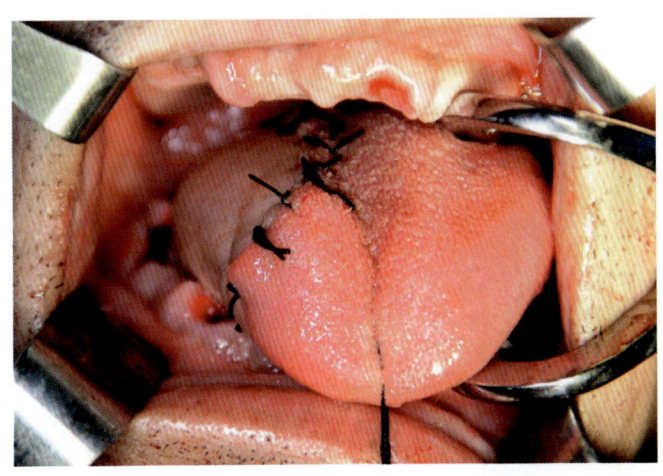

图4-1-10　皮瓣修复右舌根缺损

(5) 胸部伤口彻底止血,供区创面作潜行分离后拉拢缝合,避开血管蒂放置负压引流。

3) 术后处理

为减少伴行静脉的张力,术后3～5天内可使患者头偏向患侧,头部垫一枕。

4) 术后远期效果

术后4年随访示重建的右舌根形态良好,伸舌无明显受限(图4-1-11),胸部瘢痕隐蔽,可被上衣遮盖,双侧乳头对称(图4-1-12)。右舌根及右颈部均无复发。

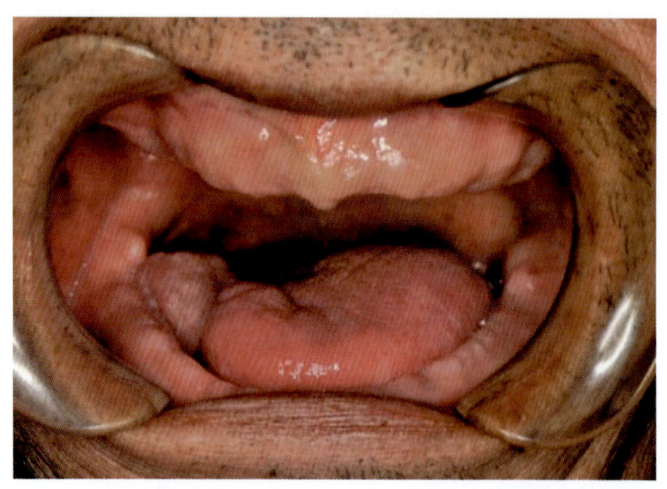

图 4-1-11　术后 4 年重建的右舌根形态良好,伸舌无明显受限

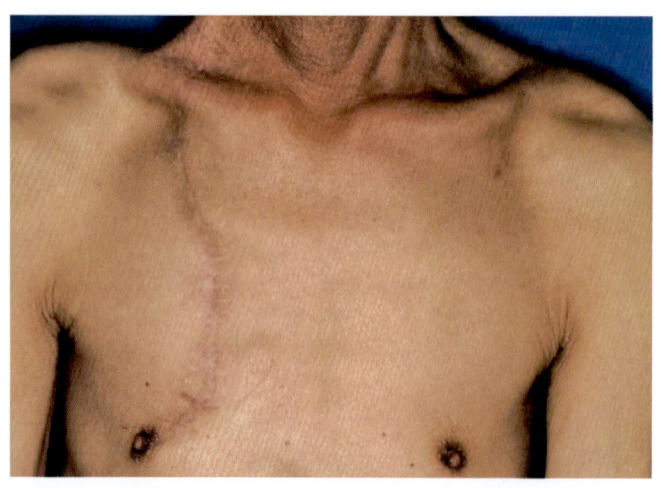

图 4-1-12　术后 4 年胸部瘢痕隐蔽,可被上衣遮盖,双侧乳头对称

4.1.3.2　颈横动脉前穿支皮瓣修复双侧口底舌腹缺损

【典型病例 2】　患者男性,66 岁,前口底癌(T3N2M0)行双侧口底舌腹颌(下颌骨方块切除)颈(左侧Ⅰ~Ⅴ区,右侧Ⅰ~Ⅳ区淋巴清扫)en bloc 切除＋左颈横动脉前穿支皮瓣修复。

1) 术前准备

术前准备同前,术前口内观肿瘤范围见图 4-1-13。

2) 手术过程

(1) 切口设计:同前(见典型病例 1)。

(2) 穿支的显露(图 4-1-14 白色箭头)及颈横动、静脉的解剖,显露和颈淋巴清扫同典型病例 1,完成左侧颈淋巴清扫后颈部创面与皮瓣血管(TCA,见图 4-1-15)。

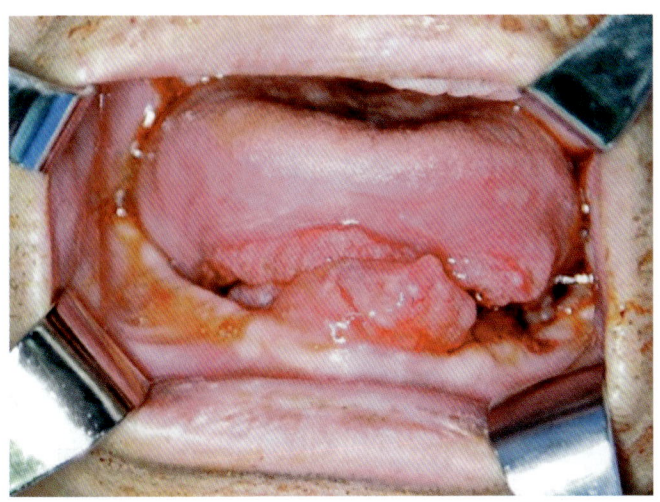

图 4-1-13　术前口内观肿瘤范围

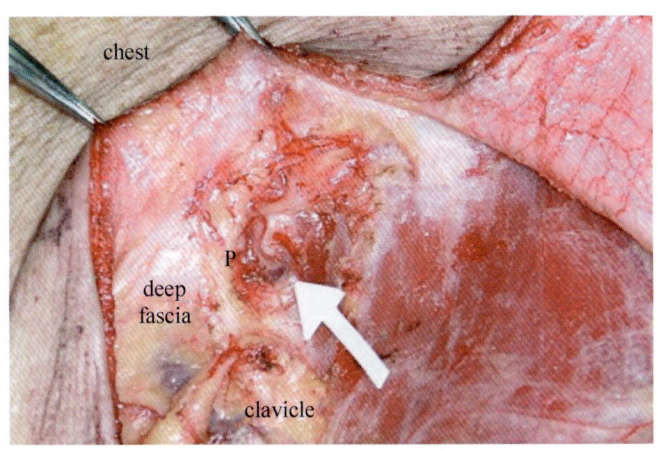

图 4-1-14　穿支显露

P,穿支;clavicle,锁骨;deep fascia,胸锁筋膜;chest,胸部

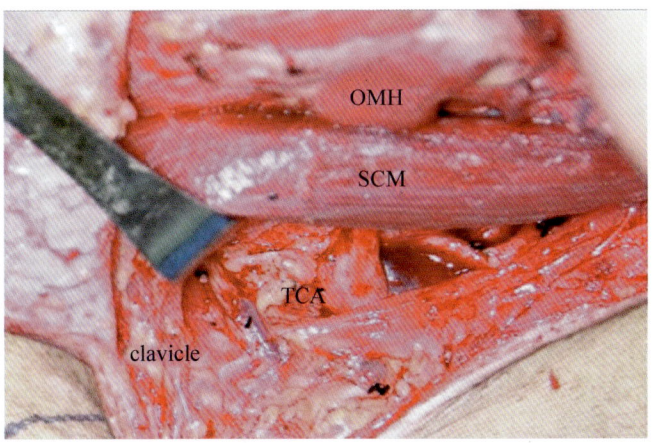

图 4-1-15　左侧颈淋巴清扫后颈部创面与皮瓣血管

OMH,肩胛舌骨肌;SCM,胸锁乳突肌;TCA,颈横动脉;clavicle,锁骨

（3）皮瓣切取及回流静脉选择：联合根治完成后根据缺损大小（图 4-1-16），设计 10 cm×6 cm 的颈横动脉前穿支皮瓣（图 4-1-17）。本例因切取皮瓣较大，故同时携带颈外静脉与颈横静脉作为双静脉回流。

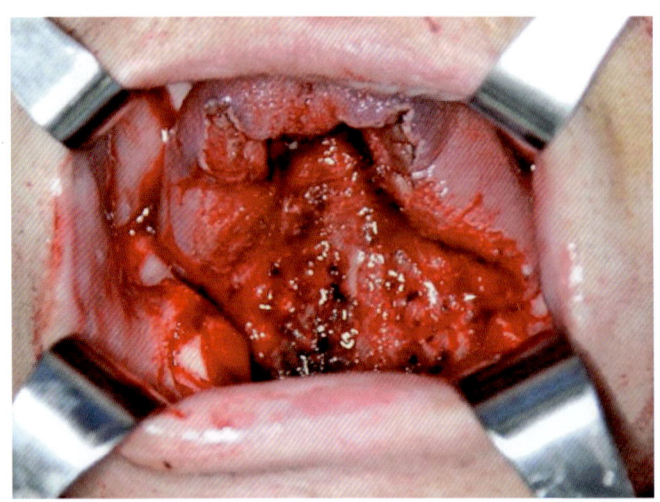

图 4-1-16　联合根治完成后的缺损

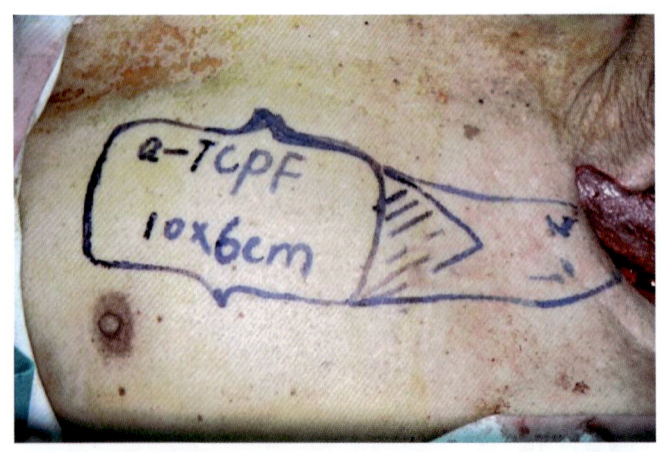

图 4-1-17　皮瓣设计

（4）缺损修复：皮瓣切取完成后，将蒂部部分皮肤去上皮化（图 4-1-18），经下颌骨舌侧隧道转移至口内修复双侧口底舌腹缺损见图 4-1-19。蒂部组织充填颌下和颈部凹陷，颈部伤口的关闭及术后处理同典型病例 1。

3）术后远期效果

术后 3 年随访示重建的口底、舌腹尤其是颌舌沟形态良好，伸舌无明显受限（图 4-1-20），胸部瘢痕隐蔽，可被上衣遮盖，双侧乳头对称（图 4-1-21）。双侧口底、舌腹、下颌骨及颈部均无复发。

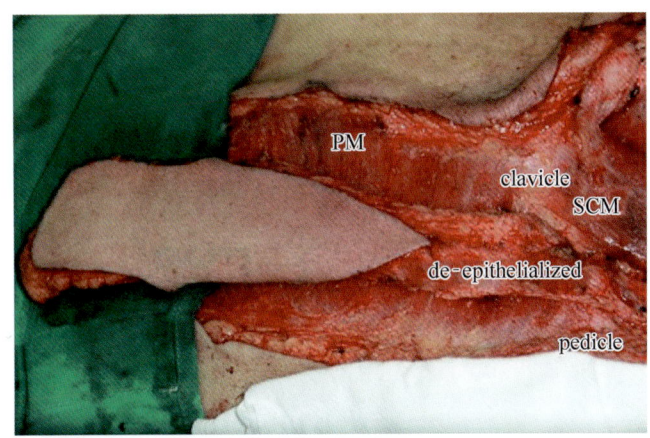

图4-1-18 皮瓣切取完成后,将蒂部部分皮肤去上皮化

de-epithelialized,皮肤去上皮化;SCM,胸锁乳突肌;pedicle,颈横动脉蒂;clavicle,锁骨;PM,胸大肌

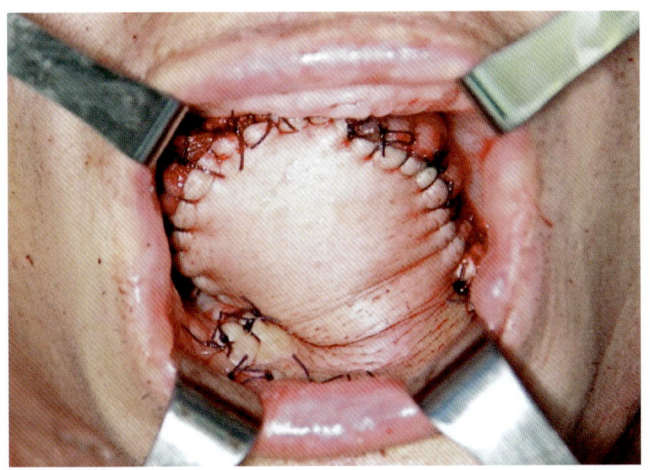

图4-1-19 皮瓣修复双侧口底舌腹缺损

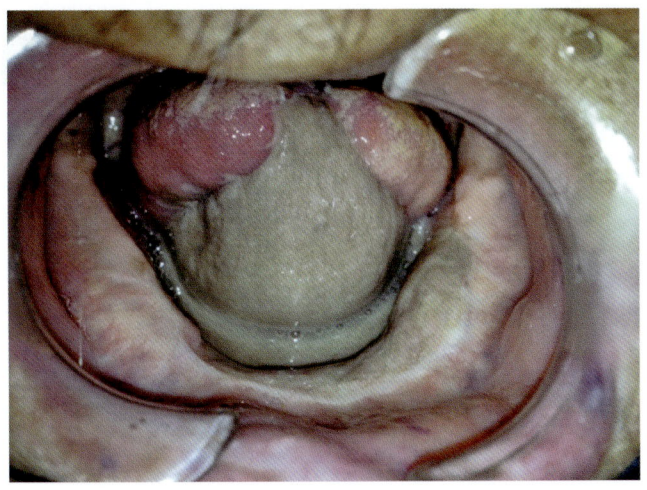

图4-1-20 术后3年重建的口底、舌腹形态良好

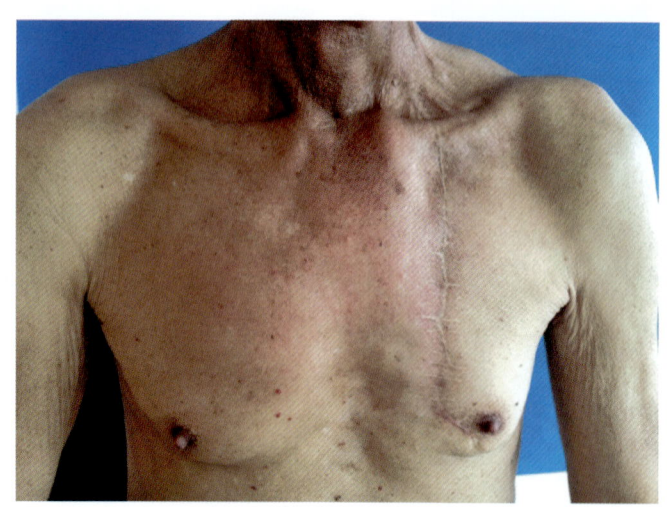

图 4-1-21　术后 3 年胸部

4.1.4　经验及点评

颈横动脉前穿支皮瓣用途广泛,手术操作简便,成活可靠,术后并发症少,瘢痕隐蔽,因未携带胸大肌,皮瓣相对较薄,经下颌骨舌侧隧道足够进入口底及口腔时均不会压迫皮瓣蒂部。由于该皮瓣通常为带蒂皮瓣,缝合不能过密过深,术后颈根部不宜加压包扎。皮瓣切取宽度以能满足修复缺损为准,尚应考虑切取后创面能否拉拢缝合、缝合后胸部的瘢痕形态和乳头对称性,一般以不超过 8 cm 为宜,对于胸部皮肤特别松弛的老年人可适当放宽;为确保远心端的血供,皮瓣下缘不建议超过乳头下方 4 cm。故该皮瓣适用于口腔颌面-头颈部、咽后部的中-大型软组织缺损。

与甲状腺上动脉穿支皮瓣的制备方式相似,颈横动脉前穿支皮瓣的制备也有顺向法和逆向法两种。顺向法先显露近心端颈横动脉,后解剖其分支乃至直接皮肤穿支;逆向法先显露其直接皮肤穿支,后沿穿支逆向解剖追踪其起始分支直至颈横动脉主干。我们采用逆向法,在向下翻瓣过程中先暴露直接皮肤穿支,再逆向追踪至颈横动脉,在解剖血管的同时清扫Ⅳ~Ⅴ区淋巴组织,血管解剖完成后即可常规行颈清扫,待原发灶切除后再根据实际缺损大小切取皮瓣。由于颈横动脉前穿支皮瓣一般用于修复口腔颌面-头颈部的中-大型软组织缺损,为了保证皮瓣足够的静脉回流,我们通常会保留颈外静脉形成颈横静脉和颈外静脉的双静脉系统回流。在一些颈外静脉无法保留的病例,也应该在颈横静脉经皮下浅静脉的交通支汇入颈外静脉的上方结扎切断颈外静脉。此外,对于需要将皮瓣修薄或者分叶的缺损,皮瓣的血供不会受到影响,由于胸部皮肤色泽和质地与面部和颈部十分接近,颈横动脉前穿支皮瓣尤其适合修复合并有面颈部皮肤缺损的病例或者如腮腺咬肌区、颌下颈部软组织缺损,修复后的皮肤颜色与面颈部浑然一体,美容效果比较理想。

笔者自2016年起,采用颈横动脉前穿支皮瓣修复口腔、口咽癌(T2-3N1-3)术后的中-大型缺损,所选择的患者以全身情况不佳或合并有系统性疾病的老年患者为主,目前已完成10余例,均全部成活,所有患者术后重建形态、功能恢复良好,胸部供区未出现功能障碍、双侧乳头对称。由于颈横动脉的前穿支发出自颈横动脉的位置往往位于锁骨上方2 cm、胸锁关节外侧6 cm,即位于颈部Ⅳ与Ⅴ区,对颈清的连续性和彻底性影响小。笔者的实践也证明,即使是颈部有淋巴结转移的N1-3病例,只要转移淋巴结不在Ⅳ~Ⅴ区,采用颈横动脉前穿支皮瓣修复相应缺损在获得满意的重建效果的同时,同样能达到较好的肿瘤根治效果。对于少数术后病理显示颈部为N2-3,甚至有转移淋巴结包膜外侵犯者,只要患者身体允许,常规辅助术后放疗。随访至今,仅1例拒绝辅助放疗者在术后10月局部复发,其余均未发现复发及转移,获得了满意的疗效。

当然,在我们的病例中也发现颈横动脉前穿支偶尔会有变异,其中有2例前穿支实际上起自锁骨上动脉。由于锁骨上动脉是颈横动脉干的一个分支,即便前穿支起自锁骨上动脉,以其为源动脉切取的皮瓣仍然属于颈横动脉前穿支皮瓣。此外,我们还发现与通常前穿支穿过深筋膜的位置位于锁骨上方不同,有1例(典型病例1)前穿支在锁骨下方穿过深筋膜。上述变异都提示了制备皮瓣时解剖穿支的必要性,一方面不解剖穿支无法发现此类解剖变异,另一方面很有可能损伤穿支而导致皮瓣最终失败。因此,大样本的临床研究和解剖研究来揭示穿支源动脉变异的概率是很有必要的。

参考文献

1. Chin T, Ogawa R, Murakami M, et al. An anatomical study and clinical cases of "super-thin flaps" with transverse cervical perforator[J]. Br J Plast Surg, 2005, 58(4): 550-555.
2. Cordova A, Pirrello R, D'Arpa S, et al. Vascular anatomy of the supraclavicular area revisited: feasibility of the free supraclavicular perforator flap[J]. Plast Reconstr Surg, 2008, 122: 1399-1409.
3. Pallua N, Wolter TP. Moving forwards: the anterior supraclavicular artery perforator (a-SAP) flap a new pedicled or free perforator flap based on the anterior supraclavicular vessels[J]. J Plast Reconstr Aesthet Surg, 2013, 66: 489-496.
4. Yoo J, Belzile M. Infraclavicular free flap for head and neck reconstruction: surgical description and early outcomes in 7 consecutive patients[J]. Head Neck, 2015, 37(3): 309-316.
5. Chen B, Song H, Xu M, et al. Reconstruction of cica-contracture on the face and neck with skin flap and expanded skin flap pedicled by anterior branch of transverse cervical artery[J]. J Craniomaxillofac Surg, 2016, 44(9): 1280-1286.
6. Wang L, Ma CY, Shen Y, et al. Transverse cervical artery anterior perforator flap for head and neck oncological reconstruction: preliminary study[J]. Head Neck, 2021, 43(11): 3598-3607.

(沈 毅 孙 坚)

4.2 胸肩峰动脉穿支皮瓣

4.2.1 概述

多年来,前胸壁皮肤因为其颜色、质地和厚度与面颈部皮肤匹配良好,被认为是头颈部重建的理想供区之一。在游离皮瓣技术出现之前,胸大肌皮瓣和胸三角皮瓣一直是头颈部重建的常用皮瓣。尽管胸大肌皮瓣和胸三角皮瓣都有许多优点,但也存在一些不足,主要包括皮瓣坏死率高、皮瓣供区通常需要植皮覆盖、因血管蒂较短导致旋转受限,以及蒂部产生的"猫耳"畸形等。胸廓内动脉穿支皮瓣(internal mammary artery perforator flap,IMAPF)的出现巧妙地克服了这些问题。

尽管胸大肌皮瓣仍适用于某些情况,但其相应的穿支皮瓣——胸肩峰动脉穿支皮瓣(thoracoacromial artery perforator flap,TAAPF)是胸大肌皮瓣和胸廓内动脉穿支皮瓣的良好替代品,其可在前胸部切取同样面积的皮瓣,具有相同的皮肤质地,且在头颈部局部或游离皮瓣重建中表现出更好的灵活性。由于胸肩峰动脉穿支皮瓣保留了胸大肌,可以避免肌肉功能损失;并且可以减少组织堆积,避免皮瓣供区的轮廓畸形。由于其潜在的较长血管蒂,胸肩峰动脉穿支皮瓣可用于气管插管后的缺损修复、烧伤挛缩松解,以及涉及腋窝、肩部和胸骨区的肿瘤切除后的缺损重建。此外,Kodaira 也介绍了基于三角肌支或肩峰分支的胸肩峰动脉穿支皮瓣可用于重建手背,提供柔软、颜色匹配且薄的组织。

胸肩峰动脉起自锁骨中段和外侧 1/3 交界处以下,作为腋动脉第二段的分支,其起点通常被胸小肌上缘覆盖。胸肩峰动脉在腋动脉处的平均直径为 2.5 ± 0.5 mm。该动脉干发出两个粗大恒定的分支(三角肌支和胸肌支),以及两条变异性较大的分支(锁骨支和肩峰支)。锁骨支向上和内侧走向胸锁关节,供应该关节和锁骨下肌。肩峰支沿着喙突向外侧延伸,位于三角肌下方。三角肌支穿过胸小肌,并沿胸三角沟在胸大肌与三角肌之间行进。胸肌支在胸大肌和胸小肌之间下行。这些分支从胸肩峰动脉发出后,约位于其中点处,进入胸大肌的上缘深面。胸肩峰动脉穿支在胸大肌的锁骨头和胸肋头之间的肌间隔中存在的概率为 87%。第二条穿支的出现率为 43%~61.9%。每条穿支都有 2 条伴行静脉。

解剖研究发现,在从肩峰到剑突的连线与从锁骨中点向其画的垂线的交点周围 4 cm^2 的区域内,穿支血管一般恒定存在。因此,从肩峰到剑突的连线与从锁骨中点向其垂线的交点处,标志着从胸肩峰动脉胸肌支发出的穿支血管会存在于该交点周缘 4 cm^2 的区域内。手持多普勒仪、彩色多普勒超声或热成像可用于帮助识别穿支。

然而,胸肩峰动脉穿支皮瓣仍然存在一些局限性。例如,解剖变异性较高,如术前通过彩色多普勒超声或其他手段无法识别出胸肩峰动脉及其穿支,则胸肩峰动脉穿支皮瓣禁用。如果在锁骨下窝有瘢痕,或患者不愿接受胸部瘢痕,也不推荐使用胸肩峰动脉穿支皮瓣。许多人认为胸肩峰动脉穿支皮瓣不适合女性患者,因为可能会导致乳头不对称或胸部瘢痕。

4.2.2 皮瓣设计

一般同侧的优势穿支血管可用于切取带蒂胸肩峰动脉穿支皮瓣,修复同侧颈胸部、面侧部的缺损。对于中线区域缺损或切取游离皮瓣,则选择两侧穿支血管中彩色多普勒超声信号最强的穿支。根据所选择的穿支标记一个皮瓣范围,其大小和形状与受区缺损相匹配。如果皮瓣设计时将穿支点偏心放置,可以增加皮瓣的覆盖范围。

4.2.3 典型病例

【典型病例】 患者男性,60岁,颈部肿瘤切除、淋巴清扫术后创面,拟应用胸肩峰动脉穿支皮瓣带蒂移植修复同侧颈部创面。

1)术前准备

术前应用彩色多普勒超声检查定位穿支血管位置,并选择同侧穿支血管为蒂,在体表定位标记。

2)手术过程

(1)切口设计:首先进行仔细的清创或彻底的肿瘤切除和精细的创面准备。根据缺损尺寸的需要设计胸肩峰动脉穿支皮瓣大小和形状,通过将穿支置于偏心位置(图4-2-1),确保皮瓣能带蒂转移以覆盖同侧颈部的缺损。

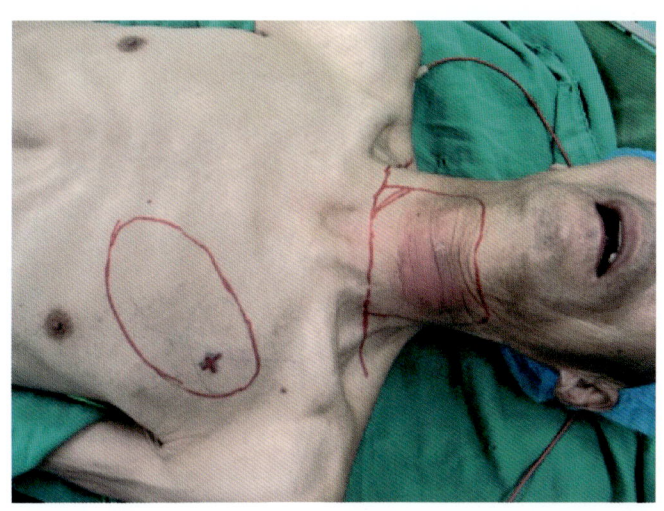

图4-2-1 胸肩峰动脉穿支皮瓣设计

(2)穿支解剖:术中颈部创面形成后,按计划切取皮瓣。从皮瓣下缘和外侧边界切开,直到胸大肌平面。在胸大肌表面向头侧解剖,直至显露从胸大肌锁骨头和胸肋头之间的肌间隔中穿出的穿支血管。

(3) 皮瓣切取：发现穿支血管的位置与术前定位一致后掀起皮瓣，将蒂部进一步向血管根部起源点解剖松解、游离出该胸肩峰动脉穿支，直至到达胸大肌深面，并向胸肩峰动脉干的近端延伸，胸肩峰动脉的近端解剖可达腋动脉。可以直接裸化穿支，也可以携带少量肌袖组织以保护穿支，最终获得足够长的血管蒂，从而提供皮瓣的必要活动度。制备完成的胸肩峰动脉穿支皮瓣见图4-2-2。

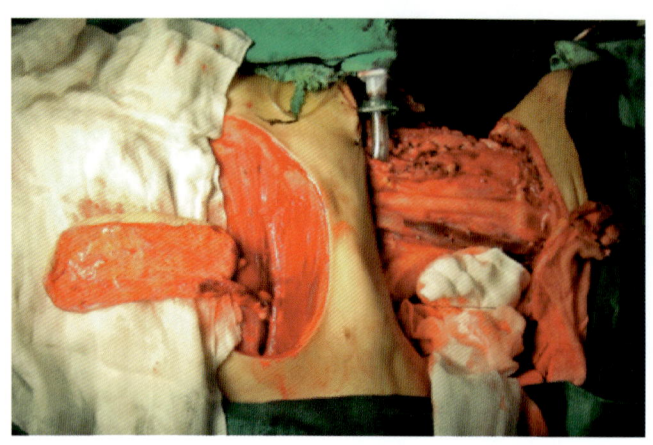

图4-2-2 制备完成的胸肩峰动脉穿支皮瓣

(4) 缺损修复：为进一步延长皮瓣可到达的范围，将皮瓣及其蒂在胸大肌的锁骨头下方和锁骨下方通过，达到受区覆盖颈部创面（图4-2-3）。否则，必须切断胸肩峰动脉进行游离移植。

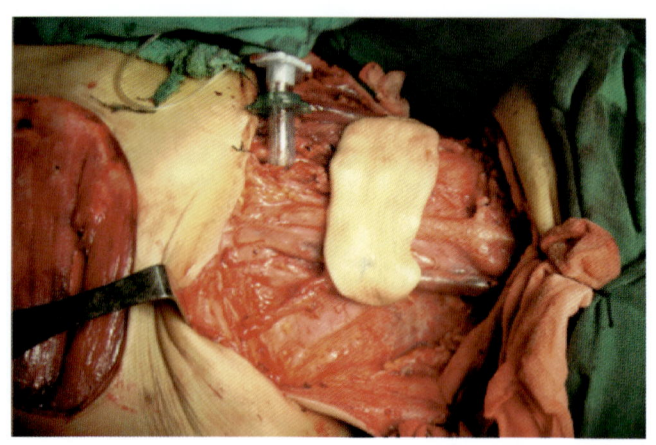

图4-2-3 皮瓣及其蒂覆盖颈部创面

(5) 胸部伤口彻底止血，供区创面作潜行分离后拉拢缝合。供区如果无法直接关闭，则需植皮覆盖缺损。

3) 术后效果

术后3个月随访,皮瓣存活良好,颈部修复效果满意(图4-2-4)。

4.2.4 经验及点评

1) 胸肩峰动脉穿支皮瓣的优缺点

(1) 优点:① 胸肩峰动脉穿支皮瓣比胸大肌肌皮瓣薄,可提供相同的颜色、质地、柔韧性和良好血运的皮瓣。② 保留了胸大肌的功能。③ 血管蒂较长。④ 切取小到中等大小的皮瓣,供区可以直接闭合。⑤ 与胸廓内动脉穿支皮瓣相比,延长蒂干长度不需要移除肋软骨。⑥ 胸肩峰动脉穿支皮瓣是胸廓内动脉穿支皮瓣的胸壁替代品,尤其是在胸廓内动脉缺失或不可用(如既往手术切除或心外开胸手术)、胸部内侧皮肤

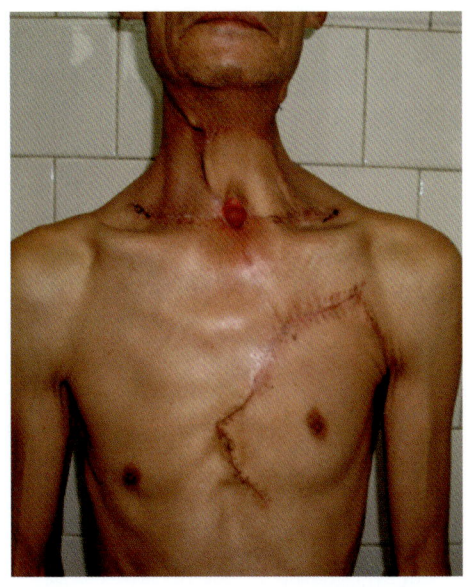

图4-2-4 术后3个月颈部修复效果

有瘢痕,或胸廓内动脉穿支需要保留用于将来心脏手术时。⑦ 胸肩峰动脉穿支皮瓣的血供区域足够大,允许在乳头上方设计成不同方向的皮瓣(如垂直、垂直斜形或斜形)。

(2) 缺点:① 穿支解剖存在变异性。② 由于穿支的口径细小,穿支的解剖过程可能烦琐且耗时。③ 由于穿支血管通常位于前胸壁的中外侧,因此只有有限的区域可以预扩张以增加可用的皮瓣面积。④ 如果切取较大的皮瓣无法直接闭合供区,则需要皮片移植,可能导致受区外观不佳。⑤ 即使供区能够直接闭合,乳头位置的不对称仍可能成为美学上的问题。

2) 胸肩峰动脉穿支皮瓣的备选方案

切取胸肩峰动脉穿支皮瓣时应从其外侧和下侧切开,在胸大肌浅面向内侧和上方解剖,以免错过穿支血管。如果穿支缺失或不适合,可以选择游离或带蒂胸廓内动脉穿支皮瓣,或传统的带蒂胸大肌肌皮瓣移植。

3) 运动神经支配

为了增加血管蒂长度和皮瓣旋转度,有时需要切断部分胸大肌纤维,但可以在所有情况下保留肌肉功能。

4) 供区并发症

供区并发症包括瘢痕挛缩、乳头位移和胸大肌功能受损。在术前需获得患者的知情同意,明确可能出现的乳头位移风险,特别是在切取较大面积皮瓣时几乎无法避免。因此,有学者认为胸肩峰动脉穿支皮瓣不适合女性患者。

总之,胸肩峰动脉穿支皮瓣血管蒂较长,血运可靠,具备与面颈部皮肤接近的皮肤颜色、质地和柔韧性。可以作为带蒂皮瓣修复邻近软组织缺损或作为游离皮瓣用于头颈部的缺损重建。在胸廓内动脉缺失或无法使用,以及胸部内侧皮肤有瘢痕时,这是一个良好

的替代选择。然而，胸肩峰动脉穿支口径较小，解剖不恒定，可能导致解剖过程烦琐且耗时。如果无法直接闭合供区，则需要皮肤移植。此外，任何上胸壁的瘢痕及乳头位置不对称都会限制美学效果。

参考文献

1. Ariyan S. The pectoralis major myocutaneous flap：A versatile flap for reconstruction in the head and neck[J]. Plast Reconstr Surg, 1979, 63(1)：73-81.
2. Ariyan S. Further experiences with the pectoralis major myocutaneous flap for the immediate repair of defects from excisions of head and neck cancers[J]. Plast Reconstr Surg, 1979, 64(5)：605-612.
3. Bakamjian VY. Total reconstruction of pharynx with medially based deltopectoral skin flap[J]. N Y State J Med, 1968, 68(21)：2771-2778.
4. Bakamjian VY, Long M, Rigg B. Experience with the medially based deltopectoral flap in reconstructuve surgery of the head and neck[J]. Br J Plast Surg, 1971, 24(2)：174-183.
5. Gilas T, Sako K, Razack MS, et al. Major head and neck reconstruction using the deltopectoral flap. A 20 year experience[J]. Am J Surg, 1986, 152(4)：430-434.
6. Yu P, Roblin P, Chevray P. Internal mammary artery perforator (IMAP) flap for tracheostoma reconstruction[J]. Head Neck, 2006, 28(8)：723-729.
7. Vesely MJ, Murray DJ, Novak CB, et al. The internal mammary artery perforator flap：an anatomical study and a case report[J]. Ann Plast Surg, 2007, 58(2)：156-161.
8. Saint-Cyr M, Schaverien M, Rohrich RJ. Preexpanded second intercostal space internal mammary artery pedicle perforator flap：case report and anatomical study[J]. Plast Reconstr Surg, 2009, 123(6)：1659-1664.
9. Neligan PC, Gullane PJ, Vesely M, et al. The internal mammary artery perforator flap：new variation on an old theme[J]. Plast Reconstr Surg, 2007, 119(3)：891-893.
10. Schmidt M, Aszmann OC, Beck H, Frey M. The anatomic basis of the internal mammary artery perforator flap：a cadaver study[J]. J Plast Reconstr Aesthet Surg, 2010, 63(2)：191-196.
11. McLean JN, Carlson GW, Losken A. The pectoralis major myocutaneous flap revisited：a reliable technique for head and neck reconstruction[J]. Ann Plast Surg, 2010, 64(5)：570-573.
12. Schneider DS, Wu V, Wax MK. Indications for pedicled pectoralis major flap in a free tissue transfer practice[J]. Head Neck, 2012, 34(8)：1106-1110.
13. Geddes CR, Tang M, Yang D, et al. An assessment of the anatomical basis of the thoracoacromial artery perforator flap[J]. Can J Plast Surg, 2003, 11(1)：23-27.
14. Kosutic D, Krajnc I, Pejkovic B, et al. Thoraco-acromial artery perforator "propeller" flap[J]. J Plast Reconstr Aesthet Surg, 2010, 63(5)：e491-e493.
15. Hallock GG. The island thoracoacromial artery muscle perforator flap[J]. Ann Plast Surg, 2011, 66(2)：168-171.
16. Kosutic D. Use of pectoralis major perforators for local "free-style" perforator flap in axillary reconstruction：a case report[J]. Microsurgery, 2010, 30(2)：159-162.
17. Deng D, Xu F, Liu J, et al. Clinical application of pedicled thoracoacromial artery perforator flaps for tracheal reconstruction[J]. BMC Surg, 2020, 20(1)：299.
18. Song D, Pafitanis G, Pont LEP, et al. Chimeric thoracoacromial artery perforator flap for one-staged reconstruction of complex pharyngoesophageal defects：a single unit experience[J]. Head Neck,

2018, 40(2): 302-311.
19. Iida T, Yoshimatsu H. Anatomical study and clinical application of free thoracoacromial artery true-perforator flap for reconstruction of the face[J]. J Craniofac Surg, 2019, 30(1): 205-207.
20. Zhang YX, Li Z, Grassetti L, et al. A new option with the pedicle thoracoacromial artery perforator flap for hypopharyngeal reconstructions[J]. Laryngoscope, 2016, 126(6): 1315-1320.
21. Rout DK, Nayak BB, Choudhury AK, et al. Reconstruction of high voltage electric burn wound with exposed shoulder joint by thoracoacromial artery perforator propeller flap[J]. Indian J Plast Surg, 2014, 47(2): 256-258.
22. Zhang YX, Messmer C, Agostini T, et al. Thoracoacromial artery perforators[J]. Microsurgery, 2013, 33(1): 81-82.
23. Li Z, Cui J, Zhang YX, et al. Versatility of the thoracoacromial artery perforator flap in head and neck reconstruction[J]. J Reconstr Microsurg, 2014, 30(7): 497-503.
24. Kodaira S, Fukumoto K, Kato N. Free thoracoacromial artery perforator flap for skin defects of the dorsal hand[J]. Tech Hand Up Extrem Surg, 2018, 22(2): 68-71.
25. Zhang YX, Yongjie H, Messmer C, et al. Thoracoacromial artery perforator flap: anatomical basis and clinical applications[J]. Plast Reconstr Surg, 2013, 131(5): 759e-770e.
26. Reid CD, Taylor GI. The vascular territory of the acromiothoracic axis[J]. Br J Plast Surg, 1984, 37(2): 194-212.
27. Serafin D, Serafin D. Atlas of Microsurgical Composite Tissue Transplantation[M]. London: Saunders, 1996.
28. Park HD, Min YS, Kwak HH, et al. Anatomical study concerning the origin and course of the pectoral branch of the thoracoacromial trunk for the pectoralis major flap[J]. Surg Radiol Anat, 2004, 26(6): 428-432.
29. Thalaivirithan Margabandu B, Dympep B, J Jaganmohan J. Perforator flaps based on the terminal perforators of the pectoral branch of thoracoacromial vessels axis: a viable option in the head and neck reconstructions[J]. Ann Plast Surg, 2020, 84(1): 76-84.
30. Kraissl CJ. The selection of appropriate lines for elective surgical incisions[J]. Plast Reconstr Surg, 1951, 8(1): 1-28.
31. Rikimaru H, Kiyokawa K, Inoue Y, et al. Three-dimensional anatomical vascular distribution in the pectoralis major myocutaneous flap[J]. Plast Reconstr Surg, 2005, 115(5): 1342-1352, discussion 1353-1354.

(冯少清　章一新)

4.3　胸廓内动脉穿支皮瓣

4.3.1　概述

Bakamjian(1965)首先报道了应用胸三角皮瓣通过两期手术来修复咽和食管的缺损，在 Bakamjian 的表述中，胸三角皮瓣包含了发自胸廓内动脉的前 4 个肋间穿支。之后胸三角皮瓣逐渐成为当时头颈部缺损重建最常使用的皮瓣之一。到目前为止,关于胸三角皮瓣的文献已超过200余篇。但该皮瓣通常需要分两期手术进行:第一期行皮瓣延迟手术,以获取超过三角肌面积血运的可靠皮瓣;第二期掀起皮瓣并行修复手术。因为手术过程冗长,胸三角皮瓣现在已经很少使用。然而,对于复杂的修复重建手术病例,它仍然是一个可靠的方法。典型的胸三角皮瓣的另一个明显缺点是供区往往需要植皮。随着穿支皮瓣概念的提出,以及目前修复重建手术对供区保护的需求,胸三角皮瓣已经被胸廓内动脉穿支皮瓣所代替。

胸廓内动脉穿支皮瓣(internal mammary artery perforator flap,IMAPF)是基于发自胸廓内动脉的穿支来供养的皮瓣。胸廓内动脉穿支皮瓣与胸三角皮瓣应用了相同的血供系统,然而与后者不同的是,胸廓内动脉穿支皮瓣能通过单一的穿支血管供养,而不需要全部4个穿支。

胸廓内动脉是锁骨下动脉发出的第一个分支,垂直向下走行于胸骨缘外侧1~2 cm处,并在第6肋软骨与第6肋间隙之间分为腹壁上动脉和膈肌动脉。在远端通常有2条静脉伴行,通常在第3、4肋间隙合并为一条胸廓内静脉,向上回流至头臂静脉。胸廓内动脉在第4肋间隙处直径为1~2 mm,伴行静脉直径2~3 mm,当有2条静脉时,内侧一支静脉的口径往往偏大。而胸廓内动脉倾向于右侧的偏大(图4-3-1)。

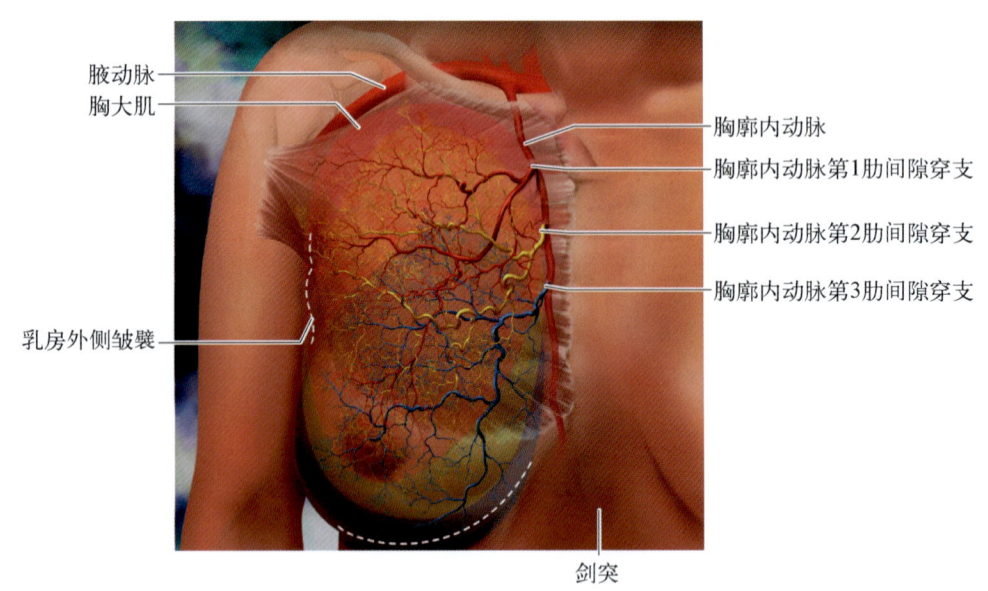

图4-3-1 胸廓内动、静脉的血管解剖

每一侧胸廓内动脉从其相应的肋间隙发出穿支血管,最常见于第1、2、3肋间隙。穿支蒂通常由一个动脉和一个静脉,以及伴随神经组成。由于穿支血管的解剖存在着显著的变异性,包括是否出现、口径、位置、皮下走行等。而胸廓内动脉的穿支血管通常从每个肋间隙穿出肌膜,向外侧走行,在外侧与胸外侧动脉相吻合,其最大的变异在于是否会出现及口径的大小。不论男女,第2肋间隙穿支血管口径通常是最大的,约 0.8 mm。在女性中,第3和第4肋间隙穿支血管也倾向于较大,因为它们的血供要分布到乳房。然而,穿支血管口径有明显变异性,不仅存在于不同的个体之间,而且在同一个体的左、右两侧也有不同。Daniel、Palmer、Taylor 等研究发现,在 85% 的病例中有一个优势穿支血管,它比其他穿支至少要大 1 倍,而在另外的 15% 病例中,有两个口径接近的优势穿支血管。优势穿支血管的直径在 0.5~1.2 mm,它的伴随静脉直径为 1.5~3.2 mm。Morris 通过 14 具乳胶注射和氧化铅注射的尸体研究发现,有 10 例是第 2 肋间隙穿支血管为优势穿支血管,其平均直径为 1±0.4 mm,在皮下的平均长度为 51.8±16.1 mm。穿支血管从胸廓内动脉的穿出点到胸骨缘的平均距离为 7±1.4 mm。优势穿支血管向外侧走行与胸外侧动脉相吻合。

尽管尸体注射解剖研究发现,第 2 和第 3 肋间隙穿支血管通常是口径较大的,实际上基于我们的临床经验,第 1 和第 4 肋间隙穿支血管也足够营养胸廓内动脉穿支皮瓣,第 5 肋间隙穿支则比较小。然而,Daniel、Palmer、Taylor 等报道前 6 个肋间隙可能都包含一个大于或等于 1 mm 的穿支。因此,胸廓内动脉穿支皮瓣的切取可基于任何一个有足够大口径且有合适伴行静脉的穿支血管。基于前 4 个肋间隙穿支血管的胸廓内动脉穿支皮瓣通常用于头颈部的重建,而基于第 5、6、7 穿支血管的胸廓内动脉穿支皮瓣可用于其他适应证,包括胸壁、上腹壁的重建。但第 5 肋之后的肋间隙,往往有一个肋融合,这给切取下半部分的穿支血管带来了困难,甚至不能切取。

胸廓内动脉穿支皮瓣质地柔软、较薄,且色泽与面颈部相似,常用于修复面颈部软组织的缺损,如面颈部瘢痕、巨痣、血管瘤切除后的创面修复;鼻、唇再造;下颌、口内、咽食管再造。供区的创面往往是可以直接关闭的。如缺损面积较大,可应用预扩张的方法增加皮瓣的面积。

4.3.2 皮瓣设计

1) 探测穿支

因为穿支血管显著的变异性,故需要术前进行评估,应用穿支血管影像学导航技术来完成穿支的探测。胸廓内动脉穿支血管在皮瓣设计之前可以通过彩色多普勒超声来定位。皮瓣可以设计为岛状皮瓣,可包含一个或更多的穿支血管,包括可用于重建的合适位置的皮肤,有利于供区能够直接缝合。术前 CTA 也可用于皮瓣的设计,因为它能协助明确最佳口径的穿支血管。

2) 选择优势穿支血管

根据影像学导航技术所探测穿支血管的结果进行分析。如应用螺旋桨皮瓣则选择距离创面位置最近的穿支血管,便于带蒂转移,有利于皮瓣无张力旋转;如应用游离皮瓣则选择口径较大的穿支血管,血供丰富利于皮瓣更好地存活,同时穿支血管在肌内走行相对较短,可简化手术操作。总的原则是最终选择优势血管作为皮瓣血管蒂。

3) 皮瓣的设计

胸廓内动脉穿支皮瓣通常用于面颈部的修复重建,而为了能够获得足够的皮瓣范围及供瓣区能够直接缝合,可一期应用皮肤扩张器行皮瓣的有效扩张,二期行创面修复术。以优势穿支血管穿出肌膜时在体表的投影位置为蒂部,根据创面的范围选择扩张器的容量,并据其设计皮瓣下剥离的范围。二期手术时根据穿支蒂位置及穿支血管在皮下的走行为轴线设计皮瓣的位置,根据创面的大小设计皮瓣的范围。但是应注意,皮瓣的外侧不能超过腋前线,因为超过此线可能会出现皮瓣远端坏死的风险。

4.3.3 胸廓内动脉穿支皮瓣修复上、下唇及右面颊部

【典型病例】 患者男性,30岁,面部大面积烧伤植皮修复术后畸形,拟应用预扩张的胸廓内动脉穿支皮瓣行上、下唇及右面颊部的修复。

1) 术前准备

术前应用CT血管造影检查行胸廓内动脉穿支血管的探测,CTA显示的第2肋间穿支血管位置和走行(红色箭头)见图4-3-2,选择该血管为蒂部,在体表定位标记。术前面部畸形见图4-3-3。

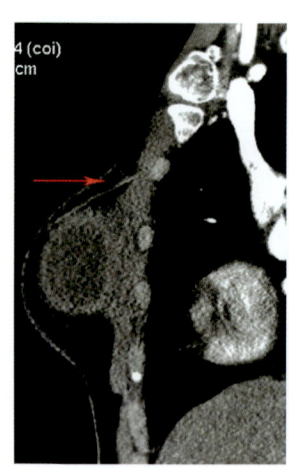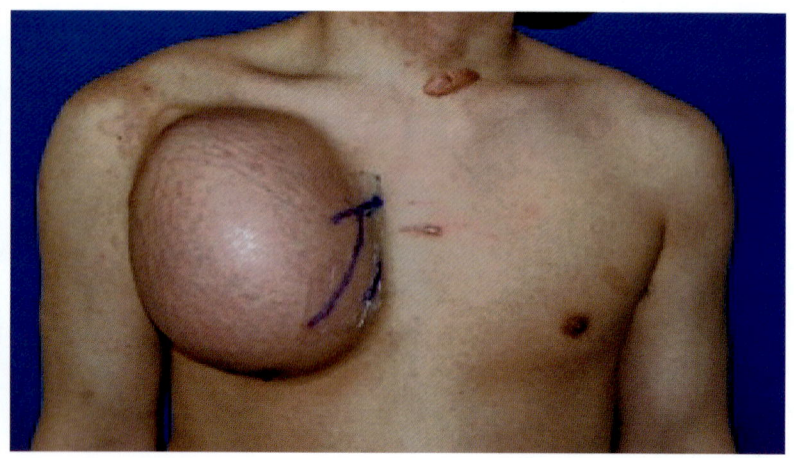

图4-3-2 术前穿支定位及标记

左:CTA显示的第2肋间穿支血管位置和走行(红色箭头);右:在体表定位标记该血管

2) 手术过程

(1) 切口设计:一期行扩张器植入,二期取出扩张器,根据切除瘢痕后继发创面(图4-3-4)的大小,以优势血管为蒂设计皮瓣。

(2) 穿支解剖:切开皮瓣的远端及两侧,于胸大肌肌膜表面向近端分离,寻找穿支血管。术中发现优势血管的位置与术前定位一致,为第2肋间胸廓内动脉穿支。

(3) 皮瓣切取:切开皮瓣的内侧,从远端向近端分离,掀起皮瓣,查看皮瓣血运良好后,将蒂部向起源点解剖,取得足够长的血管蒂后离断,取下游离皮瓣,断蒂后的胸廓内动

脉穿支皮瓣见图 4-3-5。

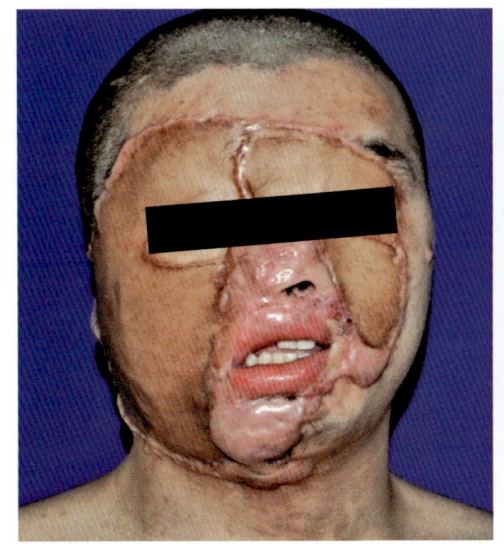

图 4-3-3　术前面部畸形

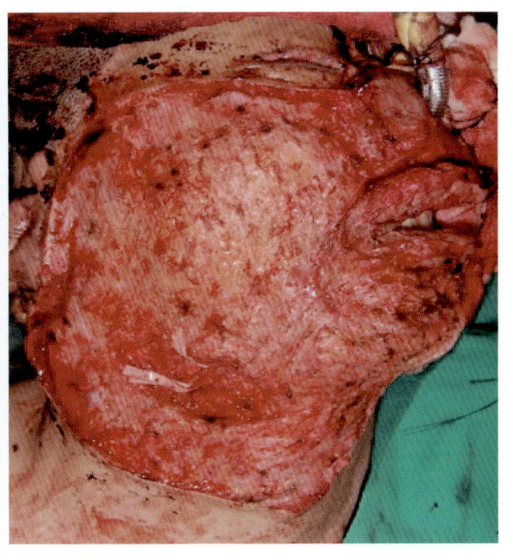

图 4-3-4　切除瘢痕后的创面

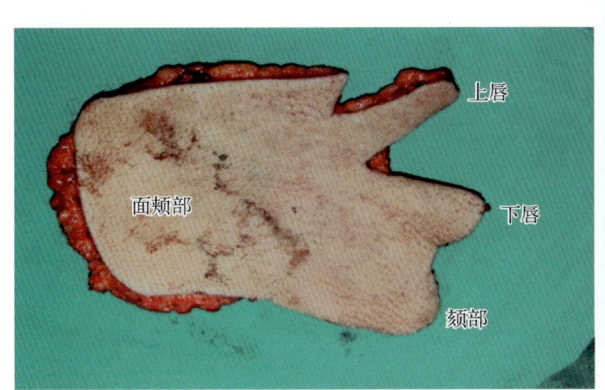

图 4-3-5　断蒂后的胸廓内动脉穿支皮瓣

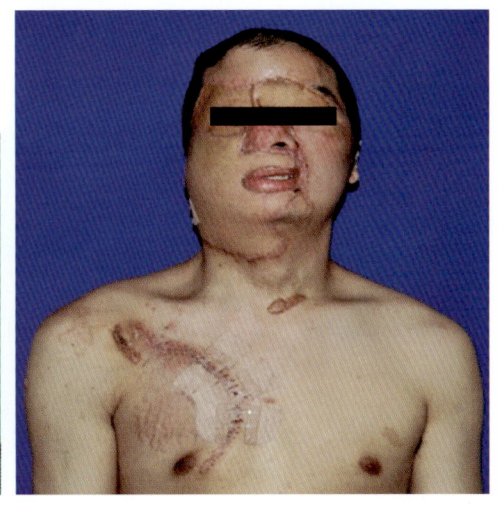

图 4-3-6　术后 3 个月修复效果

（4）缺损修复：根据创面的范围及上下唇解剖结构的位置，重塑皮瓣的外形后，覆盖创面，将穿支血管的动、静脉与面动脉及静脉相吻合。

3）术后效果

术后 3 个月随访显示效果满意（图 4-3-6）。

4.3.4　经验及点评

胸廓内动脉穿支皮瓣切取的关键是穿支血管的解剖分离。术前如果不能确定哪一个穿支存在,术中可先从蒂部的内侧切开。当从胸骨缘切开皮瓣时,可以发现胸廓内动脉穿支进入皮瓣的浅层,根据供养皮瓣的穿支血管来确定蒂部。如此可以评估穿支血管的大小并选择最好的血管,基于选好的穿支血管,然后设计皮瓣,根据重建的需求,来决定是否需要包括胸肌筋膜。如果是设计一个穿支螺旋桨皮瓣,建议的手术方式:① 解剖穿支血管,小心地在肋间肌间游离穿支血管,从胸廓内动脉分离出穿支血管后,再切取皮瓣并旋转至缺损处修复。② 蒂部也可以切断,形成游离的穿支皮瓣,用于显微外科移植修复。③ 分离穿支血管向下至胸廓内动脉,一起作为血管蒂应用,这样可以提供一个较长且口径较大的血管蒂部。去除近端的肋软骨可进一步解剖胸廓内动脉,最大限度地增加皮瓣的旋转角度。如果需要去除肋软骨,建议首先解剖游离穿支血管,以便在去除肋软骨的时候不会损伤血管。

胸廓内动脉穿支皮瓣由于其供区位于胸部,术前需要与患者进行良好的沟通,需要考虑皮瓣切取后是否引起乳头移位,是否造成胸骨前丑陋的瘢痕。此外,女性患者使用此皮瓣需谨慎,术前需要仔细评估,因为可能会引起乳房移位而影响胸部的对称性。

参考文献

1. Bakamjian VY. A two-stage method for pharyngoesophageal reconstruction with a primary pectoral skin flap[J]. Plast Reconstr Surg, 1965, 36: 173 - 184.
2. Vesely MJ, Murray DJ, Novak CB, et al. The internal mammary artery perforator flap: an anatomical study and a case report[J]. Ann Plast Surg, 2007, 58(2): 156 - 161.
3. Paes EC, Schellekens PP, Hage JJ, et al. A cadaver study of the vascular territories of dominant and nondominant internal mammary artery perforators[J]. Ann Plast Surg, 2011, 67(1): 68 - 72.
4. Hamdi M, Van Landuyt K, Ulens S, et al. Clinical applications of the superior epigastric artery perforator (SEAP) flap: anatomical studies and preoperative perforator mapping with multidetector CT[J]. J Plast Reconstr Aesthet Surg, 2009, 62(9): 1127 - 1134.
5. Lazzeri D, Huemer GM, Nicoli F, et al. Indications, outcomes, and complications of pedicled propeller perforator flaps for upper body defects: a systematic review[J]. Arch Plast Surg, 2013, 40(1): 44 - 50.
6. Uemura T. Superior epigastric artery perforator flap: preliminary report[J]. Plast Reconstr Surg, 2007, 120(1): 1e - 5e.
7. Woo KJ, Pyon JK, Lim SY, et al. Deep superior epigastric artery perforator "propeller" flap for abdominal wall reconstruction: A case report[J]. J Plast Reconstr Aesthet Surg, 2010, 63(7): 1223 - 1226.
8. Oni G, Sharma R, Rao R, et al. Bilateral superior epigastric pedicle perforator flaps for total chest wall coverage[J]. J Plast Reconstr Aesthet Surg, 2011, 64(8): 1104 - 1107.
9. Schmidt M, Aszmann OC, Beck H, et al. The anatomic basis of the internal mammary artery perforator flap: a cadaver study[J]. J Plast Reconstr Aesthet Surg, 2010, 63(2): 191 - 196.
10. Ono S, Chung KC, Hayashi H, et al. Application of multidetector-row computed tomography in propeller flap planning[J]. Plast Reconstr Surg, 2011, 127(2): 703 - 711.
11. Wong C, Saint-Cyr M, Rasko Y, et al. Three- and four-dimensional arterial and venous perforasomes of the internal mammary artery perforator flap[J]. Plast Reconstr Surg, 2009, 124(6):

1759-1769.

12. Hamdi M, Craggs B, Stoel AM, et al. Superior epigastric artery perforator flap: anatomy, clinical applications, and review of literature[J]. J Reconstr Microsurg, 2014, 30(7): 475-482.
13. Wong S, Goggin JD, Webster ND, et al. Pre-expanded Internal Mammary Artery Perforator Flap [J]. Clin Plast Surg, 2017, 44(1): 65-72.
14. Vasudevan SS, Rogers B, Adilbay D, et al. Outcomes of internal mammary artery perforator flap in head and neck reconstruction: A systematic review[J]. Head Neck, 2024, 46(8): 2076-2085.
15. Sharbel D, Lin C, Topf MC, Mannion K. The internal mammary artery perforator flap in pharyngoesophageal, cervical tracheal, and cutaneous neck reconstruction[J]. Head Neck, 2024, 46(7): 1835-1840.
16. Angrigiani C, Rancati A, Varela I, et al. The deltopectoral/internal mammary artery perforator flap Revisited: design variations based on cadaveric and clinical investigation[J]. Ann Plast Surg, 2022, 88(1): 88-92.
17. Li GS, Zan T, Li QF, et al. Internal mammary artery perforator-supercharged prefabricated cervicothoracic flap for face and neck reconstruction[J]. Ann Plast Surg, 2015, 75(1): 29-33.
18. Gillis JA, Prasad V, Morris SF. Three-dimensional analysis of the internal mammary artery perforator flap[J]. Plast Reconstr Surg, 2011, 128(5): 419e-426e.

(冯少清 王 珏 章一新)

4.4 胸背动脉穿支皮瓣

Ⅰ. 口腔颌面-头颈部重建

4.4.1 概述

胸背动脉穿支皮瓣(thoracodorsal artery perforator flap, TDAPF)是以胸背动、静脉为血管蒂的穿支皮瓣,属于肩胛下动脉系统的皮瓣之一,可制备为肌皮穿支皮瓣或单纯的筋膜穿支皮瓣。胸背动脉起源于肩胛下动脉,是肩胛下动脉的两大分支之一(图 4-4-1),大部分穿行于背阔肌,小部分位于前锯肌内。由于该皮瓣靠近胸腹部,关于该皮瓣的最初报道均集中于乳房重建或胸腹部缺损重建,相关文献可最早追溯到 1995 年。Angrigiani 团队(1995)首次在背阔肌内找到了胸背动脉的皮肤穿支,并制备成筋膜穿支皮瓣用于修复乳房区域缺损。Heitmann 团队(2003)首次正式命名了皮瓣,并初步描述了各皮肤穿支的解剖位置。在这些团队报道胸背动脉穿支皮瓣的应用后的数十年,该皮瓣开始被大量作为带蒂瓣使用。许多尸体解剖及多普勒超声解剖学研究越来越精确化了胸背动脉皮肤穿支点的位置,大多认为该动脉走行区域内有 2 支优势穿支(管径>5 mm),体表标志为腋后线距腋窝下缘 8~10 cm,背阔肌前缘内侧 1.5~2 cm。大多数胸背动脉在近背阔肌上缘处分为降支和水平支(降支内往往皮肤穿支较多见),且胸背动脉走行中往往有 2 支伴行静脉，部分有肋间神经的外侧支（感觉神经）在其中穿行（图 4-4-2）。

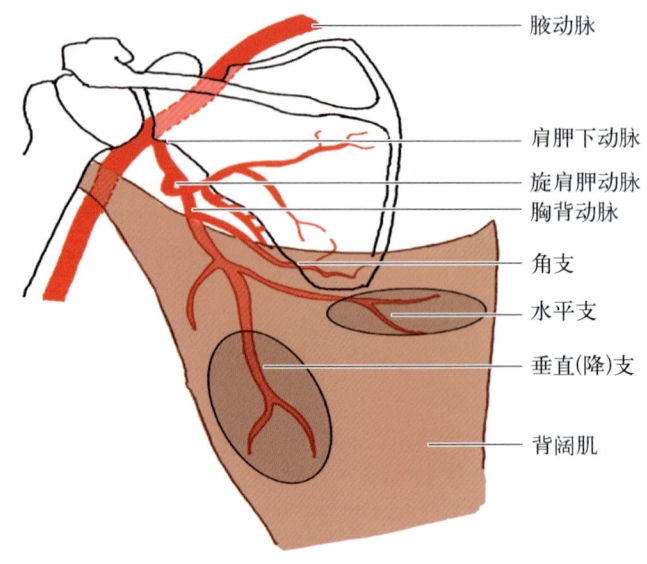

图 4-4-1 肩胛下动脉系统-胸背动脉解剖简图

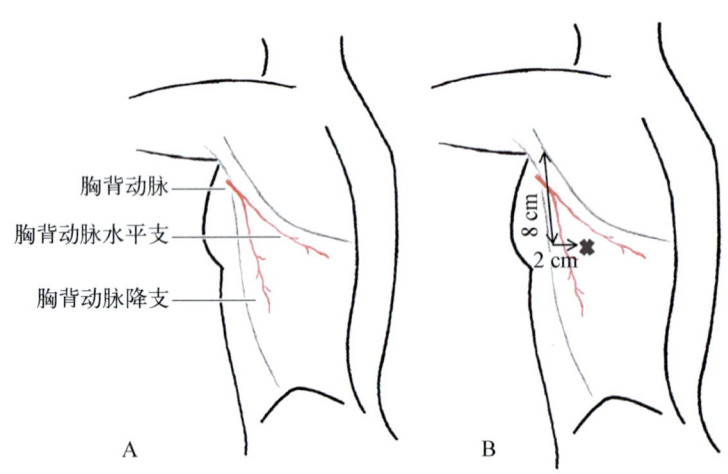

图 4-4-2 胸背动脉大致解剖走行（A）及胸背动脉穿支点（B）示意图

由于胸背动脉穿支皮瓣的穿支大多是肌穿支（intramuscular perforator），因此胸背动脉穿支皮瓣的制备往往较股前外侧皮瓣要难，且肌肉内穿行距离较长，许多穿支或胸背动脉降支（水平支）甚至完全穿行于背阔肌内，仅在三边孔（上壁为小圆肌和肩胛下肌下缘、下壁是大圆肌和背阔肌上缘、外侧界为肱三头肌的长头腱）下方，即接近汇入肩胛下动脉的位置才穿出背阔肌，进入肌间隔。综上，制备过程中，穿支及血管蒂在背阔肌内的解剖时间往往要超过股前外侧皮瓣的穿支及血管蒂解剖。此外，虽然解剖学研究已经大致确定了皮肤穿支血管的范围，大多数临床应用的报道，仍推荐术前 CTA 或多普勒超声定位，以减少术中寻找穿支的时间。过去研究曾一度认为该皮瓣与背阔肌肌皮瓣一样烦琐，制备时需要翻身,无法肿瘤切除或受区准备与皮瓣制备两组同时手术。Bach(2012)与Vieira(2024)团队均认为该皮瓣可通过手臂外展或上提固定的体位方式,不需翻身即可开展两组同时手术。胸背动脉与旋肩胛动脉均起源于肩胛下动脉,有部分学者切取旋肩胛动脉供应的部分肩胛骨与胸背动脉穿支皮瓣(即肩胛下动脉皮瓣)来修复累及颌骨的头颈部复合组织缺损,证实了胸背动脉(或肩胛下动脉)穿支皮瓣的选择多样性,可作为头颈部组织缺损修复的一大选择。

近20年来,胸背动脉穿支皮瓣开始被许多医生用于头颈部中、大面积缺损的外科修复。有临床研究(2017,2023)表明,该皮瓣厚度中等,介于前臂皮瓣与股前外侧皮瓣之间,属于薄或中等厚度的皮瓣,且相对于后两者而言,对供区功能及外观损伤较小。根据Razmi等(2024)的综述统计,英文文献中总计168例运用于头颈部缺损修复的胸背动脉穿支皮瓣,大部分为口腔、口咽或腮腺区皮肤缺损的修复报道。这些报道中,无一例皮瓣完全坏死(失败),仅10例(5.95%)部分坏死,且多为皮下脂肪溶解液化或皮瓣远端坏死。因此,虽然胸背动脉穿支皮瓣在头颈部的应用不如前臂或股前外侧皮瓣那么普遍,但皮瓣成活率接近100%,仍是一个较为可靠的可用于重建不同类型头颈部缺损的穿支皮瓣。

4.4.2 皮瓣设计

体位:通过手外展或上提后,利用固定器或弹性绷带、胶布固定后,最大限度地模拟超声检查穿支血管时的体位,在此基础上进行皮瓣制备。此外,该体位也被证实为可用于头颈部肿瘤切除与胸背动脉皮瓣制备的两外科团队同期手术的标准体位。

皮瓣设计:由于胸背动脉的穿支可能发自降支,也可能发自水平支(图4-4-3)。因

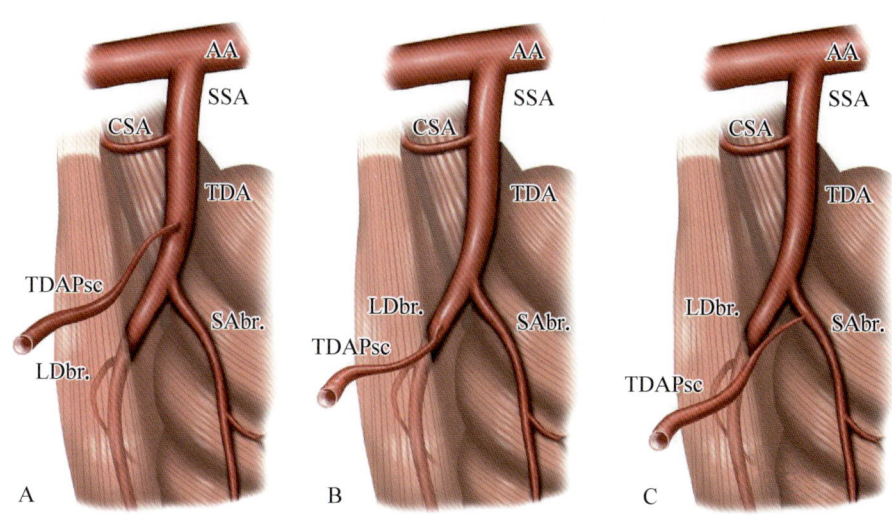

图4-4-3 胸背动脉穿支皮瓣的皮肤穿支变异情况

(A)穿支直接来源于主干10%左右;(B)穿支来源于降支60%左右;(C)穿支来源于水平支30%左右;AA,腋动脉;SSA,肩胛下动脉;CSA,旋肩胛动脉;TDA,胸背动脉;TDAPsc,胸背动脉肌间隙穿支;SAbr.,前锯肌支;LDbr.,背阔肌支

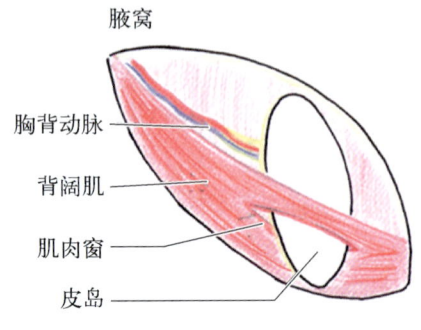

图 4-4-4 胸背动脉穿支皮瓣的设计

此,在术前超声定位的基础上,往往将皮瓣设计成长轴斜行于腋后线,以更大程度地将可能的皮肤穿支血管包括在皮瓣内(图4-4-4)。在设计中还应考虑能直接拉拢关闭供区创面,一般尽量使皮瓣的宽度不超过 10 cm,对于实在无法直接拉拢的供区创面,也可考虑植皮等方法。皮瓣长度则可根据穿支血管数量及粗细情况而定,大多不超过 22 cm,血管蒂的长度最长可达 15 cm。笔者在切取中曾发现 2 例术前认为是靠近胸背动脉水平支的皮肤穿支血管,解剖后发现其由前锯肌内向前内侧,最终在胸小肌内穿行,并证实为发自于胸外侧动脉的皮肤穿支,转而制备为胸外侧动脉穿支皮瓣,因此,若术前设计或彩超定位皮肤穿支靠前内侧者,应考虑其起自胸外侧动脉穿支的可能。

4.4.3 胸背动脉穿支皮瓣修复颊部分缺损

【典型病例】 患者男性,55 岁,左颊癌(T2N0M0)行左颊病灶扩大切除+左肩胛舌骨上淋巴清扫+左胸背动脉穿支皮瓣修复。

1) 术前准备

术前在供区背阔肌的前缘,用彩色多普勒超声扫查肩胛下动脉及胸背动脉的走行,并做标记,用手持式多普勒超声探测并标记胸背动脉穿支穿出深筋膜的点(图4-4-5)。

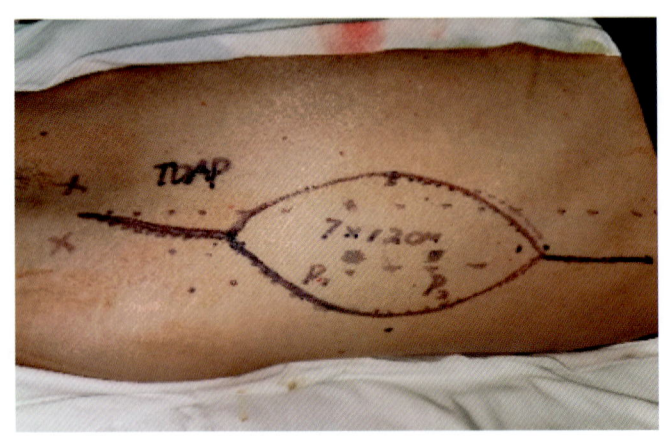

图 4-4-5 术前穿支定点及皮瓣设计

2) 手术过程

(1) 体位固定:患者全身麻醉后取仰卧位,上肢外展并固定(图4-4-6)。

(2) 穿支解剖:在设计的皮瓣边缘与胸背动脉的体表交汇点作切口,先切开皮瓣的前缘直达深筋膜,在前锯肌肌膜表面由前往后翻起皮瓣,显露背阔肌前缘,随后在背阔肌表面继续向后翻起皮瓣,距背阔肌前缘约 2 cm 处可遇到穿支血管(图4-4-7),仔细判断穿

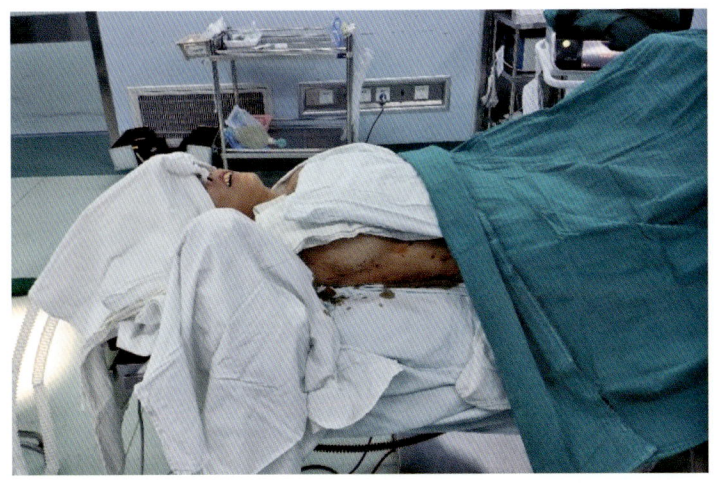

图4-4-6 皮瓣切取体位

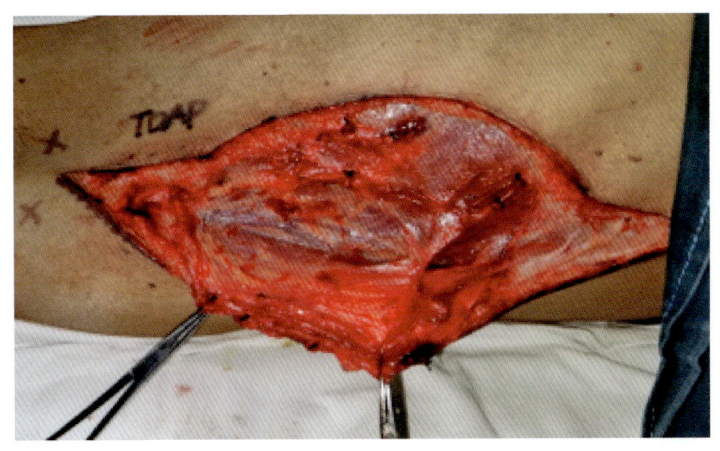

图4-4-7 穿支血管显露

支的位置和大小,选择其中的2支作为皮瓣的供养血管。

(3) 逆行解剖血管蒂:采用逆行法在背阔肌内解剖穿支血管至其自胸背动脉外侧支发出处,沿途细心结扎或双极电凝切断穿支至周围肌肉的细小分支。继续向蒂部近端分离直到肩胛下动、静脉,根据受区所需的血管蒂长度切取血管蒂。制备完成的胸背动脉穿支皮瓣见图4-4-8。

(4) 缺损修复:将制备完成的胸背动脉穿支皮瓣断蒂(图4-4-9)转至缺损区修复缺损,胸背动脉与受区的甲状腺上动脉吻合,伴行静脉与颈内、外静脉或其属支吻合。

(5) 伤口彻底止血,供区创面直接拉拢缝合,放置负压引流1根。

3) 术后处理

为减少伴行静脉的张力,术后3~5天内可使患者头偏向患侧,头部垫一枕。

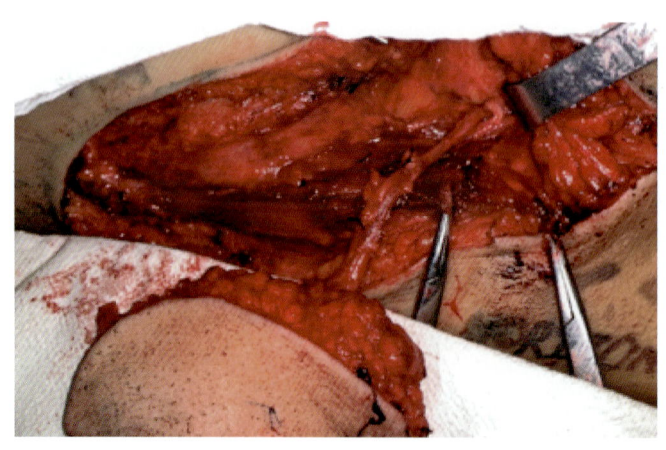

图4-4-8 制备完成的胸背动脉穿支皮瓣

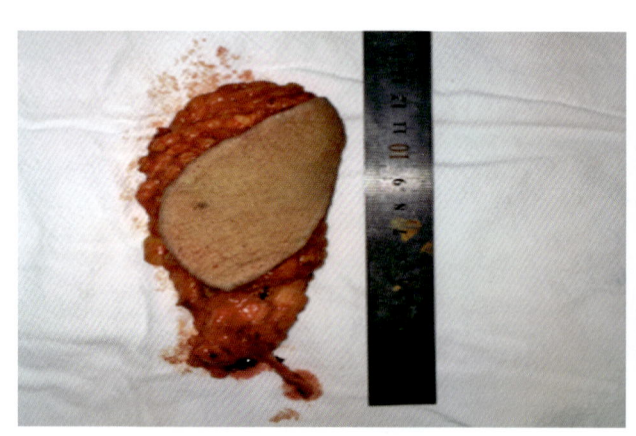

图4-4-9 皮瓣断蒂

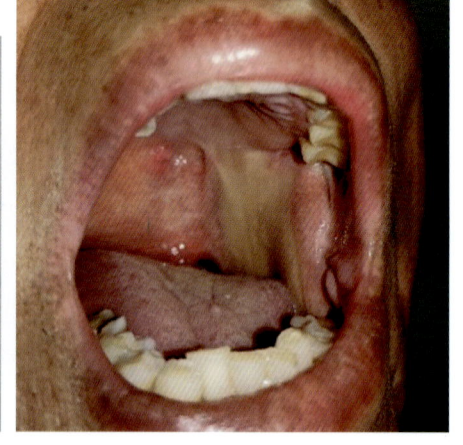

图4-4-10 术后2年左颊部皮瓣形态良好

4）术后远期效果

术后2年随访示重建的左颊部皮瓣形态良好，张口无明显受限（图4-4-10），左颊部肿瘤无复发。供区功能未受明显影响，瘢痕隐蔽（图4-4-11）。

4.4.4 经验及点评

胸背动脉穿支皮瓣是肩胛下动脉系统皮瓣的一个重要组成部分，设计多样，即可作为筋膜皮瓣应用于头颈部浅表或中等组织量的缺损；也可携带部分背阔肌或前锯肌，甚至可向上与旋肩胛动脉（肩胛骨）汇合为肩胛下动脉皮瓣，用于多种头颈部的复合组织缺损修复。尽管Heitmann（2003）及Thomas（2005）等的尸体解剖报道：直接的肌间隔（筋膜）穿支达55%～60%，但笔者在国内人群患者的皮瓣制备过程中，发现只有10%～20%的胸背动脉皮肤穿支为直接的间隔穿支，大多数仍为肌穿支，这一结果甚至少于Kim（2005）的

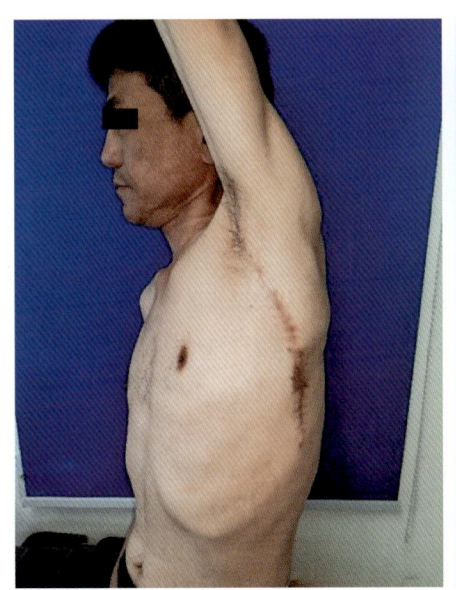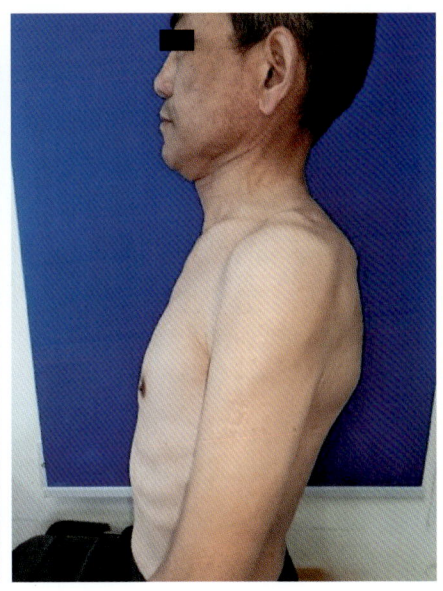

图 4-4-11　术后 2 年供区功能未受明显影响，瘢痕隐蔽

临床报道（25%）。因此，胸背动脉穿支皮瓣的制备往往需要超声刀的辅助，在制备过程中需大量解剖前锯肌或背阔肌，以游离穿支血管。当然，大多数的肌肉分离都位于背阔肌的前外侧及浅层，且与背阔肌的肌纤维基本平行，因此在制备不携带背阔肌的单纯筋膜皮瓣前提下，解剖穿支后将肌肉复位缝合，大部分情况下，对背阔肌功能的影响较小。但与大多数临床研究报道一致的是，笔者在制备中发现胸背动脉穿支血管大多数情况下较股前外侧穿支皮瓣的穿支细，对于年轻或胸腰围比例接近正常的患者而言，可能并不构成太大问题。但对于老年女性或肥胖患者，或皮下脂肪厚叠加肌肉内穿行距离超过 5～7 cm 的患者，要特别注意术前彩超或 CTA 对穿支血管或血管蒂条件的筛查，若穿支纤细且走行迂曲折叠，胸背动脉穿支皮瓣制备的难度将明显加大，且在头颈部，尤其是舌口底等缺损部位修复后，一旦术后组织水肿挤压，有穿支血管栓塞风险，应慎重选择。

　　胸背动脉穿支皮瓣的制备一般采用远心端皮肤切开至筋膜下（即背阔肌或前锯肌肌膜上），寻找确定穿支的方法。一旦确定穿支后，要注意穿支保护，可携带部分背阔肌或前锯肌肌袖，以防止穿支解剖中拉扯导致的穿支血管痉挛。制备过程中往往需要非常耐心，在找到降支或水平支后，继续向上解剖至胸背动脉与旋肩胛动脉交界处，该处的胸背动脉管径最粗，与受区血管（甲状腺上动脉，面动脉等）较为匹配。在制备中，部分情况下（40%～50%）可在胸背动脉浅面的皮下脂肪内发现一根中等粗细（1.5～2 mm 管径）的皮下静脉，该静脉最终汇入肩胛下静脉或直接进入腋静脉，制备中若发现，应予以保留，可作为吻合的备选静脉，笔者应用该皮下脂肪内静脉吻合后（12 例），效果佳，未见静脉危象情况发生。胸背动脉穿支皮瓣解剖路径较长，在头颈部皮瓣放置时要特别注意扭转及张力等问题。此外，胸背动脉穿支皮瓣的供区关闭较简单，对于 10 cm 宽度以下的缺损，放置 1～2 根负压管，游离拉拢即可，必要时可加用皮肤拉链等减张；10 cm 宽度以上的缺损，可予以植皮碘仿打包。

胸背动脉穿支皮瓣是一个优势与劣势均较明显的皮瓣。

优势主要为3点：① 供区相对隐蔽；② 制备中运动神经损伤风险小；③ 皮瓣组织量大且可制备为复合组织瓣。

劣势也有3点：① 肌内穿支解剖时间长；② 穿支血管相对较细；③ 部分老年女性或肥胖患者皮下脂肪厚且穿支迂曲。

笔者发现，该皮瓣的制备时间往往超过股前外侧穿支皮瓣，但腋窝下麻木及供区肌肉内积液或淋巴漏等并发症的发生率远远低于后者。此外，笔者发现在肥胖患者人群中，胸背动脉穿支皮瓣围手术期的后期（即术后9~14天）有部分患者（5%~10%）出现脂肪液化形成头颈部积液，该情况的发生与穿支数量、粗细、脂肪量、患者本身血压情况等高度相关，可能是局部皮下脂肪血供不足导致，需引起重视。

总之，胸背动脉穿支皮瓣是一个头颈部缺损修复的可靠皮瓣，制备前虽可大致确定穿支位置，但相对股前外侧穿支皮瓣变异较多，需术前彩超定位。术中需大量的背阔肌内穿支血管解剖，制备操作时间稍长。此外，在老年女性或肥胖人群的选择上，应充分考虑穿支血管走行长度及粗细等，做好筛查及选择。

参考文献

1. Angrigiani C, Grilli D, Siebert J. Latissimus dorsi musculocutaneous flap without muscle[J]. Plast Reconstr Surg, 1995, 96(7): 1608-1614.
2. Heitmann C, Guerra A, Metzinger SW, et al. The thoracodorsal artery perforator flap: anatomic basis and clinical application[J]. Ann Plast Surg, 2003, 51(01): 23-29.
3. Bach CA, Dreyfus JF, Wagner I, et al. Comparison of radial forearm flap and thoracodorsal artery perforator flap donor site morbidity for reconstruction of oral and oropharyngeal defects in head and neck cancer[J]. Eur Ann Otorhinolaryngol Head Neck Dis, 2015, 132(4): 185-189.
4. Bach CA, Wagner I, Lachiver X, et al. The free thoracodorsal artery perforator flap in head and neck reconstruction[J]. Eur Ann Otorhinolaryngol Head Neck Dis, 2012, 129(3): 167-171.
5. Kim JT. Two options for perforator flaps in the flank donor site: latissimus dorsi and thoracodorsal perforator flaps[J]. Plast Reconstr Surg, 2005, 115: 755-763.
6. Thomas BP, Geddes CR, Tang M, et al. The vascular basis of the thoracodorsal artery perforator flap[J]. Plast Reconstr Surg, 2005, 116: 818-822.
7. Koshima I, Narushima M, Mihara M, et al. New thoracodorsal artery perforator (TAPcp) flap with capillary perforators for reconstruction of upper limb[J]. J Plast Reconstr Aesthet Surg, 2010, 63: 140-145.
8. Mun GH, Lee SJ, Jeon BJ. Perforator topography of the thoracodorsal artery perforator flap[J]. Plast Reconstr Surg, 2008, 121(2): 497-504.
9. Miyamoto S, Arikawa M, Kagaya Y, et al. Septocutaneous thoracodorsal artery perforator flaps: a retrospective cohort study[J]. J Plast Reconstr Aesthet Surg, 2019, 72(1): 78-84.
10. Gatto A, Parisi P, Brambilla L, et al. Thoracodorsal artery perforator flap, muscle-sparing latissimus dorsi, and descending branch latissimus dorsi: A multicenter retrospective study on early

complications and meta-analysis of the literature[J]. J Plast Reconstr Aesthet Surg, 2022, 75(11): 3979-3996.
11. Mun GH, Kim HJ, Cha MK, et al. Impact of perforator mapping using multidetector-row computed tomographic angiography on free thoracodorsal artery perforator flap transfer[J]. Plast Reconstr Surg, 2008, 122(4): 1079-1088.
12. Illg C, Heinzel JC, Denzinger M, et al. Mapping of thoracodorsal artery perforators: accuracy of thermography and handheld Doppler[J]. J Reconstr Microsurg, 2024, 40(7): 551-558.
13. Razmi SE, Entezami P, Asarkar AA, et al. Systematic review of the free thoracodorsal artery perforator flap for head and neck reconstruction[J]. Am J Otolaryngol, 2024, 45(2): 104154.
14. Kulahci Y, Sahin C, Karagoz H, et al. Pre-expanded thoracodorsal artery perforator flap[J]. Clin Plast Surg, 2017, 44(1): 91-97.
15. Jaffar S, Jaiswal D, Shankhdhar VK, et al. Free thoracodorsal artery perforator flap for head and neck reconstruction: an Indian experience[J]. Indian J Plast Surg, 2023, 56(6): 499-506.
16. Vieira L, Rodriguez-Lorenzo A. The role of deep inferior epigastric perforator and thoracodorsal artery perforator flaps in head and neck reconstruction[J]. Oral Maxillofac Surg Clin North Am, 2024, 36(4): 463-474.

（马春跃　胡镜宙）

Ⅱ. 整形外科重建

4.4.5　概述

胸背动脉穿支皮瓣是以胸背动脉在侧胸壁发出的穿支及其伴行静脉为蒂的穿支皮瓣。根据穿支类型它可以分为两类：一类是穿过背阔肌的穿支，又叫作背阔肌穿支皮瓣（latissimus dorsi perforator flap）；另一类为肌间隔穿支。de Coninck 等(1976)最早报道了以胸背动脉和胸外侧动脉的皮肤分支为基础的皮瓣，称为胸背皮瓣、胸背腋窝皮瓣和胸外侧皮瓣。自 Koshima(1999)提出穿支皮瓣的概念后，Angrigiani 等(1995)尝试从胸外侧区域设计穿支肌皮瓣，并命名为无肌肉的背阔肌肌皮瓣。此后，Kim 等又将其开发为一种薄型的皮瓣。在胸外侧区域有三种不同的穿支模式，它们可以被命名为不同的名称，如基于肌肉穿支的"背阔肌穿支皮瓣"、基于肌间隔穿支的"胸背穿支皮瓣"和基于直接皮肤穿支的"胸外侧动脉穿支皮瓣"。虽然这三种皮瓣在设计和应用上都比较接近，但是本节仅论述基于胸背动脉的前两种穿支皮瓣，而胸外侧动脉穿支皮瓣不在讨论范围。这些来自胸外侧区域的穿支皮瓣可为重建提供多种选择，如用薄皮瓣重塑伤口、重建头颈部缺损（包括口内重塑），以及通过设计皮瓣作为嵌合皮瓣重建需要不同组织成分的缺损。

4.4.6　皮瓣设计

肩胛下动脉起源于腋动脉，分为胸背动脉和旋肩胛动脉。胸背动脉在距肩胛下动脉分叉处 8~14 cm 处穿入背阔肌。在进入肌肉前不久，胸背血管束会向前锯肌发出一条分支,即胸背动脉的前锯肌支。背阔肌由胸背动脉的两条主要肌肉分支滋养:一条是平行于肌肉前缘的侧支;另一条是斜向肌肉背侧和内侧的横支。它们沿分支走行穿过肌肉,作为穿支发向皮肤,这些肌皮穿支在背部区域间隔分布。肌间隔穿支来自前锯肌支或其他皮支,它们发向背阔肌和前锯肌之间的皮肤。皮肤分支起源于胸背动脉主干或前锯肌分支,它们还供应肌间隔穿支或直接皮肤穿支。

基于肌肉穿支的"背阔肌穿支皮瓣",其穿支为从胸背动脉穿过背阔肌的肌皮穿支(图4-4-12),血管蒂长度平均为 12 cm,平均动脉直径为 1 mm,根据受区血管的状况和直径,可将血管蒂延长 6~8 cm,包括肩胛下动脉的近端来源血管,或缩短至胸背动脉进入背阔肌的水平。有时,其长度可通过选择的穿支(近端或远端)及穿支在皮瓣上的位置(中央或外周)来控制(图4-4-13)。

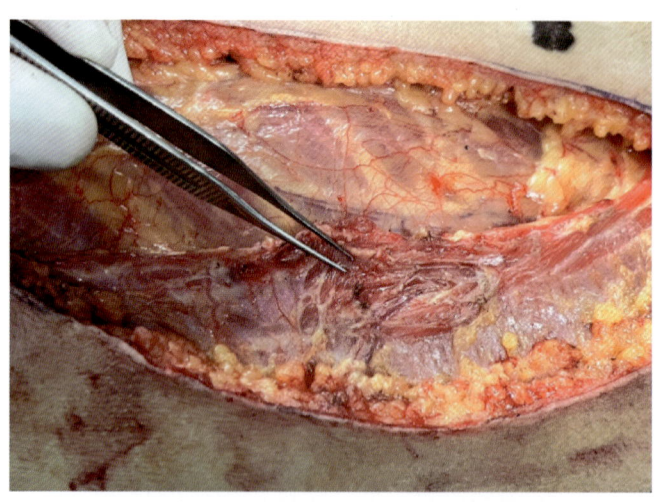

图 4-4-12 胸背动脉穿过背阔肌的肌皮穿支

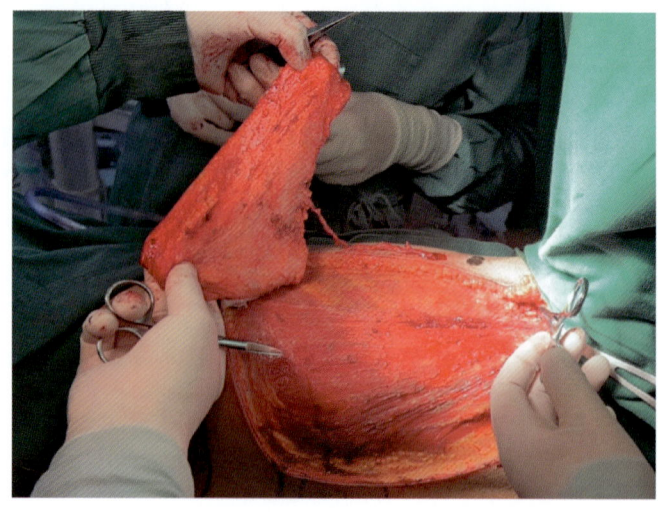

图 4-4-13 血管蒂长度平均 12 cm,管径大

基于肌间隔穿支的"胸背动脉穿支皮瓣",其穿支起源也不尽相同,可分别来自胸背动脉的前锯肌分支、皮肤分支或直接起自胸背动脉主干,血管蒂长度平均为 10 cm,平均动脉直径为 1 mm。在 Rowsell 等(1984)的 100 例尸体解剖研究中,82% 的解剖发现在肩胛下-胸背动脉系统中发现了直接皮支,其中共有 7% 来源于腋动脉、28% 来源于肩胛下动脉、47% 来源于胸背动脉,平均直径为 1 mm。但由于这项研究发表于穿支概念出现之前,一些分支在命名上可能与穿支相混淆。在另一项研究中,该分支被认为是胸背动脉肌外侧的直接皮肤分支,据报告有 55% 的研究对象显示了这一分支。Cabanie 等(1980)将肩胛下动脉系统的解剖基础归结为胸背动脉一支的直接皮下分支。回顾在皮瓣中使用蒂的演变过程,传统皮瓣基于动脉概念,后来发展为基于分支的概念。最近,临床实践证实,同样大小的皮瓣只需使用一条来自分支的穿支就能可靠地成活。此外,穿支皮瓣可根据单一、可靠的穿支以薄型的方式切取,不包括下层深筋膜。与传统皮瓣相比,穿支皮瓣的尺寸可超过其血管体区。根据临床经验,以上两条穿支始终都存在,但可靠穿支的位置则因患者而异。

背阔肌穿支皮瓣通过伴行静脉的静脉引流相当可靠,近端直径也很可靠。然而,在保留近端胸背血管的穿支皮瓣中,背阔肌下的远端伴行静脉往往太小,无法用于血管吻合,可能需要进一步解剖近端静脉,以确保更安全的静脉吻合;相反,胸背动脉穿支皮瓣的静脉引流可能会有变化,从微小的伴行静脉到大的平行静脉。可在皮瓣的血管蒂中加入一条单独的大皮静脉,这条单独的静脉引流至腋静脉近端,具有多变的走向和多个分支,胸外侧静脉平行于背阔肌肌缘前方,直径可靠,其他表皮静脉也是可选的,它们主要直接汇入腋静脉。

使用手提多普勒超声在背阔肌边缘找到可靠的穿支,并对其进行标记。穿支周围检测不到明显的搏动声,而源血管则有纵向搏动,这种方法没有特异性。彩色多普勒或动力多普勒成像可帮助定位穿支,在频谱多普勒模式下可确定穿支的动脉或静脉成分。根据这些研究,肌皮穿支斜向穿过肌肉,而肌间隔穿支的走向更为曲折。如果对穿支的识别非常熟悉,术前可能不再需要这种设备,因为可以在预期的区域找到可靠的穿支。

虽然没有年龄限制,但肥胖患者可能是切取薄穿支皮瓣的中度禁忌证。原因在于,与身体其他部位的皮瓣相比,从胸背区域获取皮瓣的目的是便于操作且皮瓣较薄,而肥胖患者的情况并非如此。当然,如有必要,可以安全地将皮瓣削薄。而对于儿童或脂肪组织萎缩的老年患者,皮瓣的切取比通常情况下更容易。

背阔肌前缘和腋窝中心可以作为寻找胸背动脉穿支的解剖标志。在侧卧位时向上牵引手臂可使背阔肌前缘突出。在胸背血管近端附近定位肌皮穿支非常实用,因为它的跨背阔肌解剖过程较短。穿支的预期区域为距离腋窝中心 8~10 cm(儿童为 6~8 cm),背阔肌前缘后方 2 cm 以内;下一个区域位于上述区域下方 2~5 cm 处。根据 Ishida 的研究,穿支距腋窝的距离从 8 cm 至 17 cm 不等,距背阔肌边界的距离为 1~4 cm。在同一水平线上,即背阔肌肌肉边界的前方,可以找到肌间隔穿支。

理论上,在胸背区域内可定位的所有穿支都可以放心地设计穿支皮瓣;但是,对于超过原有血管体区的扩大型皮瓣的灌注而言,它们的可靠性仍然值得怀疑。尽管每条穿支都供应着一定面积的皮肤,但可靠的穿支具有将其灌注范围扩大到超出自身血管体区的能力;这样的穿支被称为"可靠的穿支",其定义为从载体肌肉中产生的"可见搏动"的穿支,它的直径大于正常直径(0.5～1.5 mm),通常与侧支感觉神经结合在一起,这是找到它的一个有用标志。尽管缺乏血流动力学研究,但这种具有"可见搏动"的可靠穿支在临床上具有通过皮下血管网克服血管小体屏障的特殊能力。由于识别这种可靠的穿支至关重要,术中可根据其大小和位置修改皮瓣的设计。皮瓣设计的方向可以多种多样,但通常基于单一可靠穿支作水平或纵向椭圆形的设计。不过,设计时还要根据捏合试验得出最松弛或最多余的皮肤张力,因为就术后瘢痕而言,一次闭合比植皮更好。当需要大面积皮瓣时,可将设计改为鱼嘴形,以减少植皮的面积。皮瓣切取后,可以设计一个局部皮瓣用于大面积供瓣区的关闭。

皮瓣灌注一般在距穿支 20 cm 以内是非常可靠的,20～25 cm 可能是一个边缘界限,这取决于所选择的穿支和患者的情况(图 4-4-14)。

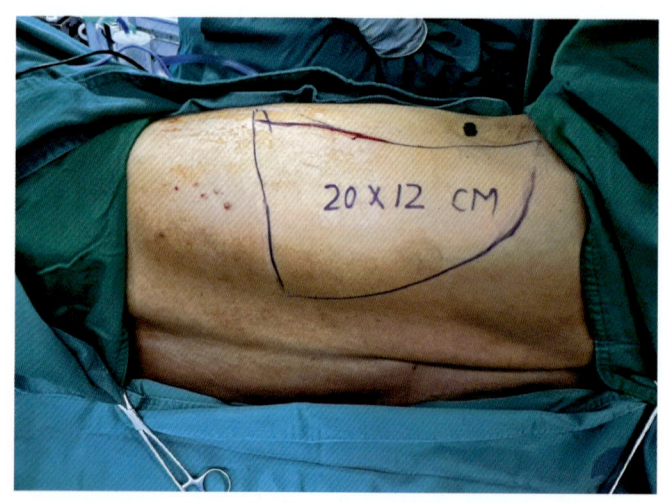

图 4-4-14　胸背动脉穿支皮瓣设计示例

尽管皮岛的大小取决于重建缺损的需要,但仍可安全地提升皮瓣的大小。考虑到穿支通常位于皮瓣的边缘,如果穿支设计在皮瓣中心,则可以切取长度超过 30 cm 的皮瓣。在更大或更长的皮瓣中,还可以加入额外的穿支,如两个肌间隔穿支或一个肌皮穿支加一个肌间隔穿支。皮瓣所带肌肉的大小取决于缺损的大小和状况,以及所发现的穿支的大小和分支模式。嵌合瓣也可包括其他区域肌肉,如前锯肌,肋骨或肩胛骨也可包含在嵌合皮瓣中,切取肌肉或骨的大小范围则因血管的位置和大小而异。笔者在使用背阔肌穿支皮瓣的手术中,最大尺寸为 25 cm×15 cm(儿童为 12 cm×4 cm);使用胸背动脉穿支皮瓣的最大尺寸为 18 cm×15 cm,未出现任何严重并发症,包括边缘坏死;而带一小段肌肉的穿支皮瓣被用于过大或过长的模式,其最大尺寸为 34 cm×10 cm 或 28 cm×15 cm。

4.4.7 胸背动脉穿支皮瓣的应用

当需要一个薄而无毛的大皮瓣,且皮瓣蒂较长、外径较大时,胸背动脉穿支皮瓣可用于皮肤覆盖;胸背动脉穿支皮瓣可用于因烧伤瘢痕挛缩松解、Mohs 显微手术切除恶性皮肤病变、四肢脱套损伤、放射性溃疡等造成的缺损;还可用于重建皮肤和皮下组织较薄的部位,如手部(包括手指)、胫骨前区、足踝、关节区、肩部、头皮等。胸背动脉穿支皮瓣适用于希望避免供体瘢痕外露的女性和儿童患者,特别是在大面积烧伤瘢痕挛缩的重建中,胸外侧隐蔽的线状供体瘢痕通常比植皮的供体瘢痕更容易被接受。

胸背动脉穿支皮瓣在修复重建及整形外科领域的应用可分为带蒂皮瓣和游离皮瓣两种形式。

带蒂皮瓣可用于肩部、颈部下半部、上臂、上背部、同侧胸壁和乳房重塑(烧伤、放射性溃疡、大面积皮肤癌等);矫正 Poland 综合征或其他胸壁深层缺损。

游离皮瓣的应用范围更广,具体如下。

(1)头颈部:烧伤后或外伤后挛缩畸形(颈部、前额、头皮等)松解后的缺损重塑;鼻重建;皮肤癌或放射性溃疡根治性切除术后的皮肤和软组织重塑;矫正凹陷畸形或软组织变形;用去表皮化皮瓣进行凹陷畸形或软组织变形矫正;创伤、肿瘤消融或先天性畸形后的三维重建;消融或先天畸形后的三维重建,嵌合或复合模式;头皮和前额整形;舌、口腔、咽和食管壁衬里、管状食管重建——半喉重建。

作为一种薄的穿支皮瓣,胸背动脉穿支皮瓣可代替前臂桡侧皮瓣;此外,胸背动脉穿支皮瓣具有长蒂和发达的近端分支系统。因而胸背动脉穿支皮瓣作为头颈部重建的良好选择,且不会留下明显的供体瘢痕,尤其适用于口内或舌部覆盖和三维重建。

(2)躯干:烧伤后或外伤后挛缩畸形松解后的缺损重塑;皮肤癌或放射性溃疡根治性切除术后的皮肤和软组织重塑;用去表皮化皮瓣矫正凹陷畸形或软组织变形;部分乳房重建;在缺乏腹部组织的情况下,为中小型乳房患者进行全自体乳房再造。

(3)上肢:烧伤后或外伤后挛缩畸形松解后的缺损重塑;皮肤癌根治性切除术后的皮肤和软组织重塑;肘部、腕部和其他关节的换肤;手部和手指脱套损伤的环绕换肤;骨暴露或慢性瘘管伤口;手部(腕部、手背、手指)换肤——感觉皮瓣。

(4)下肢:烧伤后或外伤后挛缩畸形松解后的换肤缺损;皮肤癌根治性切除术后的皮肤和软组织换肤;糖尿病足、挤压性足部损伤或脱套足的足部软组织再植;大血管畸形根治性切除术后(含或不含肌肉成分)的足底再植、大拇趾再植——皮肤和软组织再植;慢性骨髓炎造成的瘘管或皮肤和软组织缺损;膝关节手术的破损伤口;骨暴露伤口(胫前、腓骨、足背等)的再植。

4.4.8 胸背动脉穿支皮瓣修复枕部缺损

【典型病例】 患者男性,65 岁,枕部菜花样鳞癌,累及枕部软组织与颅骨,拟切除肿瘤及颅骨后,行胸背动脉穿支皮瓣修复肿瘤切除术后缺损。

1) 术前准备

(1) 术前肿瘤情况见图 4-4-15。

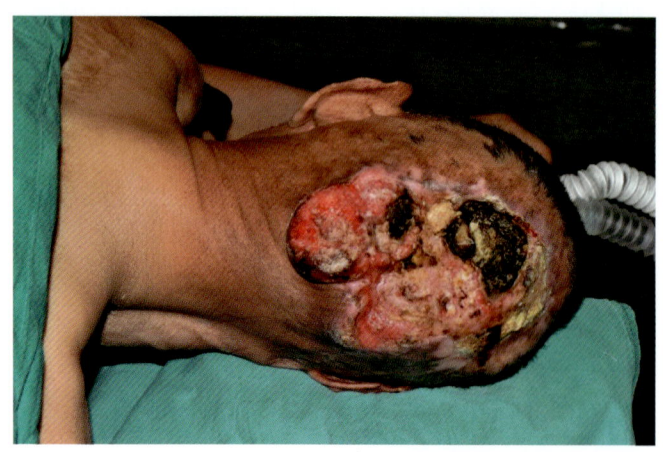

图 4-4-15　枕部鳞状细胞癌

(2) 皮瓣标记：胸背动脉穿支皮瓣的皮肤区域上至三角肌沟，内至椎中线，下至髂后嵴，前至同侧乳头。基于肌间隔穿支的皮瓣主要覆盖该区域的较前部分，而基于肌皮穿支的皮瓣则覆盖较后部分。皮瓣设计的轴线可以是水平的，但最好采用斜向设计，以确保供区的直接闭合。标记应包括背阔肌边界前方的部分，因为一些可靠的肌皮穿支位于比预期更前方的位置。

2) 手术过程

(1) 患者体位：患者通常取侧卧位，同侧上肢自由放置，通过使用适当的支撑物和衬垫来暴露腋窝，同时应注意避免压迫腋窝神经血管结构。一般来说，皮瓣设计位于传统背阔肌皮瓣的前方。因此，可解放上肢的仰卧位或半侧卧位及背部小块衬垫的使用可减轻手术中体位变换的需要。如果需要小到中等大小（不超过 10 cm）的皮瓣，如用于口内重建，则采用仰卧位。将解剖穿支血管蒂的手术区域靠近手术台的边缘，以确保舒适的解剖，这一点非常重要。

(2) 头皮肿瘤切除：切除受累头皮及下方颅骨，肿瘤切除后创面及缺损见图 4-4-16。

(3) 皮瓣切取：根据缺损在胸背区域设计相应大小皮瓣，皮瓣设计同前。沿设计皮瓣的前缘切口，将皮肤、皮下层切开至覆盖肌肉的筋膜水平。在深筋膜平面锐性解剖分离，在穿支的预期区域附近需要格外小心，直到发现搏动的穿支。在同一平面上继续解剖，垂直牵拉皮肤，找到可靠的穿支。微小的血管分支和侧支神经分支是到达可靠穿支的良好指标，神经可以保留用于感觉皮瓣。确定可靠的肌肉穿支后，向远端追踪穿支以分离进入脂肪和皮肤的点。其中一些穿支会在筋膜上方沿水平方向穿行几厘米，然后进入上方的脂肪。通过肌肉解剖穿支，肌筋膜会顺着解剖路线轻轻展开，细小的肌肉分支在安全距离外用双极小心止血，解剖背阔肌肌肉段的穿支见图 4-4-17。

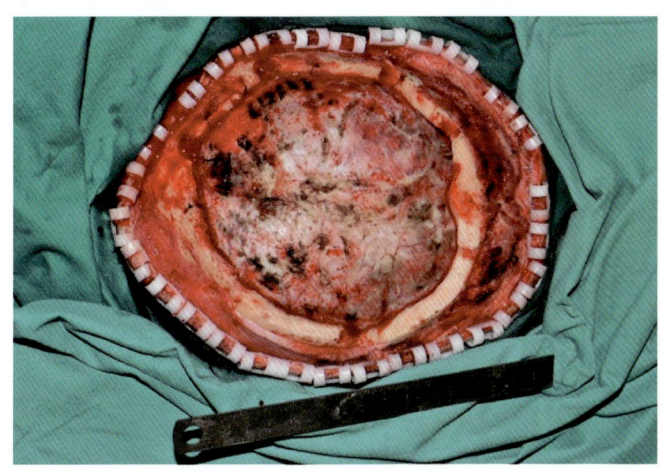

图 4-4-16 肿瘤切除后

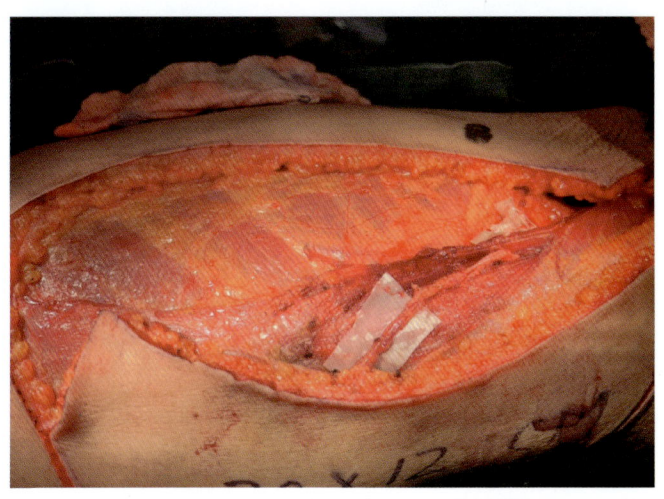

图 4-4-17 掀起皮瓣暴露胸背动脉穿支

对于肌间隔穿支,最初的跨肌肉解剖需要非常小心,直到穿支的直径在几个肌肉束下增大。将胸背神经与血管蒂分离,保留完整的胸背神经(图 4-4-18),通过牵拉腋窝的肌肉和脂肪组织向近端进行剥离,直到其长度和直径与受区血管相匹配。

解剖要穿过皮下层到达源动脉。与肌皮穿支相比,这些穿支更容易找到;但是,它们的穿支血管蒂较短,穿支的解剖路径也更多变。在完全观察到穿支血管蒂后,就可以勾画出皮瓣的整个尺寸,然后再修改术前设计。如果需要增加穿支血管蒂的长度,则将穿支设计在皮瓣边缘附近。当皮瓣掀起时,根据受区情况决定皮瓣厚度。制备完成的胸背动脉穿支皮瓣见图 4-4-19。

最后,在根部断蒂,离断已经完全分离好的血管蒂。断蒂后的胸背动脉穿支皮瓣与待修复的头皮受区厚度匹配见图 4-4-20。

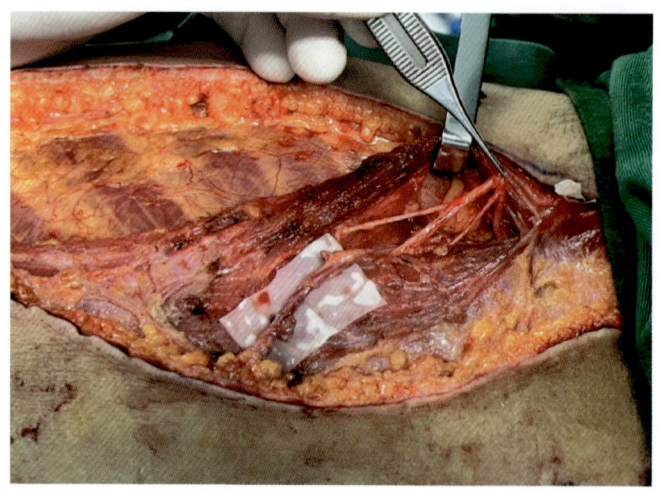

图 4-4-18 解剖出胸背血管主干,保留胸背神经

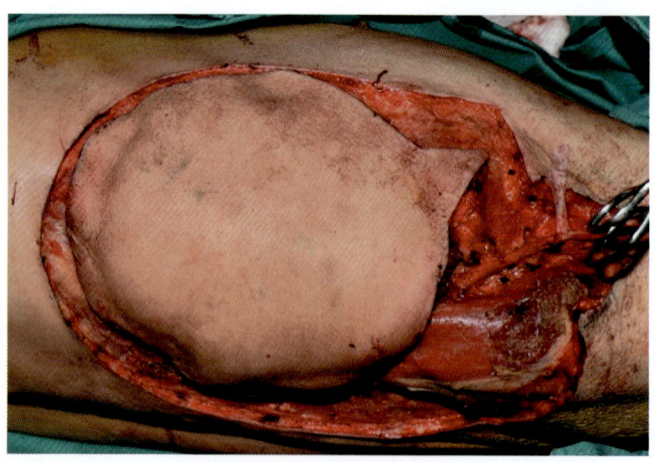

图 4-4-19 制备完成的胸背动脉穿支皮瓣

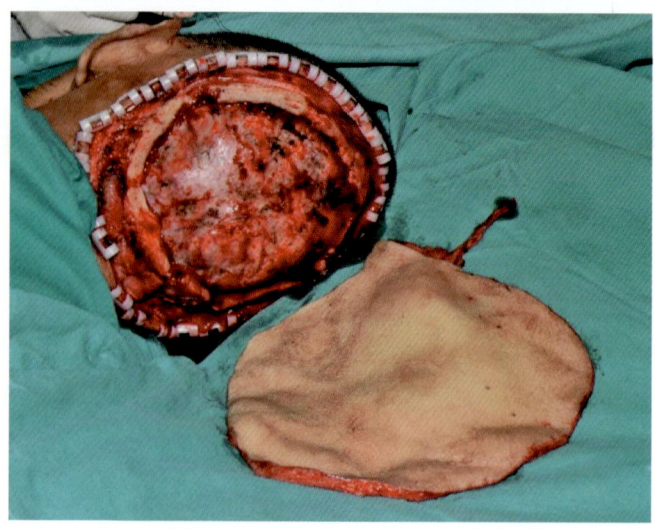

图 4-4-20 断蒂后的胸背动脉穿支皮瓣与待修复的头部受区

(4) 缺损修复：将皮瓣转移至头皮受区修复缺损，胸背动、静脉分别与受区动、静脉吻合，胸背动脉穿支皮瓣修复头皮缺损术后见图4-4-21。

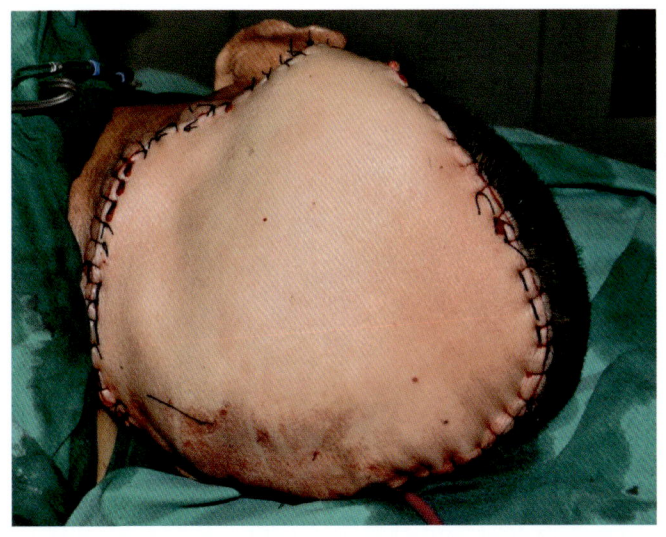

图4-4-21 胸背动脉穿支皮瓣修复头皮缺损术后

(5) 供区关闭：图4-4-22示背阔肌保留完整，供区部位直接关闭或植皮。

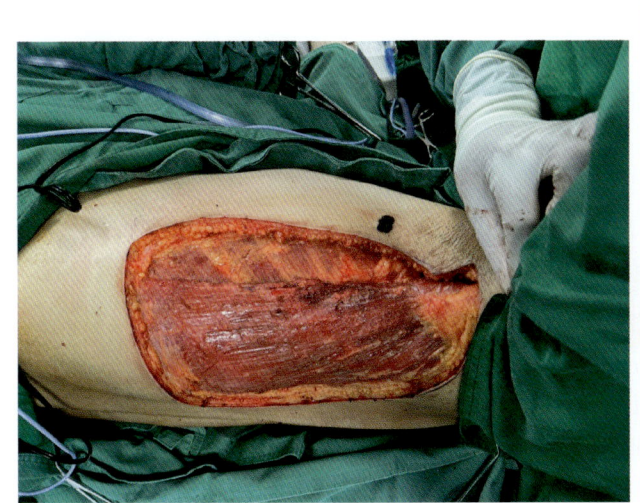 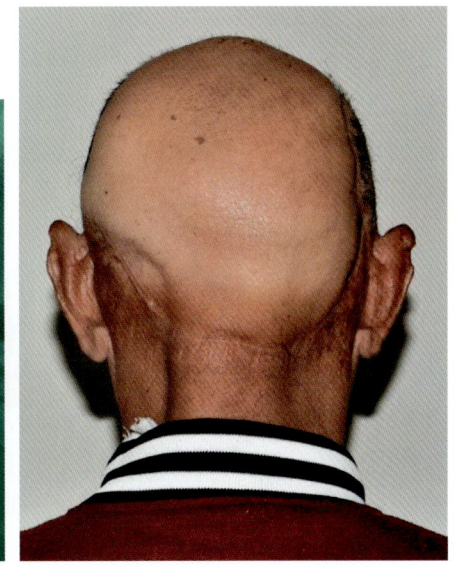

图4-4-22 供区背阔肌保留完整　　图4-4-23 术后半年随访，皮瓣与头皮厚度相似，无须二次修整

3）术后效果

术后半年随访见图4-4-23，皮瓣厚度匹配，无须二次修整。

4.4.9 经验及点评

4.4.9.1 特色皮瓣处理

胸背动脉穿支皮瓣可根据需要制成多种特色皮瓣，以下对常见特色皮瓣做简要介绍。

(1) 薄皮瓣：可通过剥离两层脂肪来控制皮瓣厚度。最终厚度可在 4~10 mm 之间。皮下层由浅层和深层脂肪组织组成，在确定可靠的穿支后，皮瓣可在这两层之间变薄。皮瓣由两个皮钩拉伸，厚度可通过切割模式下的电切进行控制（厚度为 4~10 mm，即所谓的"控制性重塑"）。穿支蒂周围保留 2~3 cm 的皮下组织，以产生缓冲作用，确保更可靠的静脉回流。术前彩色多普勒超声检查可能有助于绘制穿支的位置图、识别解剖变化和检测穿支的筋膜上走向，但这并不是绝对的。

(2) 单纯基于穿支的皮瓣：由于穿支血管蒂通常比传统皮瓣的长，可根据受区的情况保留肩胛下动脉的近端源动脉。因而通过在肌肉内或肌肉下方停止基底剥离，旋肩胛动脉甚至是前锯肌的血液循环通常都能得到保留。皮瓣以穿支为基础而不牺牲源血管。由于在这种情况下皮瓣血管较细，因此可以很好地与受体部位的其他小血管匹配，而无须牺牲供体和受体的主要血管。有时需要对静脉进行更近端的分离，以使静脉与受区血管相匹配。这种模式可用作皮肤岛状皮瓣，或用作覆盖区域性缺损的筋膜皮瓣，如整个肩部、下颌部、前胸壁、同侧乳房或上臂。

(3) 穿流皮瓣：肩胛下动脉的近端分支，如旋肩胛动脉或前锯肌分支，可用于 T 形吻合或嵌合模式。

(4) 感觉皮瓣：可携带肋间神经外侧支来制作成感觉皮瓣，用于感觉神经重建。在寻找可靠的穿支时，很容易发现并解剖出几根肋间神经。这些神经可保留用于感觉瓣，尤其是在口内、手部或足部重建时。从胚胎学角度看，神经和血管芽一起发育，感觉神经是找到可靠穿支的良好指标。

(5) 包括肌肉和/或骨骼的复合或嵌合模式皮瓣：肩胛下血管系统有多个可靠的分支，如旋肩胛动脉、前锯肌分支、肩胛角动脉、皮肤分支等。通过详细了解穿支的分布，可以将常规的肌肉瓣或骨瓣进行各种组合，制备成包含神经、骨骼、肌肉和皮肤的复合皮瓣。穿支皮瓣可根据受区缺损情况与不同的组织成分组合，如大的薄皮肤瓣、皮下脂肪瓣、脂肪瓣、肋骨瓣或肩胛骨瓣等嵌合模式。与其他传统皮瓣相比，基于穿支的复合皮瓣操作起来更舒适，而且皮瓣的每个组成部分在受区的排列限制更少。因此，在三维重建中使用穿支皮瓣可以进行更精细、更可控的塑形。

(6) 各种成分皮瓣或分割皮瓣：根据受术者的情况选择合适的组织，因此可以根据穿支将皮筋膜瓣、皮筋膜瓣、肌筋膜瓣或脂肪穿支瓣组合在一起，也可以将两个或多个皮瓣分割开来。如果需要用皮瓣覆盖一个非常大的缺损，那么从外侧胸腔区域取材，与邻近肌肉、肩胛骨和脂肪成分相连的数个穿支肌皮瓣可能是一个不错的选择，因为这样可以经济地使用组织，将供区的并发症发生率降至最低，并可能对供体部位进行直接闭合。

(7) 管状皮瓣：由于这些穿支皮瓣即使尺寸较大，也可以作为薄型皮瓣切取，故可以将皮瓣塑形成管状用于食管重建。因此，这些皮瓣已经取代了需要开腹手术的传统空肠皮瓣。

(8) 扩展旋转弧带蒂皮瓣：带蒂皮瓣可覆盖整个肩部、上臂、上背部、乳房和颈部下半部。在这一适应证中，设计是根据达到缺损所需的旋转弧度来进行的。在皮瓣置入过程中，小皮瓣可穿过肌肉束之间到达受区，如果运动神经未受损，也可分割肌肉前部以获得大皮瓣更好的旋转弧度。

4.4.9.2 提高手术效果和减少并发症的小技巧

在解剖获得所需的血管长度和吻合口径之前，可以使用自锁牵引器确保有足够的空间进行血管蒂解剖。橡胶皮片有助于确保在解剖过程中轻柔地牵引血管蒂和运动神经。选择可靠的穿支非常重要，如果选择了不太可靠的穿支（直径极小且无明显搏动），就会在其血管体区以外造成皮瓣边缘坏死。此外，如果能尽早区分肋间穿支与可靠或可用的穿支，将有助于避免时间浪费。肋间穿支数量较少，其穿出点位于肌间隔穿支的前方，不像胸背血管系统的可靠穿支那样明显。有些穿支尽管看起来很像肋间穿支，但在大多数情况下，它并不是肋间穿支，而是肌间隔穿支。

由于可靠穿支的搏动很容易因痉挛而消失，因此术中应经常用血管扩张溶液冲洗穿支血管蒂。尽管如此，穿支对痉挛或充血还是相当敏感。最初的暂时性缺血可能会转变为轻度充血，并可能持续数天或更长时间。需要注意的是，最初的暂时性静脉充血看起来比较严重，需要与真正的静脉危象区分开来。即使在吻合成功后，皮瓣颜色的恢复也需要几个小时到几天的时间。

为防止出现一过性静脉充血现象，笔者建议采用以下几种方法：① T 形吻合术，这是通过减少动脉血流的方式来实现的，即将血管蒂的动脉与受区血管的管壁进行端侧吻合，而不是端端吻合。通过 T 形吻合，可以分散进入穿支的血流和压力，并随着时间的推移达到血流平衡。此外，还可以保留主要的受区血流。② 增加穿支，可以在皮瓣中加入另一条穿支，尤其是在很长的皮瓣中。③ 增加静脉，可以为静脉增压准备另一条远离主血管蒂的静脉。④ 携带小块背阔肌，当需要较大或较长的皮瓣时，可以选择这种方法。⑤ 其他措施，如应用血管扩张剂，在颈部和四肢重建部位注意摆放适当体位及使用烤灯。

掀起的皮瓣要在原位固定，直到最终切取，以防止皮瓣重量意外拉断穿支。在皮瓣摆放过程中，要特别注意穿支血管蒂的位置，以避免挤压或扭转。

在老年患者中，穿支更加突出，也更容易被发现。有时，肌皮穿支与肌间隔穿支一样容易剥离，只需从几条肌肉筋膜下方穿过即可。这种穿支很容易剥离，而且在切开后很快就能看到，背阔肌和脂肪组织的萎缩是造成这种穿支明显暴露的原因。

4.4.9.3 胸背动脉穿支皮瓣的优点

对于缺乏经验的外科医生来说，胸背动脉穿支皮瓣的切取通常比较困难；但是，这种皮瓣的优势和临床改良效果正在不断扩大。随着在识别可靠穿支方面经验的积累和穿支血管蒂解剖方面的熟练培训，再造效果在外观和功能上都是可以接受的。胸背动脉穿支皮瓣的优点主要体现在以下几点。

（1）无须二次修整：使用胸背动脉穿支皮瓣进行重建后，无须进行后续的修薄或塑形手术。皮瓣的厚度可根据缺损状况进行控制，其厚度足以有效覆盖手部和颈部。以穿支为基础的胸背动脉岛状皮瓣与长蒂一起可有效地用于肩部重建。对于头颈部、四肢和肩部的重建，皮瓣的颜色和质地与受术部位非常匹配。与来自四肢的筋膜皮瓣或穿支皮瓣相比，不含毛发的皮肤更适用于口内尤其是舌的重建；在舌部和口底重建中，已经实现了良好的轮廓和适当的重塑。在严重烧伤挛缩的情况下，甚至可以用薄的胸背动脉穿支皮瓣取代大面积植皮。

（2）供区：血清肿的风险几乎为零，因为供区是在一定张力下闭合的，除了经肌间解剖穿支外，不会切除肌肉。背阔肌的肌肉和运动功能完全保留。

（3）远期效果满意：携带肋间神经外侧支的胸背动脉穿支感觉皮瓣显示重建后的口腔和手部在术后 3 个月即有感觉恢复。与传统皮瓣（如前臂桡侧皮瓣）相比，该皮瓣在轮廓、感觉和供体瘢痕方面的效果都令人满意。

总之，将穿支概念应用于胸部外侧区域制备成多种形式的胸背动脉穿支皮瓣，可提供皮肤和筋膜瓣，且可以加入肌肉或骨骼等其他成分，并能提供从非常薄到特别厚的皮瓣，可用于以"优雅"的方式重建复杂的缺损，并将供区的并发症降至最低。

参考文献

1. de Coninck A, Vanderlinden E, Boeckx W. The thoracodorsal skin flap: a possible donor site in distant transfer of island flaps by microvascular anastomosis[J]. Chir Plastica, 1976, 3: 283 - 291.
2. Koshima I, Saisho H, Kawada S, et al. Flow-through thin latissimus dorsi perforator flap for repair of soft-tissue defects in the legs[J]. Plast Reconstr Surg, 1999, 103: 1483 - 1490.
3. Angrigiani C, Grilli D, Siebert J. Latissimus dorsi musculocutaneous flap without muscle[J]. Plast Reconstr Surg, 1995, 96: 1608 - 1614.
4. Kim JT, Koo BS, Kim SK. The thin latissimus dorsi perforator-based free flap for resurfacing[J]. Plast Reconstr Surg, 2001, 107(2): 374 - 382.
5. Rowsell AR, Davies DM, Eisenberg N, et al. The anatomy of the subscapular-thoracodorsal arterial system: study of 100 cadaver dissections[J]. Br J Plast Surg, 1984, 37: 574 - 576.
6. Cabanie H, Garbe JF, Guimberteau JC. Anatomical basis of the thoracodorsal axillary flap with respect to its transfer by means of microvascular surgery[J]. Anat Clin, 1980, 2: 65 - 73.

（王庭亮　徐　华　董佳生）

4.5 肩胛骨及胸外侧穿支皮瓣

4.5.1 概述

肩胛骨(scapula)及胸外侧穿支皮瓣(lateral thoracic perforator flap，LTPF)是目前用于口腔颌面部复杂组织缺损修复的重要复合组织瓣之一，具有供区稳定、组织质地适中、可组合性强、解剖结构清晰等特点。尤其在下颌骨、上颌骨、口底、颊部及舌部复合软硬组织缺损修复中，提供了安全、可靠且兼顾功能与美观的解决方案。胸外侧穿支皮瓣源于腋中线及腋后线之间的胸侧区皮肤，血供丰富(皮瓣存活率 97.3%)，蒂长径粗(平均 12.3±2.1 cm)，供区隐蔽，术后瘢痕轻微，是修复中、小型软组织缺损的理想选择。

自 Conley(1972)首次介绍上斜方肌肌皮瓣携带肩峰及肩胛冈形成复合组织瓣用于修复和重建下颌骨缺损以来，肩胛骨作为一个新的骨供区受到重视。国内吴仁秀(1982)和钟世镇(1983)等先后进行了解剖学研究，并提出肩胛骨外侧缘是较理想的骨瓣供区，旋肩胛血管是此骨瓣的主要血管蒂。杨立民等(1989)报道了吻合旋肩胛血管的肩胛骨外侧缘骨皮瓣的临床应用。国际上，游离肩胛骨组织瓣移植修复下颌骨首先由 Swartz 等(1986)提出。Uglesic 等(2000)、Bidros 等(2005)和 Clark 等(2008)又推荐采用血管化肩胛系统瓣重建上颌骨缺损。在国外，肩胛系统瓣是最常被用于重建上颌骨各类缺损的血管化骨肌(皮)瓣。

肩胛骨瓣来源于肩胛骨外侧缘或肩胛下角，骨质致密坚硬(抗弯强度 152±23 MPa)，厚度适中(1.5～3 mm)，皮质骨较厚，具有较好的承重能力，与颌骨相容性良好，常与肩胛区皮瓣、背阔肌瓣、前锯肌瓣联合应用，形成一蒂多岛的复合皮瓣。肩胛复合瓣适用于重建下颌骨体部、下颌角及部分升支缺损和上颌骨缺损，特别适用于同时合并有较多软组织缺损的情况。Zhang 等(2023)的临床数据显示，该皮瓣系统在下颌骨缺损修复中的 5 年成功率可达 92.3%，显著高于传统髂骨瓣的 84.7%。Wang 等报道肩胛骨瓣的平均骨量可达 6.5 cm×2.1 cm，完全满足下颌骨重建需求。在截取肩胛骨瓣时，应特别注意保护其周围附着肌群(如大圆肌、小圆肌、冈下肌等)，这对维持皮瓣的整体血供至关重要。

游离肩胛复合瓣是骨组织携带皮瓣中变化最多的，以肩胛下血管为蒂，可形成包括三个不同皮瓣(肩胛下、肩胛旁和背阔肌)、两个肌瓣(背阔肌和前锯肌)和两个骨片段(肩胛骨外侧缘和肩胛骨下角)之间的任何组合制成复合组织瓣以满足修复的需要，并作不同的选择进行个体化的重建。组织选择的广泛性使肩胛下血管皮瓣系统成为许多修复重建手术的首选，它可提供丰富的皮肤和软组织，相对于骨组织来说，皮瓣和肌瓣的选择机动性强，可形成不同的三维组合修复方法。肩胛系统瓣的优点有骨块与软组织的自由度大，软组织能根据需要而旋转。肩胛复合瓣的缺点有由于皮瓣位置靠近头颈部，使供受区分组同时手术较为困难，增加和延长手术时间；对于不能耐受长时间手术的患者应予慎用。一般认为肩胛骨提供的骨组织偏薄,且高度较低,尤其是在所切取骨片段的中间部分更为明显。但尸检显示,多达75%的肩胛骨标本足以提供对骨整合种植体的支撑,而肩胛下角可提供的骨组织较肩胛骨外缘部分较厚。

游离肩胛复合瓣的神经支配有节段性的肋间神经、颈丛和臂丛分支旋肩胛神经。因为没有单一感觉神经支配,因此尚没有皮瓣再神经化的可靠报道。

4.5.2 解剖学基础

4.5.2.1 肩胛骨血供系统

肩胛骨的血供主要由肩胛背动脉(dorsal scapular artery)和旋肩胛动脉(circumflex scapular artery)提供(图4-5-1)。肩胛背动脉自锁骨下动脉发出,经肩胛内侧进入肩胛内侧缘,与胸背动脉形成吻合网。旋肩胛动脉是肩胛下动脉的分支,旋肩胛动脉在穿出三边孔前发出分支供应肩胛骨的侧缘,深入骨膜并形成骨内血供网;穿出三边孔后旋肩胛动脉分为水平支和降支两个筋膜皮支。以旋肩胛动脉为蒂,可制备带有肩胛骨侧缘(最长可达14 cm)和肩胛部皮肤筋膜的复合瓣。皮岛最大可取至21 cm×14 cm,根据需要可切取由任一筋膜皮支供血的单皮岛瓣(肩胛下皮瓣或肩胛旁皮瓣),或者两个筋膜皮支各自供血的双皮岛瓣。

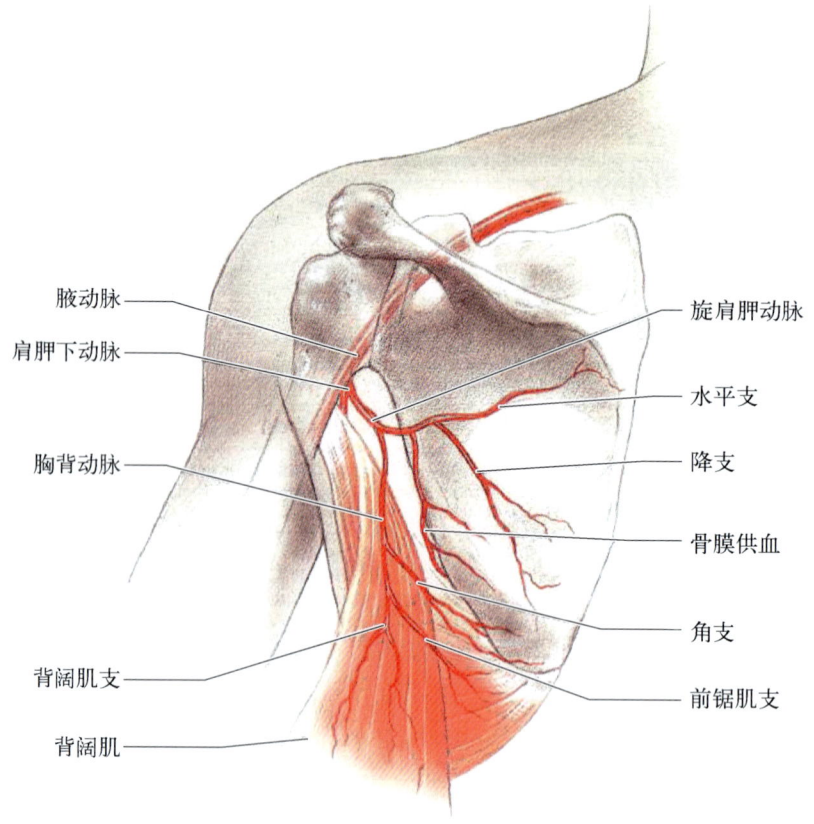

图4-5-1 肩胛骨的血供

Chen 等(2023)的最新三维重建研究显示：旋肩胛动脉(管径 1.8±0.3 mm)降支在肩胛骨外侧缘分出多个穿支。① 上 1/3 段：1.2±0.4 支/cm；② 中 1/3 段：2.1±0.6 支/cm(主要截骨区)；③ 下 1/3 段：1.8±0.5 支/cm；而骨膜血管网密度：外侧缘 38±7 个/cm²，肩胛下角 25±5 个/cm²。

4.5.2.2 胸外侧穿支皮瓣血供系统

胸外侧穿支皮瓣的主要血供来源为胸背动脉(thoracodorsal artery)及胸外侧动脉(lateral thoracic artery)。根据 Garcia-Rinaldi 等(2023)的血管解剖学研究，其血供模式可分为三种类型(表 4-5-1)。

表 4-5-1 胸外侧穿支皮瓣的血供类型

分型	主要血管	出现率	平均管径(mm)	临床要点
A 型	胸背动脉	68.5%	1.6±0.4	背阔肌前缘后方 1.5 cm
B 型	胸外侧动脉	23.2%	1.3±0.3	注意保护胸长神经(间距 2.7±0.8 mm)
C 型	混合供血	8.3%	—	需术中探查确认

胸背动脉由肩胛下动脉发出，为其终支，主要供应背阔肌。胸背动脉经腋窝进入背阔肌深面后发出皮支，直达侧胸部皮肤；胸背动脉还发出角支和前锯肌支各自供应肩胛骨下角和前锯肌。Coleman 和 Sultan(1991)发现 58% 的角支直接起自胸背动脉，另有 42% 则起自胸背动脉的前锯肌支。胸外侧动脉则自腋动脉直接发出，走行较为浅表并向前胸延伸。两者的伴行静脉最终汇入腋静脉或胸长静脉。

胸外侧穿支皮瓣的解剖区域位于第 3~7 肋之间的腋中线与肩胛线之间，可设计的皮瓣面积通常为 8 cm×12 cm。该区域皮肤质地柔软，厚度适中(2~3.5 mm)，穿支走行相对恒定。术前采用高频超声(20 MHz)定位穿支血管，准确率可达 96.2%。Liu 等(2023)的术中导航研究发现，胸长神经与胸背动脉交叉角度为 53±12°；在穿支周围携带≥3 mm 的组织，可避免损伤穿支；应用近红外荧光成像穿支的检出率为 98.4%，优于传统多普勒。

4.5.3 皮瓣设计与制备

4.5.3.1 肩胛骨皮瓣设计要点

1) 体位选择与术前评估

患者取侧卧位，患侧上肢前伸并固定于支撑架上，充分显露肩胛区及腋后区域。术前应进行 CTA 或多普勒超声检查，明确旋肩胛动脉穿支走行与供血范围，并据此规划骨瓣的长度与宽度，确保血管吻合的可行性。

2) 切口设计

小圆肌、大圆肌和肩胛骨外侧缘的交界处为旋肩胛血管的发出处，也即所谓三边间隙的位置。标出旋肩胛血管的水平支和垂直支：水平支与肩胛冈的走行相一致；而垂直支接近于肩胛骨外侧缘的位置。标记该点后，即确定了血管蒂的发出处，随后进一步可通过多普勒超声得以证实。由于肩胛区域皮下筋膜层的血供十分丰富，可根据受区修复的需要，选用旋肩胛血管、胸背血管或肩胛下血管为蒂。通常采用沿背阔肌后缘走向的弧形切口或"L"形切口，具体设计需根据是否联合背阔肌皮瓣、肩胛皮瓣、前锯肌瓣等情况进行调整。皮肤标记应完全覆盖预计截取的骨段范围，同时要兼顾岛状皮瓣的位置与肌群走行方向，避免切口交叉处张力过大，通常的形状为横向或斜向的椭圆形，一头盖过三边间隙（图 4-5-2）。

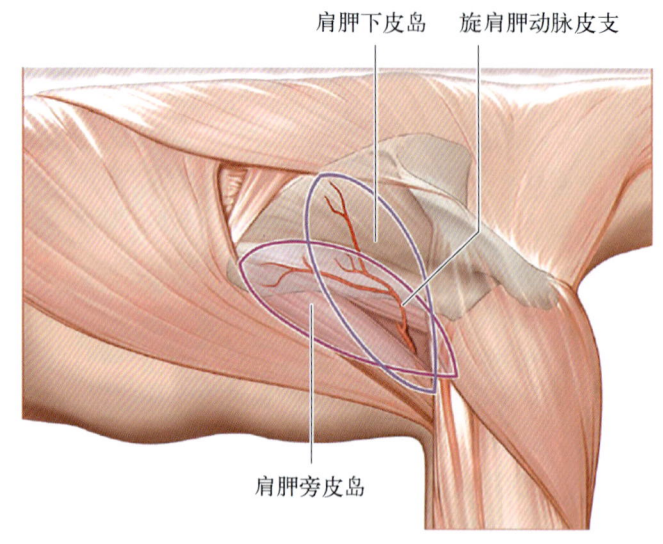

图 4-5-2 肩胛旁及肩胛下皮瓣的设计

3）皮瓣制备

手术需分层切开皮肤、皮下组织和肌筋膜，沿背阔肌与大圆肌之间的自然间隙进行分离，仔细显露旋肩胛动脉及其分支，特别注意保护血管蒂。截取骨瓣时需谨慎操作：① 使用超声骨刀截骨；② 保留≥2 个穿支血管；③ 骨段与皮瓣之间应保留足够的组织连接以确保血供；④ 预弯锁定钛板固定（固位力提升 37%）。

4.5.3.2 胸外侧穿支皮瓣设计要点

1）体位选择与术前评估

患者取仰卧位或仰卧偏向健侧的体位，充分暴露腋中线至肩胛下区皮肤。术前常规采用多普勒定位穿支血管，必要时可辅以 CTA 检查，准确评估胸背动脉及胸外侧动脉的供血类型（A/B/C 型），并据此决定血管蒂的长度与皮瓣走向。

2）切口设计

皮瓣轴线一般沿第 5~7 肋间走行，长轴方向与肋骨平行。前界接近腋前线，后界不超过肩胛角。根据软组织缺损的实际面积确定皮瓣的长宽尺寸，通常建议不超过 10 cm，以利于供区直接缝合。

3) 皮瓣制备

常规消毒铺巾后,依次切开皮肤及皮下组织,沿背阔肌前缘进行钝性分离,仔细寻找胸背动脉皮支或胸外侧动脉。血管蒂需游离出 8～12 cm 的长度,伴行静脉(如胸长静脉)应同时游离保留。

血管游离完成后,与受区动、静脉行端端吻合,确认血流通畅后再进行皮瓣缝合,供区可直接缝合或视情况采用植皮修复。

4.5.4 典型病例

4.5.4.1 肩胛骨肩胛旁复合瓣修复部分上颌骨及软组织缺损

【典型病例 1】 患者男性,45 岁,因左上牙龈癌行左上颌骨部分切除术＋左肩胛骨肩胛旁复合瓣修复。

1) 术前准备

术前头颈部增强 CT 评估原发灶范围及颈部淋巴结状况。术前口内观肿瘤范围见图 4-5-3。

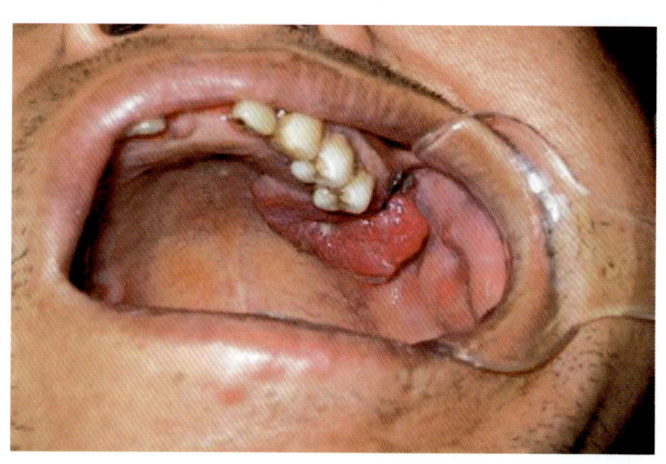

图 4-5-3 术前口内观肿瘤范围

2) 手术过程

(1) 肿瘤切除:经侧下唇劈开入路行上颌骨部分切除,上颌骨口内切口设计见图 4-5-4,上颌骨部分切除标本见图 4-5-5。

上颌骨缺损包括部分牙槽骨在内的腭骨水平板,见图 4-5-6。

(2) 皮瓣设计及切取:皮瓣设计见图 4-5-7,皮瓣制备同前所述。切取完成的肩胛骨肩胛旁复合瓣见图 4-5-8,其中切取左侧肩胛骨外侧缘骨瓣约 8 cm×2 cm、肩胛旁皮瓣约 12 cm×8 cm。

(3) 缺损修复:将肩胛骨肩胛旁复合瓣转移至缺损区,肩胛骨与对侧上颌骨及同侧颧

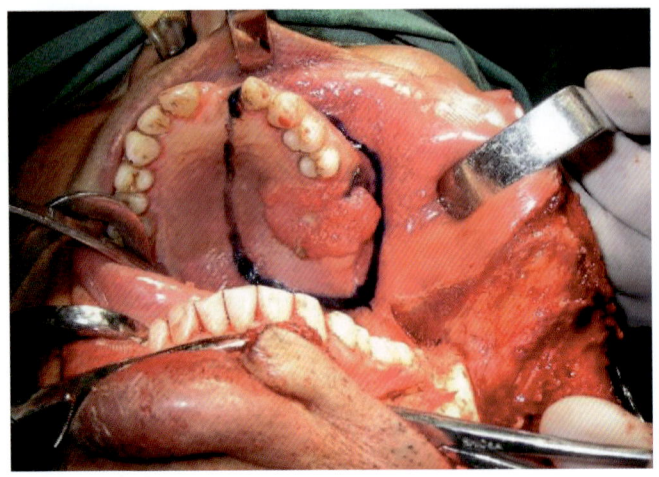

图4-5-4　上颌骨口内切口设计

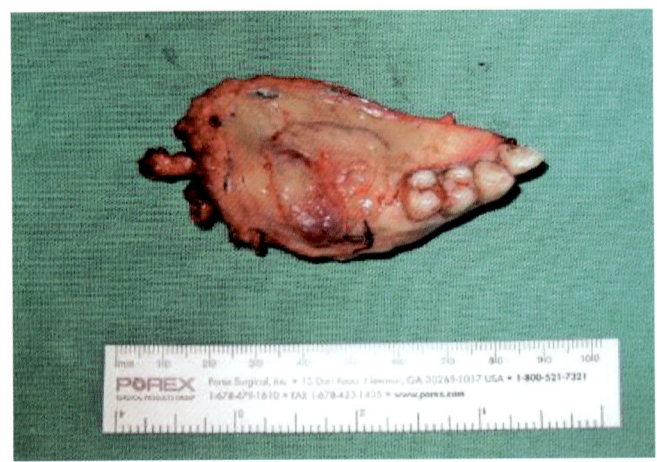

图4-5-5　上颌骨部分切除标本

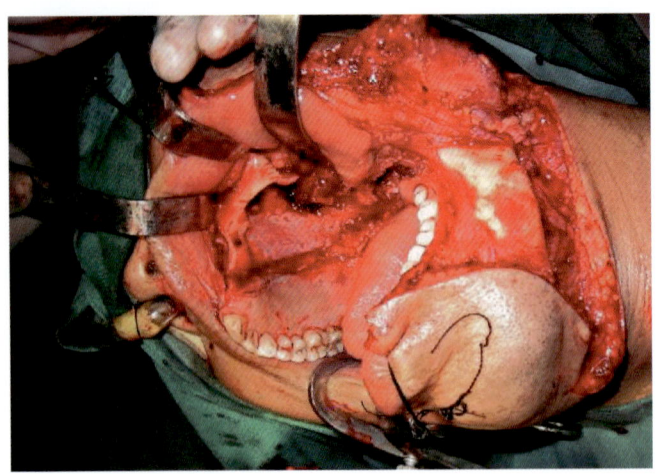

图4-5-6　上颌骨缺损

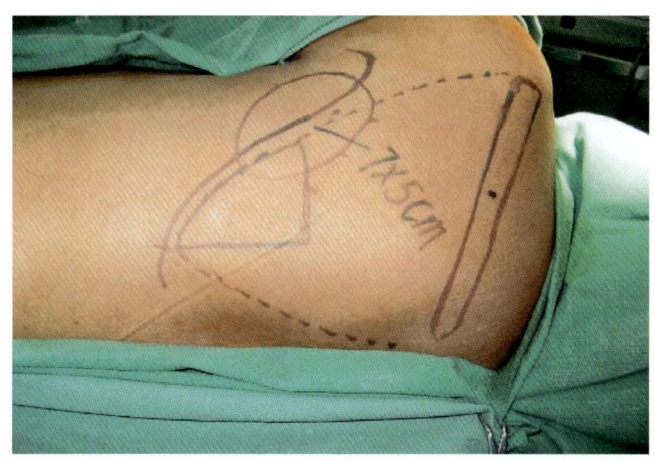

图 4-5-7 皮瓣设计

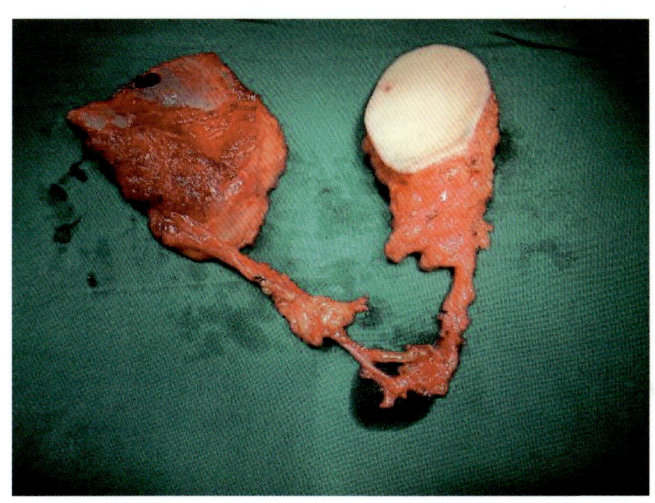

图 4-5-8 切取完成的肩胛骨肩胛旁复合瓣

骨固定,肩胛旁皮瓣与缺损周围黏膜缝合修复腭部缺损。将旋肩胛动、静脉与左面动、静脉吻合。

(4) 供区关闭:供区关闭时需将大圆肌重新缝合到肩胛骨外侧缘,可在肩胛骨上用电钻打孔,用不吸收缝线将肌肉固定到肩胛骨上,并放置负压引流。皮肤缺损在 12~14 cm 以内可通过潜形分离两侧后拉拢缝合,更大的缺损需同时作拉拢缝合和植皮。

3) 术后效果

(1) 口内短期重建效果:术后 3 个月随访显示咬合关系好(图 4-5-9),口内软腭形态良好,张口度正常(图 4-5-10)。

(2) 远期效果及种植修复:术后 5 年随访显示,肿瘤无复发(图 4-5-11),肩关节活动度恢复至健侧 95%,移植肩胛骨的骨吸收率 11.2%,种植体成功植入(图 4-5-12)并行覆盖义齿修复后行使功能(图 4-5-13)。

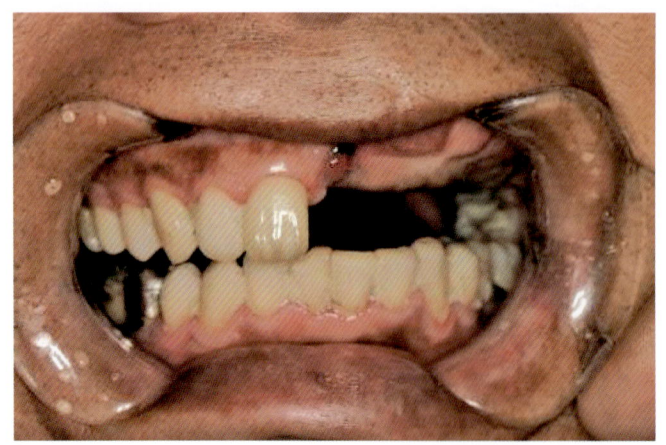

图 4-5-9　术后 3 个月咬合关系好

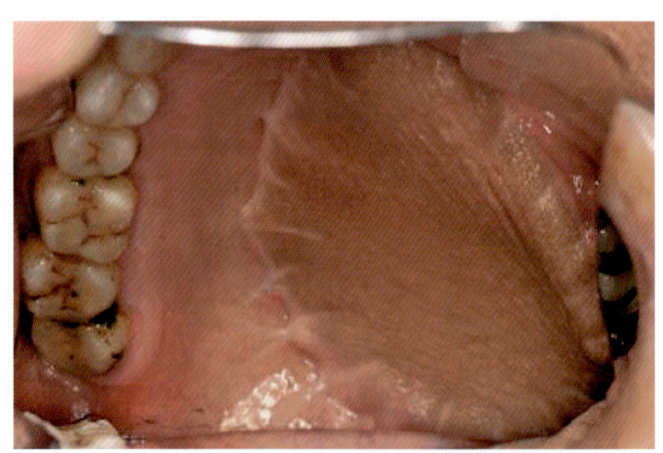

图 4-5-10　术后 3 个月口内软腭形态良好

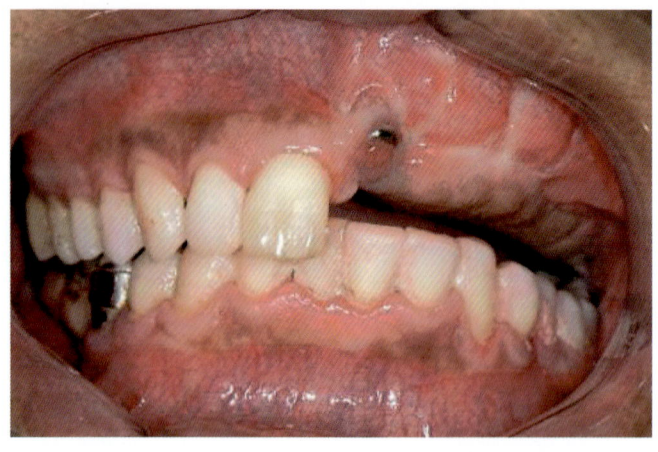

图 4-5-11　术后 5 年重建上颌牙槽骨形态良好

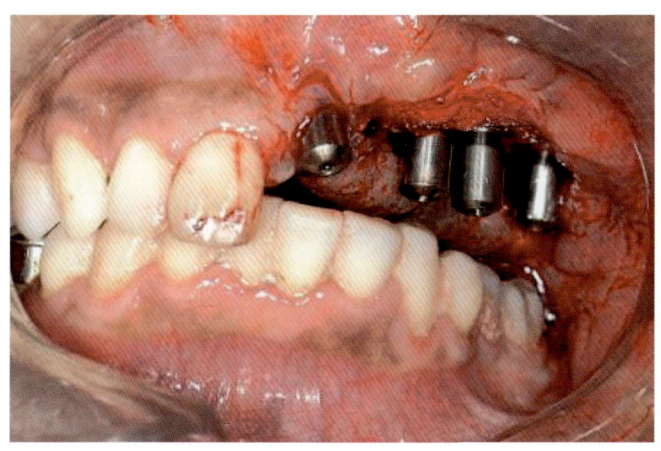

图 4-5-12 种植体成功植入

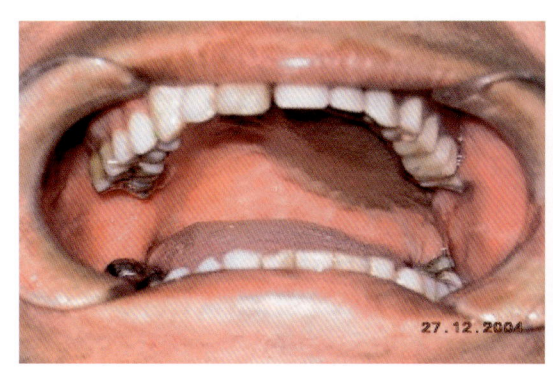 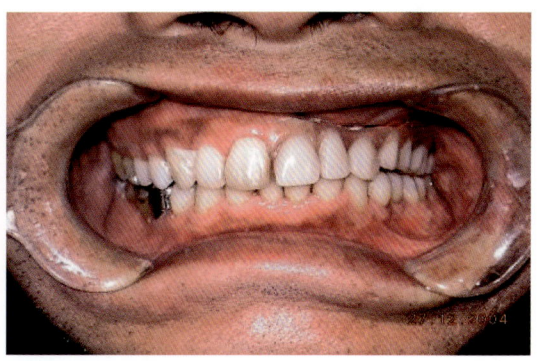

图 4-5-13 行覆盖义齿修复后行使功能

左：牙弓形态良好；右：咬合关系良好

4.5.4.2 胸外侧穿支皮瓣修复半舌软组织缺损

【典型病例 2】 患者女性，38 岁，因右舌缘鳞状细胞癌（T3N0）行右半舌切除术＋右 SOND＋左侧胸外侧穿支皮瓣修复。

1）术前准备

（1）术前头颈部增强 CT 评估原发灶范围及颈部淋巴结状况。术前口内观肿瘤范围见图 4-5-14。

（2）术前多普勒超声定位胸外侧动脉及胸背动脉之胸外侧皮支见图 4-5-15。

2）手术过程

（1）肿瘤切除：先行右颈肩胛舌骨上淋巴清扫后，经口腔入路行的右半舌切除，切除后右舌缺损见图 4-5-16。

（2）皮瓣设计：根据缺损大小及术前血管超声定位设计大小约 10 cm×6 cm 的左侧胸外侧穿支皮瓣见图 4-5-17。

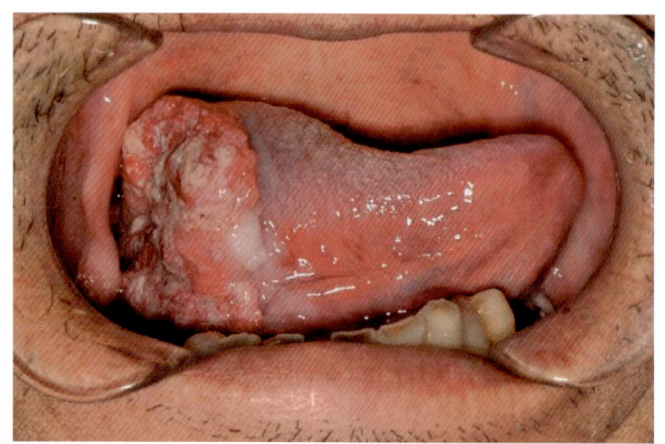

图 4-5-14　术前口内观肿瘤范围

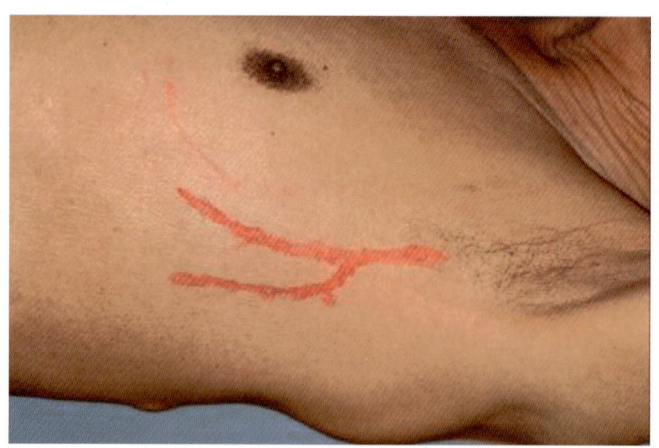

图 4-5-15　术前定位并作标记

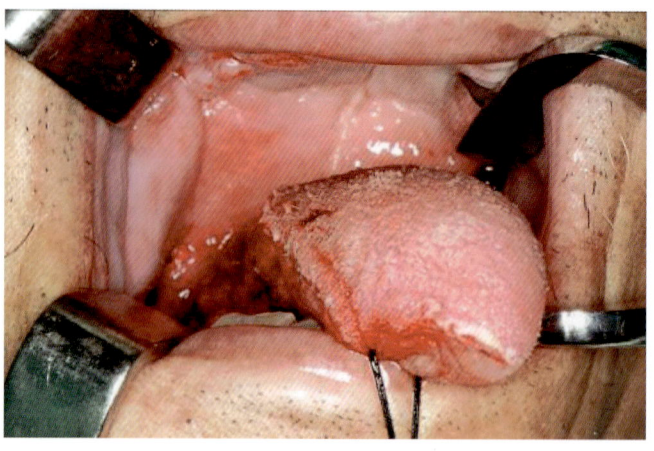

图 4-5-16　肿瘤切除后右舌缺损

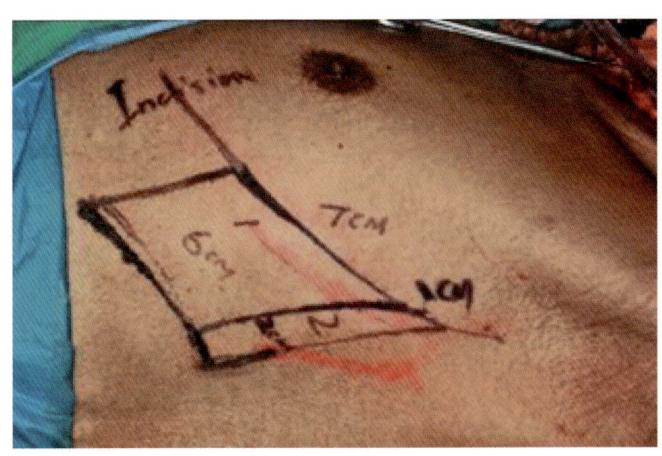

图 4-5-17 皮瓣设计

(3) 血管解剖：切开皮瓣前缘，向前翻瓣，沿背阔肌前缘进行分离，解剖显露胸外侧动脉（图 4-5-18）。

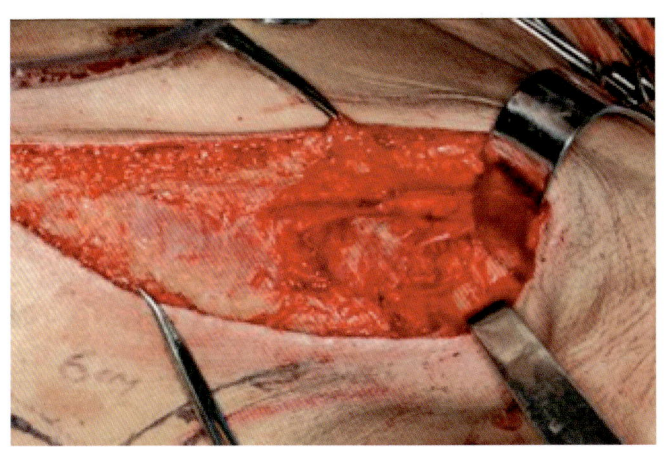

图 4-5-18 显露胸外侧动脉

(4) 皮瓣切取：切开皮瓣其余切口，在背阔肌浅面切取皮瓣，切取完成的皮瓣见图 4-5-19，断蒂后的皮瓣见图 4-5-20。

(5) 缺损修复：皮瓣经下颌舌骨肌深面隧道转移至右半舌缺损处，与缺损周围黏膜缝合，修复缺损（图 4-5-21）。将胸外侧动脉及其伴行静脉与颈部甲状腺上动脉及面总静脉吻合。

(6) 供区关闭：供区直接拉拢，并置负压引流（图 4-5-22）。

3) 术后效果

(1) 近期效果：术后 2 个月口内观，重建的右半舌形态良好（图 4-5-23）。

(2) 远期效果：术后 2 年随访显示重建右半舌两点辨别觉恢复至 8.5 mm，供区直接愈合，仅留线性瘢痕。

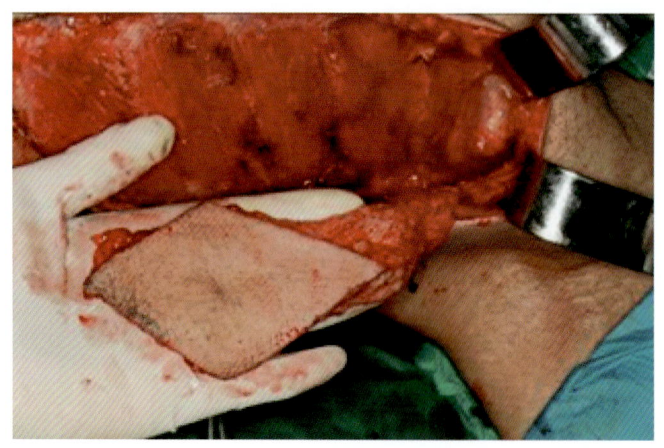

图 4-5-19 切取完成的胸外侧穿支皮瓣

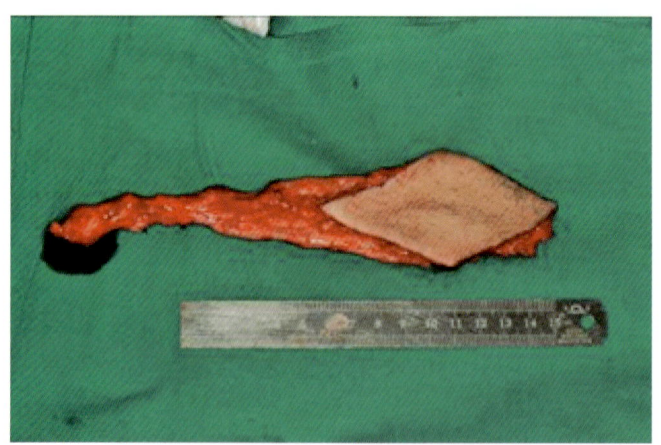

图 4-5-20 断蒂后的胸外侧穿支皮瓣

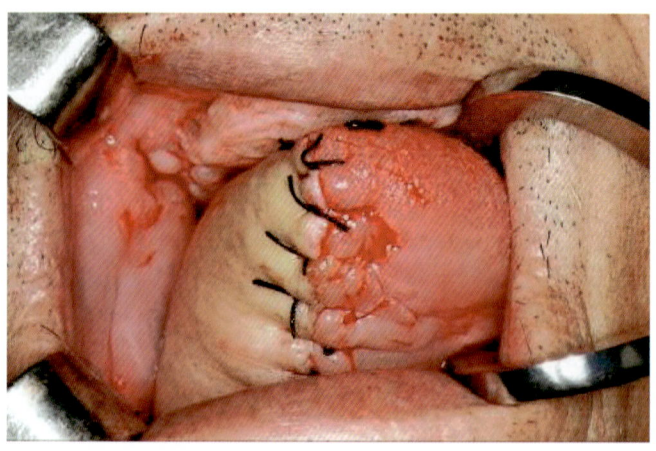

图 4-5-21 胸外侧穿支皮瓣修复右半舌缺损

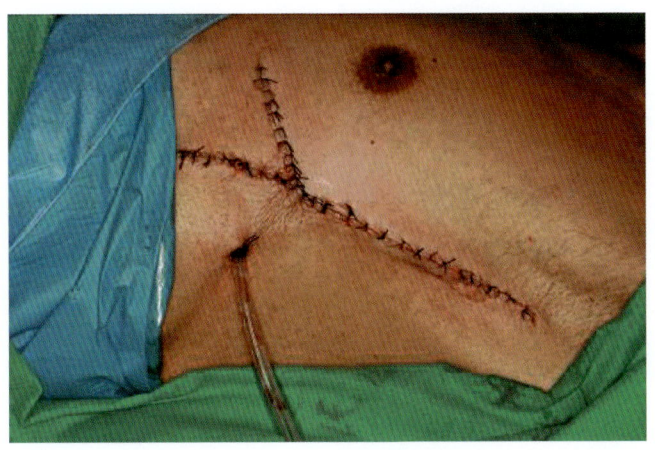

图 4-5-22 供区关闭

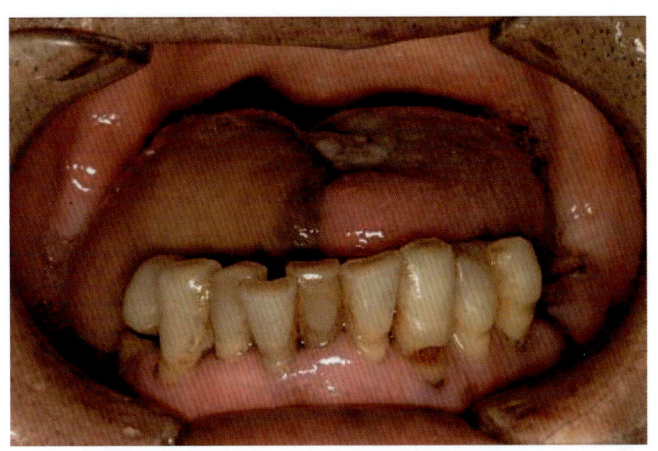

图 4-5-23 术后 2 个月重建的右半舌形态良好

4.5.4.3 胸外侧穿支皮瓣修复面颊部软组织缺损

【典型病例3】 患者男性,23岁,因右侧面部高压电烧伤导致右侧颊部软组织缺损,行清创＋胸外侧穿支皮瓣修复＋前锯肌神经修复面神经颊支。经颈部血管吻合修复缺损。

1) 术前准备

同典型病例2做术前准备。380 V 交流电击伤所致的右侧面部创面正、侧位见图 4-5-24。

2) 手术过程

(1) 受区清创：因右侧面部大面积组织坏死,深达咬肌表面(图 4-5-25),先行右面部伤口清创,清创后缺损范围见图 4-5-26,另伴有右侧面神经上、下颊支缺失。

(2) 皮瓣设计：考虑缺损部位前薄后厚,拟采用胸外侧穿支皮瓣修复,皮瓣后缘切取

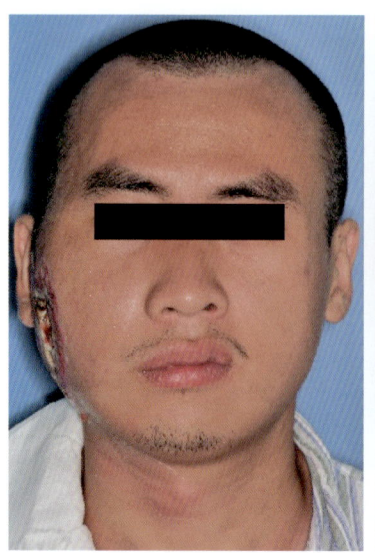
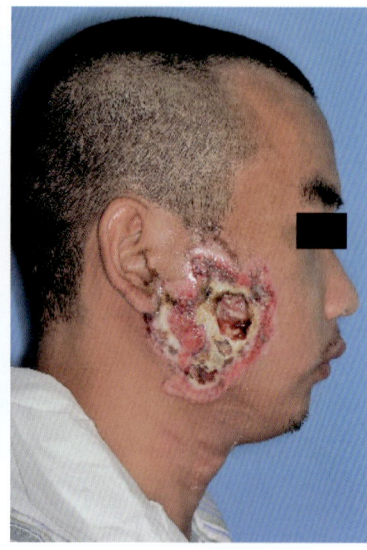

图4-5-24 电击伤所致的右侧面部创面正位(左)、侧位(右)照片

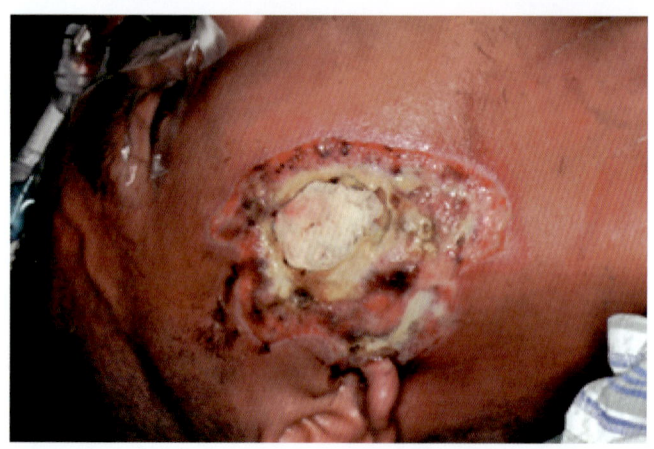

图4-5-25 右侧面部大面积组织坏死,深达咬肌表面

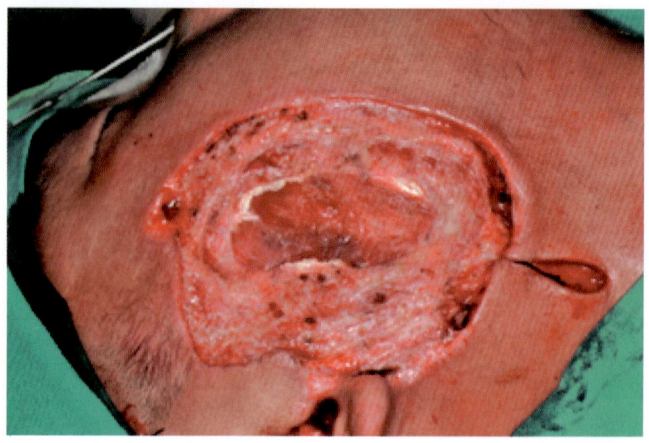

图4-5-26 清创后缺损范围(右侧面神经上、下颊支缺失)

少量背阔肌增加厚度。根据缺损大小和形状设计 10 cm×7.5 cm 的左侧胸背动脉-胸外侧皮动脉为蒂的胸外侧穿支皮瓣见图 4-5-27。

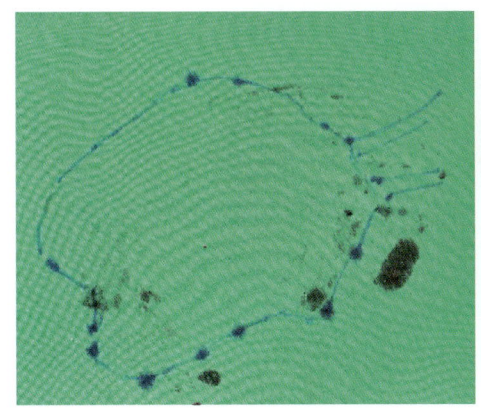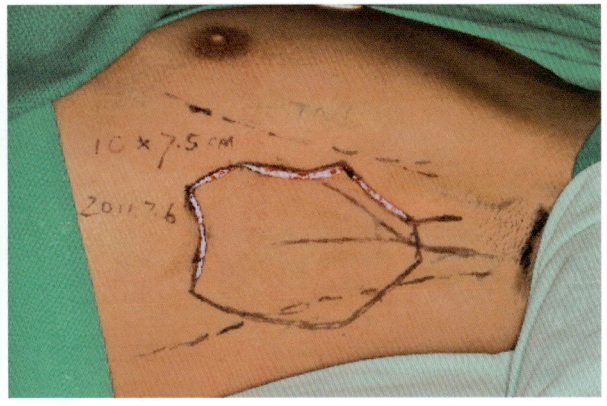

图 4-5-27 根据缺损大小和形状精确设计皮瓣

（3）皮瓣切取：皮瓣切取同前，后方携带部分背阔肌以增加厚度（图 4-5-28），断蒂后的胸外侧穿支皮瓣见图 4-5-29。

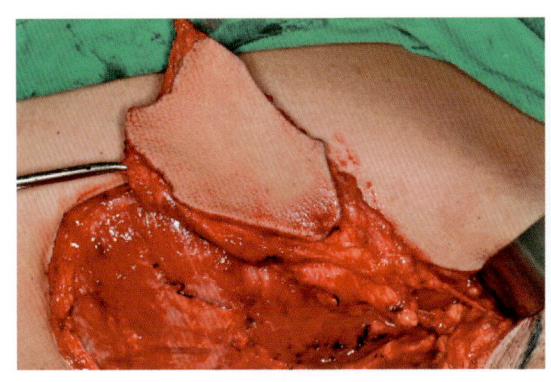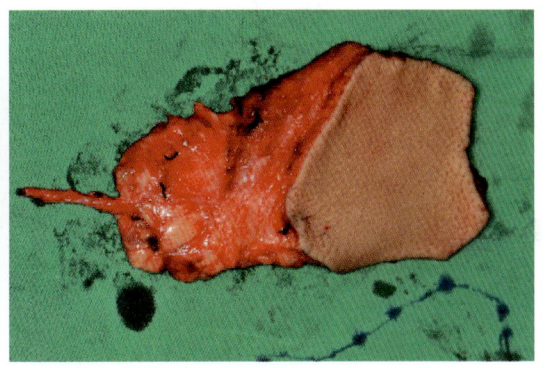

图 4-5-28 皮瓣切取时后方携带部分背阔肌以增加厚度

图 4-5-29 断蒂后的胸外侧穿支皮瓣

（4）缺损修复：切取前锯肌神经移植修复面神经颊支（图 4-5-30），再将皮瓣转移至面颊部缺损处，与缺损周围皮肤缝合，修复缺损（图 4-5-31）。

（5）供区关闭：供区直接拉拢缝合，并置负压引流（图 4-5-32）。

3）术后效果

术后 2 个月复查面部正、侧位照片见图 4-5-33，皮瓣形态和厚度匹配度好，面神经功能部分恢复，供区直接愈合，仅留线性瘢痕。

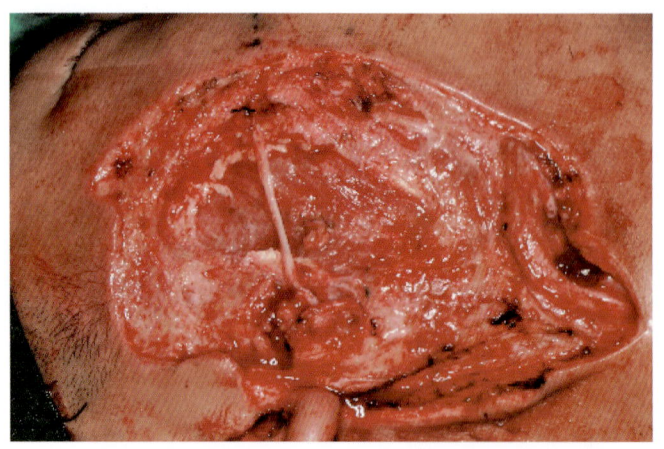

图 4-5-30 前锯肌神经移植修复面神经颊支

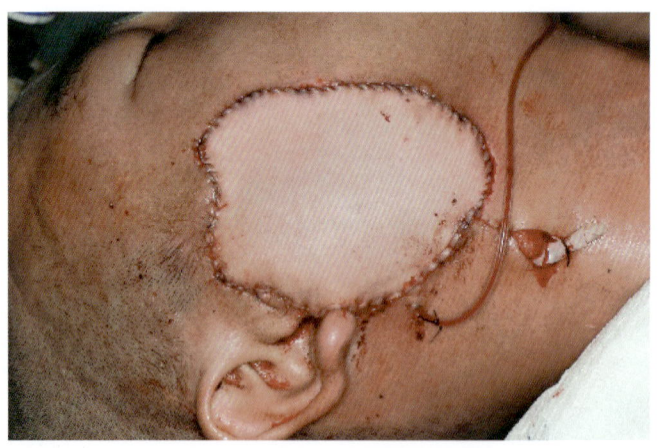

图 4-5-31 胸外侧穿支皮瓣修复面颊部腮腺缺损

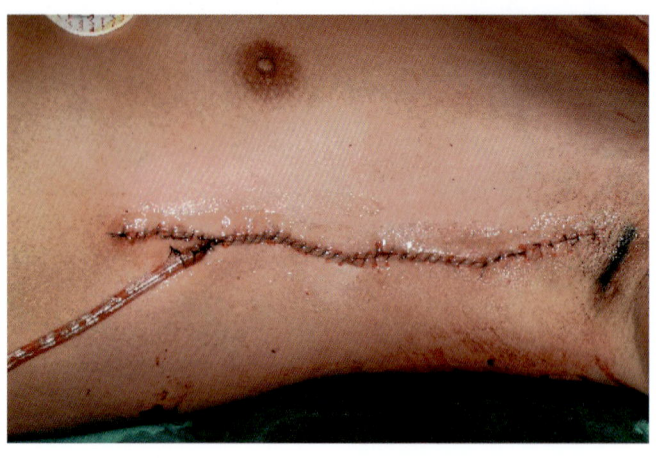

图 4-5-32 供区直接关闭

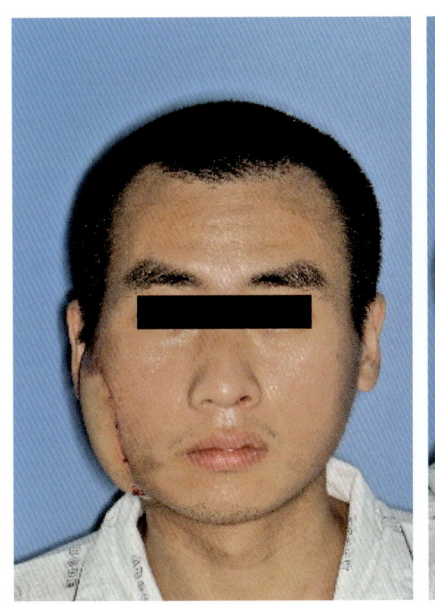 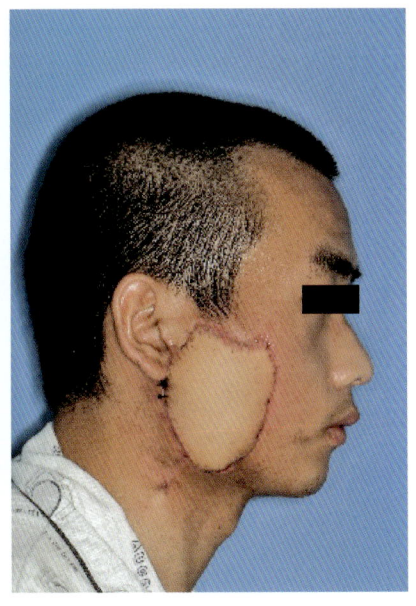

图 4-5-33　术后 2 个月面部正位(左)、侧位(右)照片

4.5.5　经验及点评

（1）术前评估与规划：术前应详细评估患者缺损部位、范围及组织类型，选择合适的皮瓣类型和组合方式。影像学检查（如 CTA、多普勒超声）有助于明确供区血管解剖，指导手术设计。

（2）皮瓣设计与切取：根据缺损情况，合理设计皮瓣大小和形状，确保供区闭合张力适当。切取过程中注意保护血管蒂，避免过度牵拉或损伤，确保皮瓣血供。制备肩胛复合瓣时，由于术中需要切断腋窝周围较多的肌肉附着，术后可能会对上臂的功能造成影响。其中最为明显的为大圆肌，大圆肌是上臂内旋、外展和内收的肌肉。该肌通常在术中均部分或全部从肩胛骨附着上被切断，同时手术还会破坏该肌肉的神经支配和血液供应，不可避免地会影响上臂内旋、外展和内收功能。虽然通过在剩余的肩胛骨上打孔可以达到使大圆肌重新附着，进而达到固定肩胛骨和防止其漂移的目的，但是该肌肉去神经和纤维化后有可能造成对上臂运动范围的限制。如果手术结束时发现大圆肌的血供不佳，应将其切除，以防止肌肉坏死造成的创口感染。此外，供区如缝合、加压不当常可形成无效腔，导致创口裂开或二期愈合，临床上应予注意。

（3）血管吻合与监测：显微镜下精细操作，确保动静脉吻合通畅。术后密切监测皮瓣颜色、温度、毛细血管反应等指标，及时发现并处理血供障碍。

（4）供区管理与康复：供区应妥善处理，减少并发症发生。术后指导患者进行功能锻炼，促进供区功能恢复，特别是肩胛区供区，需注意肩关节活动度的恢复。

（5）并发症预防与处理：术后常见并发症包括血肿、感染、皮瓣部分坏死等。应加强术后护理，及时处理并发症，提高手术成功率。

总之，肩胛骨及胸外侧穿支皮瓣在口腔颌面部缺损修复中具有重要作用，其优势的主要体现：可靠的血供系统（皮瓣存活率 95.2%～97.8%）；良好的组织匹配性（骨皮质厚度 1.5～3 mm）；较低的供区并发症（发生率 3.7%～5.1%）。肩胛复合瓣对于大型的口腔下颌骨复合缺损和全上颌骨切除及合并眶内容物剜除的术后缺损等软组织缺损较大的复合组织缺损具有较大的应用价值。随着数字化技术的发展（3D打印导板、术中导航等），该技术正朝着更精准、更微创的方向发展。临床应用中需特别注意：严格掌握适应证、规范手术操作流程、重视围术期管理。

参考文献

1. Conley J. Use of composite flaps containing bone for major repair in head and neck[J]. Plast Reconstr Surg, 1972, 49(5)：522-526.
2. 吴仁秀. 肩背部游离皮瓣[J]. 安徽医学, 1982(3).
3. 钟世镇, 陈子华, 李汉云, 等. 吻合血管肩胛骨移植的应用解剖学：一种新供骨区的研究[J]. 中国临床解剖学杂志, 1983(1)：3-7.
4. Dos Santos LF. The vascular anatomy and dissection of the free scapular flap[J]. Plast Reconstr Surg, 1984, 73(4)：599-604.
5. Swartz WM, Banis JC, Newton ED, et al. The osteocutaneous scapular flap for mandibular and maxillary reconstruction[J]. Plast Reconstr Surg, 1986, 77(47)：530-545.
6. 杨立民, 石万一, 郭延杰, 等. 肩胛骨骨皮瓣吻合血管移植[J]. 人民军医, 1989(3)：2.
7. Uglesic V, Virag M, Varga S, et al. Reconstruction following radical maxillectomy with flaps supplied by the subscapular artery[J]. J Craniomaxillofac Surg, 2000, 28(3)：153-160.
8. 徐兵, 史俊, 唐友盛, 等. 肩胛骨及邻近瓣在颌面复合缺损修复重建中的应用[J]. 中国口腔颌面外科杂志, 2001, 1(2)：77-79.
9. Kawamura K, Yajima H, Kobata Y, et al. Anatomy of Y-shaped configurations in the subscapular arterial system and clinical application to harvesting flow-through flaps[J]. Plast Reconstr Surg, 2005, 116(4)：1082-1089.
10. Bidros RS, Metzinger SE, Guerra AB. The thoracodorsal artery perforator-scapular osteocutaneous (TDAP-SOC) flap for reconstruction of palatal and maxillaary defects[J]. Ann Plast Surg, 2005, 54(1)：59-65.
11. Pittet B, Montandon D, Schaefer DJ. The free serratus anterior flap for reconstruction of the face[J]. Plast Reconstr Surg, 2006, 117(5)：1571-1578.
12. Clark JR, Vesely M, Gilbert R. Scapular angle osteomypgenous flap in postmaxillectomy reconstruction: defect, reconstruction, shoulder function and harvest technique[J]. Head Neck, 2008, 30(1)：10-20.
13. Shi J, Xu B, Shen GF, et al. Application of lateral thoracic flap in maxillofacial defect reconstruction: Experience with 28 cases[J]. J Plast Reconstr Aesthet Surg, 2013, 66(6)：716-723.
14. 王成琪, 陈中伟, 朱盛修. 实用显微外科学[M]. 北京：人民军医出版社, 2018：245-258.
15. Zhang Y. Three-dimensional planning in scapular flap reconstruction: A multi-center RCT[J]. Int J Oral Maxillofac Surg, 2023, 52(3)：345-356.

16. Chen H. Vascular mapping of scapular tip flaps: Cadaveric study with clinical correlations[J]. Clin Anat, 2023, 36(2): 178-189.
17. Garcia-Rinaldi R. Classification of thoracodorsal artery perforators: Anatomic consensus guidelines [J]. J Reconstr Microsurg, 2023, 39(2): 87-94.

（史　俊　沈　毅）

第 5 章

腹 部 供 区

5.1 腹壁浅动脉穿支皮瓣

5.1.1 概述

腹壁浅动脉穿支皮瓣(superficial inferior epigastric artery perforator flap，SIEAPF)是利用腹壁区域浅动脉的一个或多个分支作为供血来源，将其与相邻组织(通常是皮肤和脂肪组织)一起切取制备的穿支皮瓣。关于该皮瓣的文献报道，最早可以追溯到 20 世纪 70 年代。Antia 和 Buch 等(1971)首次应用游离腹壁浅动脉皮瓣修复面部缺损，但受到当时显微外科技术条件的限制，并未得到推广。随后，针对腹壁浅动脉的解剖学研究逐渐开展。腹壁浅动脉通常在腹股沟韧带的下方起自股动脉(图 5-1-1)，少数情况下也可起源于股深动脉或髂外动脉等。该动脉在起始处多和周围血管(如旋髂浅动脉、阴部外动脉、股浅动脉等)呈共干模式，其与旋髂浅动脉共干的频率最高，可达 50%～70%。腹壁浅动脉起始后越过股动脉三角前外侧斜向上行，在腹股沟韧带中点附近越过腹股沟韧带，随后穿过 Scarpa 筋膜至前腹壁皮下组织上行，沿途可分为内侧支和外侧支。腹壁浅动脉的分支及走行方式有 4 种：总干型、双分支型、单外侧支型、单内侧支型(图 5-1-2)。腹壁浅

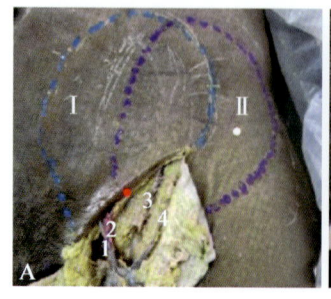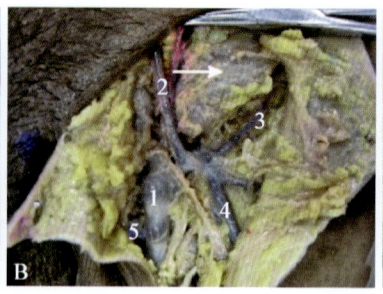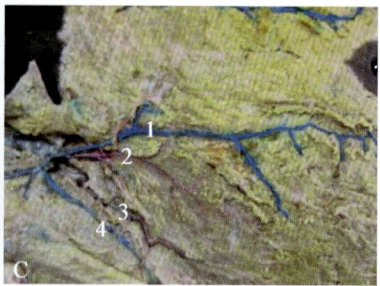

图 5-1-1 腹壁浅动、静脉的相关尸体解剖

(A)腹壁浅动脉出现的位置：1. 腹壁浅静脉；2. 腹壁浅动脉；3. 旋髂浅动脉；4. 旋髂浅静脉；白点为髂前上棘；红点为腹股沟韧带中点；Ⅰ. 腹壁浅动脉皮瓣；Ⅱ. 旋髂浅动脉皮瓣

(B)相关回流静脉：1. 大隐静脉；2. 腹壁浅静脉；3. 旋髂浅静脉；4. 股外侧静脉；5. 阴部外静脉；白色箭头为腹股沟淋巴结

(C)动、静脉分布范围：1. 腹壁浅静脉；2. 腹壁浅动脉；3. 旋髂浅动脉；4. 旋髂浅静脉

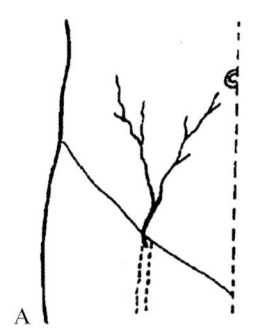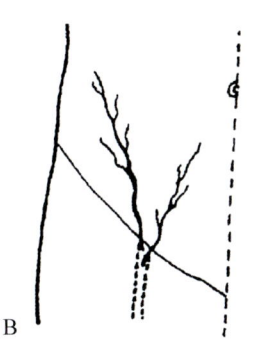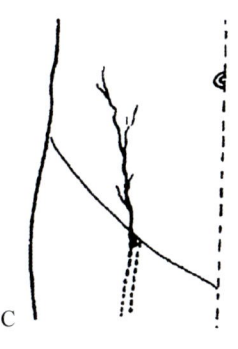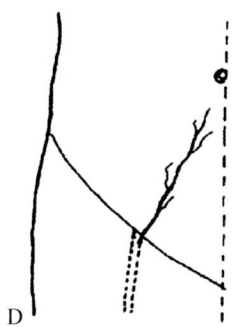

图 5-1-2　腹壁浅动脉的分支类型
(A) 总干型；(B) 双分支型；(C) 单外侧支型；(D) 单内侧支型

动脉常见的回流静脉是腹壁浅静脉和动脉伴行静脉或二者兼有，当腹壁浅静脉与动脉的走行关系不紧密时，其伴行静脉往往与动脉关系紧密，伴行静脉最终汇入腹壁浅静脉或旋髂浅静脉，部分伴行静脉也可直接汇入大隐静脉。由于腹壁浅动脉属于腹壁浅血管系统，变异较大（图 5-1-3），有一定的缺如率。Taylor 等(1975)对 100 具尸体标本进行的腹壁浅动脉解剖发现其缺如率为 35%；Reardon 等(2004)和 Fathi 等(2008)分别对 22 侧和 40 侧腹壁浅动脉进行了解剖，发现 90% 以上的腹壁浅动脉均存在；近年来王晓敏等(2010)的研究中腹壁浅动脉的出现率为 90%(18/20)。

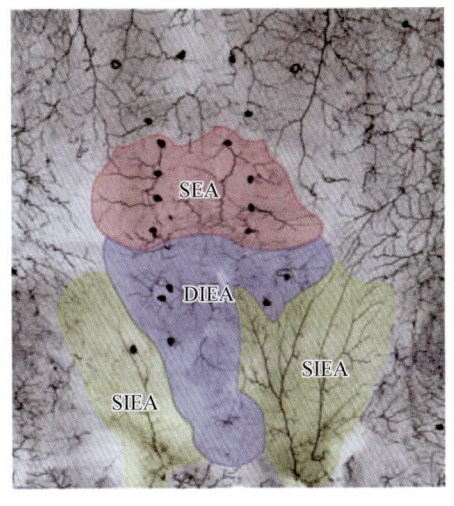

图 5-1-3　对腹壁血管体区进行标示
腹壁浅动脉变异度较大，在同一标本上左侧为双支，右侧为单支
SIEA，腹壁浅动脉；DIEA，腹壁下动脉；SEA，腹壁上动脉

Allen 等(1990)报道了第一个应用腹壁浅动脉穿支皮瓣进行乳房重建的病例，取得了理想的效果。腹壁浅动脉穿支皮瓣取自于下腹部，其组织量既充足又灵活，可以在 Scarpa 筋膜浅面进行修薄，以满足不同类型的受区需要。最主要的是，该皮瓣在制备过程中不损伤腹直肌鞘及腹部肌肉，供区几乎无并发症，而且术后瘢痕十分隐蔽，符合美学要求，对肥胖患者也能起到一定的腹部塑形作用，供区功能也几乎无影响。这是该皮瓣相比传统皮瓣最突出的优点。同时，腹壁浅动脉穿支皮瓣的质地柔软，对软组织缺损的修复重建效果好；血管蒂位置比较表浅，皮瓣制备简单；也可以两组医生同时手术，以节省时间。但既往有腹部手术史的患者，该皮瓣则不宜采用。

5.1.2　皮瓣设计

根据受区缺损情况设计腹壁浅动脉穿支皮瓣的大小和形状，将皮瓣设计在彩超标记的腹壁浅动脉（superficial inferior epigastric artery，SIEA）和腹壁浅静脉（superficial inferior epigastric vein，SIEV)体表走行轨迹当中,同时设计辅助切口,利于关闭供区创面(图 5-1-4)。于腹股沟韧带水平寻找 SIEA、SIEV,明确动脉搏动可见后,解剖至动、静脉起始处,在此过程中保留血管蒂周围 1 cm 左右的脂肪组织。然后根据术前设计切取皮瓣部分,皮瓣在 Scarpa 筋膜上层制备,可根据受区情况对皮瓣脂肪进行修薄。将腹壁浅动脉穿支皮瓣转移至受区修复软组织缺损。

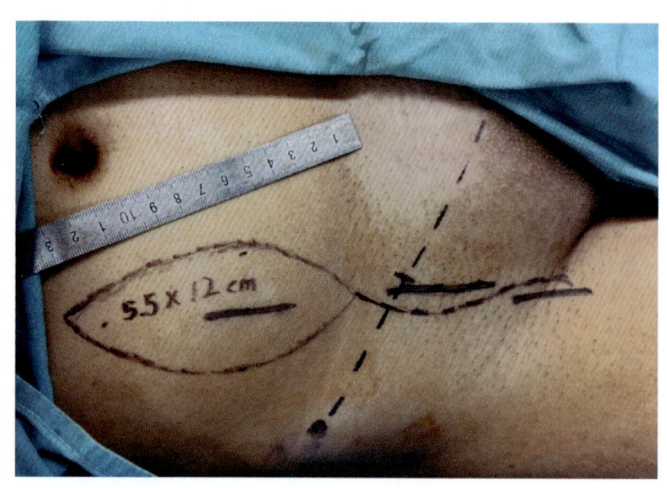

图 5-1-4　腹壁浅动脉穿支皮瓣的设计

皮瓣制备过程中注意要点：① 术前应用彩超明确 SIEA、SIEV 的走行位置和深度,术中血管蒂的解剖以此为依据,既可避免血管损伤,又可提高制备效率。② 一般 SIEA、SIEV 的抗压能力较下肢血管差,且管径较细,制备过程中保留血管蒂周围的部分脂肪组织,可以起到一定的保护作用。③ 根据 SIEA、SIEV 的走行特点,针对皮岛脂肪过厚的患者,在 Camper 筋膜下层对脂肪进行修薄,避免影响皮岛血运。

5.1.3　典型病例

5.1.3.1　腹壁浅动脉穿支皮瓣修复舌、口底部分缺损

【典型病例 1】　患者男性,52 岁,右舌癌(T2N0M0)全麻下行右舌肿瘤扩大切除＋右肩胛舌骨上淋巴清扫＋左腹壁浅动脉穿支皮瓣修复。

1) 术前准备

(1) 术前头颈部增强 CT 评估原发灶范围及颈部淋巴结状况,术前口内观肿瘤范围见图 5-1-5。

(2) 术前应用彩色多普勒超声在腹部定位腹壁浅动、静脉走行及穿支位置(图 5-1-6),并在体表作标记(图 5-1-7)。

2) 手术过程

(1) 切口设计：根据术前彩超定位的 SIEA、SIEV 的走行位置和深度,确定血管蒂的走行,于二者之间设计蒂部切口。

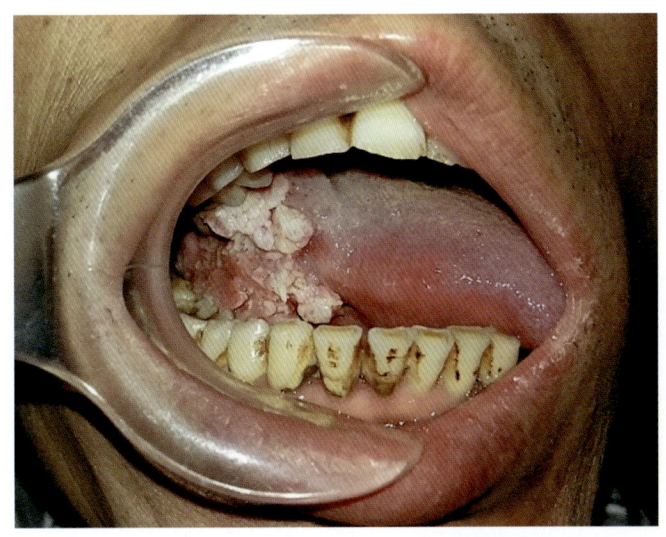

图 5-1-5　术前口内观肿瘤范围

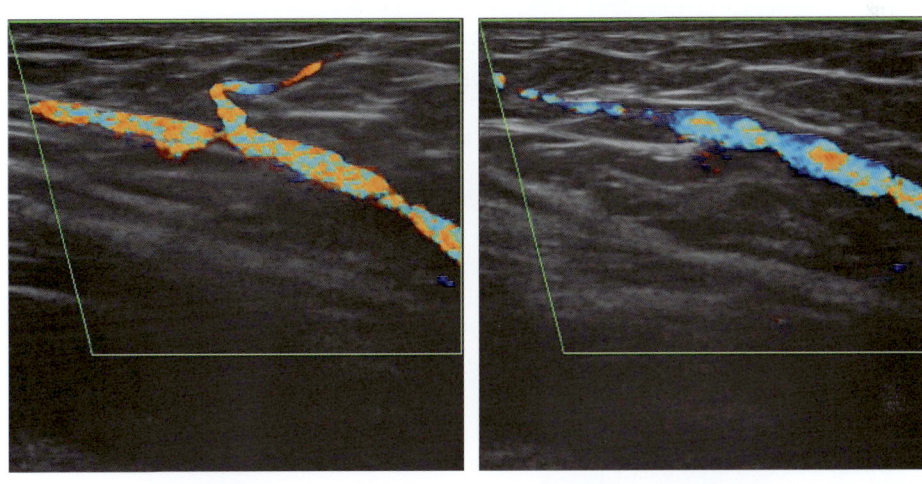

图 5-1-6　术前应用彩色多普勒超声在腹部定位腹壁浅动、静脉走行及穿支位置

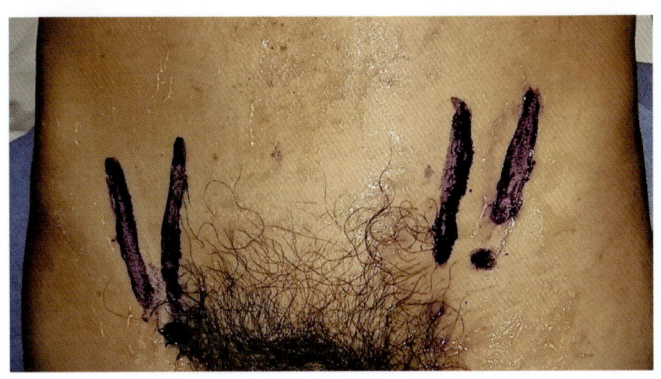

图 5-1-7　术前在体表作标记

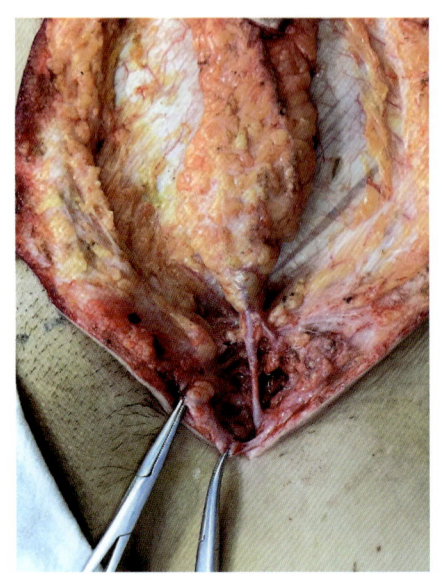

图 5-1-8 制备完成的腹壁浅动、静脉

（2）血管蒂解剖：切开蒂部切口皮肤及皮下组织，于腹股沟水平一侧显露、解剖腹壁浅动脉，并逆行解剖追踪至血管起始处。根据术前的彩超定位，选择皮瓣的回流静脉，于腹股沟水平解剖静脉并追溯至其起始处，根据所需血管蒂的长度，完成腹股沟上方血管蒂的制备，注意保留动、静脉之间的脂肪组织。制备完成的皮瓣血管见图5-1-8。

（3）皮瓣切取：确定皮瓣所在位置，根据口内缺损情况，调整皮瓣设计大小为 10 cm×6 cm，在腹直肌浅面完成皮瓣制备（图5-1-9），并根据缺损的情况在脂肪层对皮瓣进行修薄。制备完成的腹壁浅动脉穿支皮瓣见图5-1-10。

（4）缺损修复：皮瓣经下颌舌骨肌深面隧道转移至舌腹、口底缺损处，与缺损周围黏膜缝合，修复缺损（图5-1-11）。腹壁浅动、静脉分别与颈部受区动脉及颈外静脉/颈内静脉分支进行吻合，检查血运通畅。

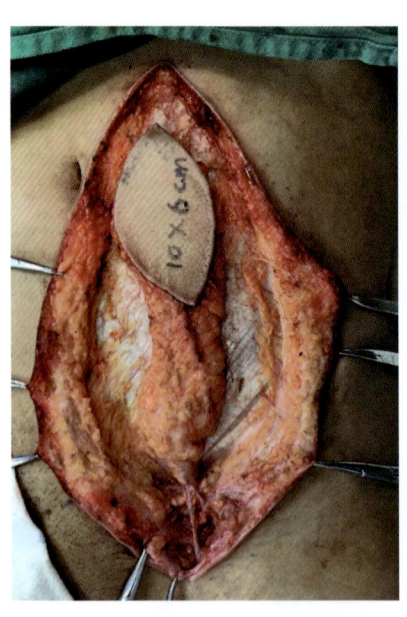

图 5-1-9 在腹直肌浅面制备腹壁浅动脉穿支皮瓣

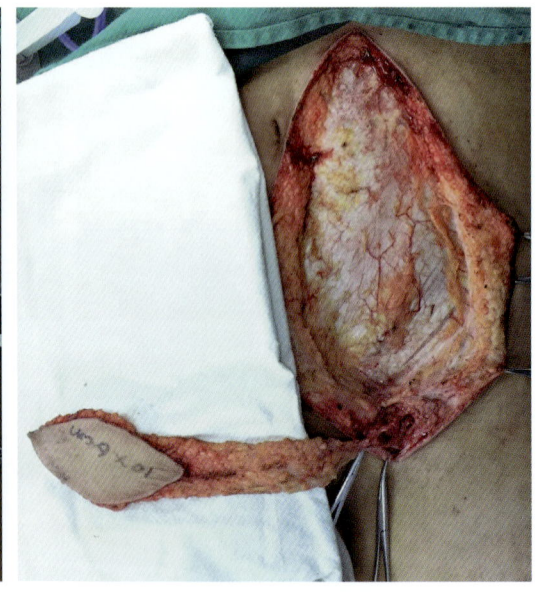

图 5-1-10 制备完成的腹壁浅动脉穿支皮瓣

（5）供区创面作潜行分离后拉拢缝合。

3）术后处理

术后常规皮瓣护理，腹部加压防止积血积液。

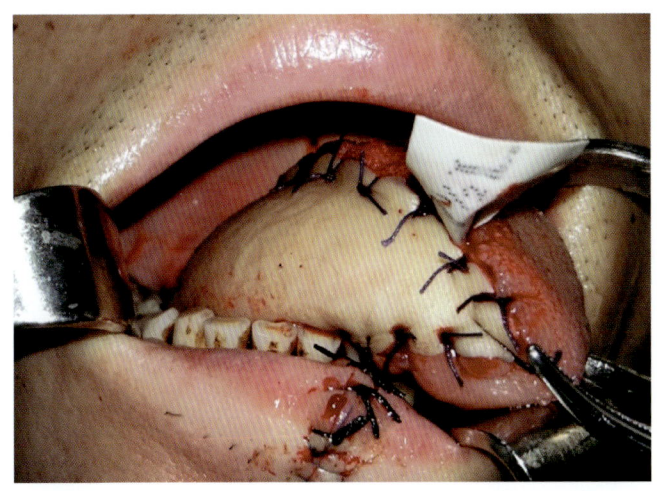

图 5-1-11 腹壁浅动脉穿支皮瓣修复右舌腹、口底缺损

4）术后远期效果

术后 3 年随访示重建的右舌腹、口底形态良好，伸舌无明显受限，腹部瘢痕满意（图 5-1-12），无腹部并发症。右舌、口底及右颈部均无复发。

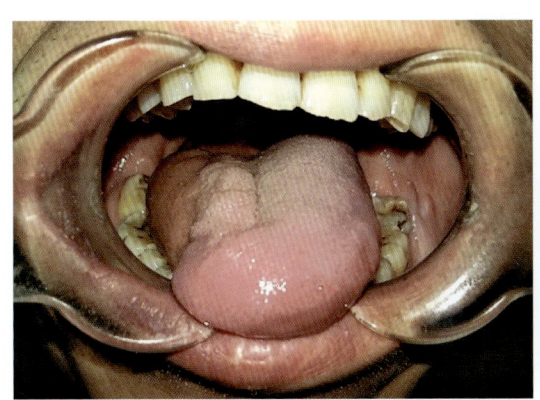
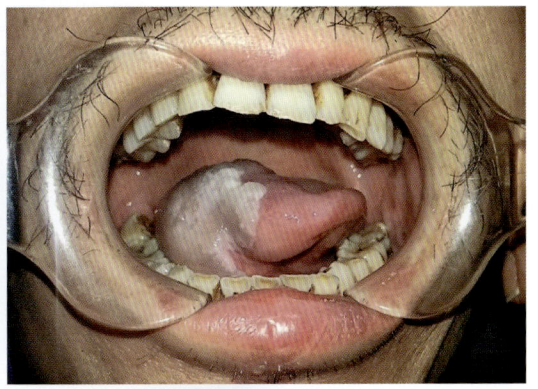

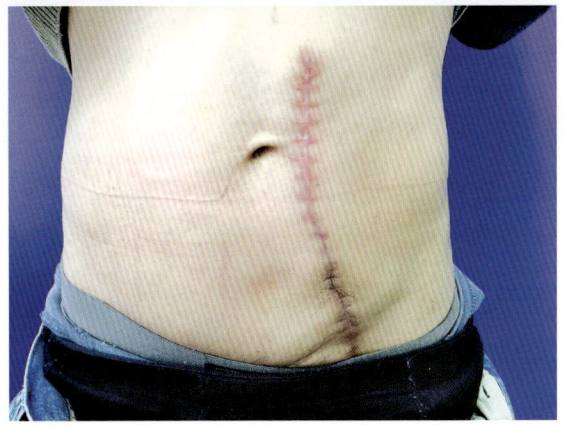

图 5-1-12 术后 3 年重建的右舌腹、口底形态良好（上），腹部瘢痕满意（下）

5.1.3.2 腹壁浅动脉穿支皮瓣修复下颌骨部分缺损

【典型病例2】 患者男性,27岁,右下颌骨骨肉瘤(成软骨母细胞型),全麻下行右下颌骨肿瘤扩大切除＋下颌骨节段性切除＋右侧腹壁浅动脉穿支皮瓣修复。

1) 术前准备

术前腹部彩超定位腹壁浅动脉穿支及腹壁浅静脉并作标记(图5-1-13)。口腔全景片示术前肿瘤范围(图5-1-14),面部正面像示右侧下颌升支去膨隆,张口轻度受限(图5-1-15)。

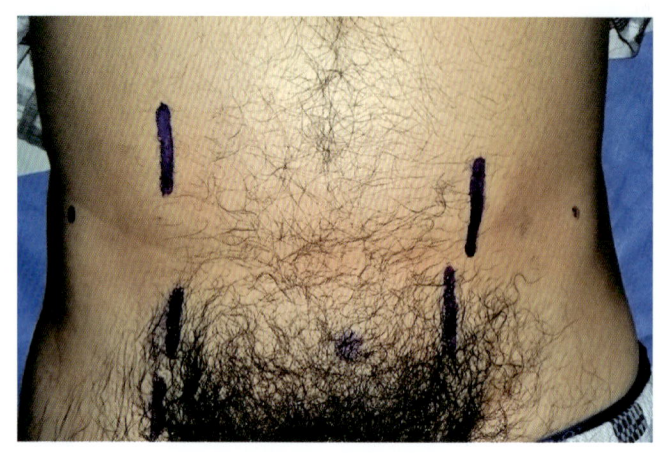

图5-1-13 术前定位并作标记

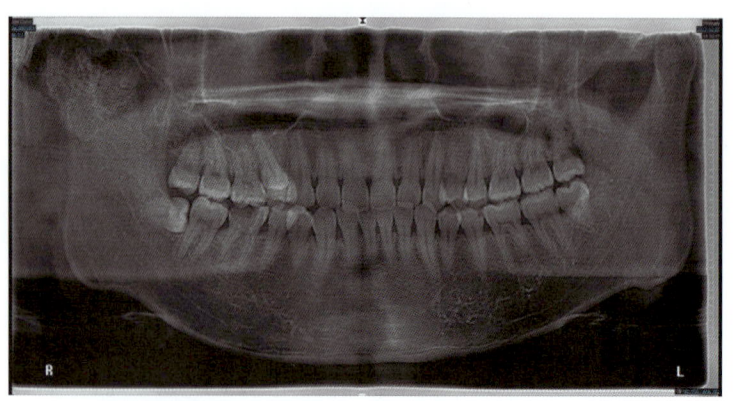

图5-1-14 口腔全景片示术前肿瘤范围

2) 手术过程

(1) 右口角至颈部设计切口完成右下颌升支肿物颌外扩大切除(图5-1-16),制备甲状腺上动脉及颈内静脉分支作为受区血管。

(2) 血管蒂解剖:由术前彩超定位的 SIEA、SIEV 体表投影确定血管蒂的走行,于二者之间设计蒂部切口,切开皮肤、皮下,于腹股沟水平一侧解剖腹壁浅动脉,并逆行解剖追

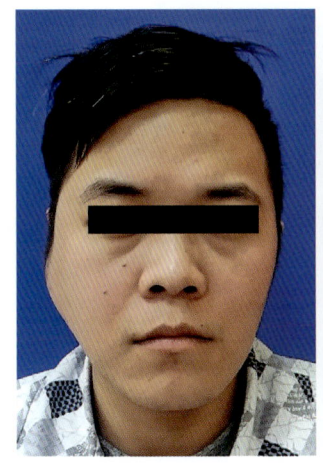
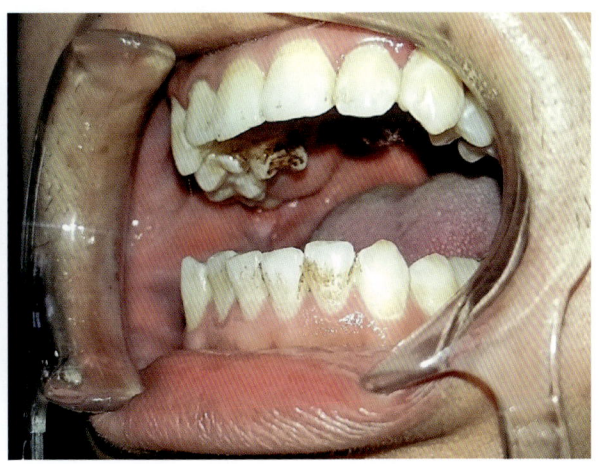

图 5-1-15　面部正面像示右侧下颌升支去膨隆(左),张口轻度受限(右)

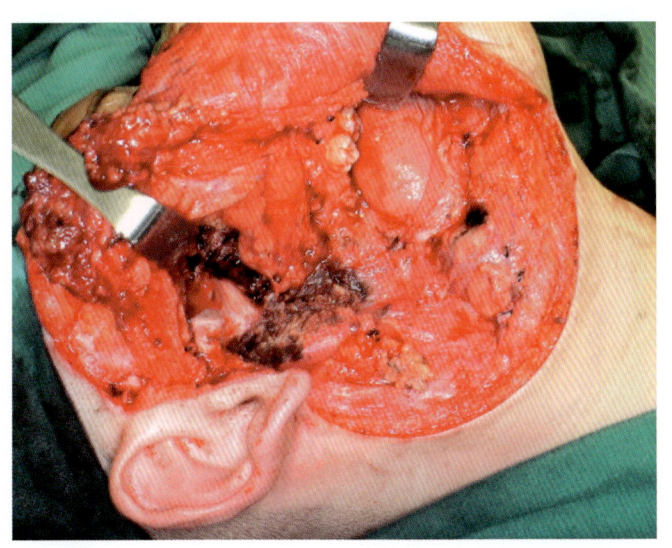

图 5-1-16　右下颌升支肿物颅外扩大切除后缺损

踪至血管起始处,于腹股沟水平另一侧解剖静脉并追溯至其起始处,依然保留腹股沟水平以上血管蒂之间的脂肪组织。解剖完成的血管蒂见图 5-1-17。

(3) 皮瓣切取：根据所需血管蒂长度设计皮瓣所在位置,并根据缺损体积设计皮瓣所需脂肪和皮肤的量,本例由于缺损体积较大,故而切取皮瓣脂肪大小远超过皮岛(图 5-1-18),于腹直肌浅面完成皮瓣制备。切取完成的腹壁浅动脉穿支皮瓣见图 5-1-19。

(4) 缺损修复：皮瓣转移修复下颌软硬组织缺损见图 5-1-20。

(5) 腹部伤口的关闭及术后处理同典型病例 1。

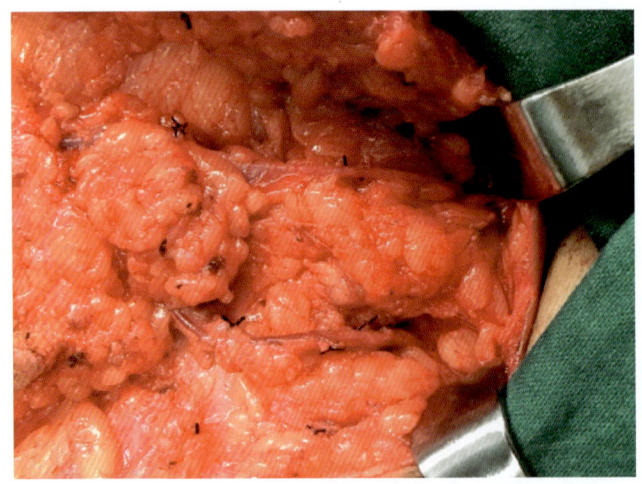

图5-1-17 解剖完成的血管蒂

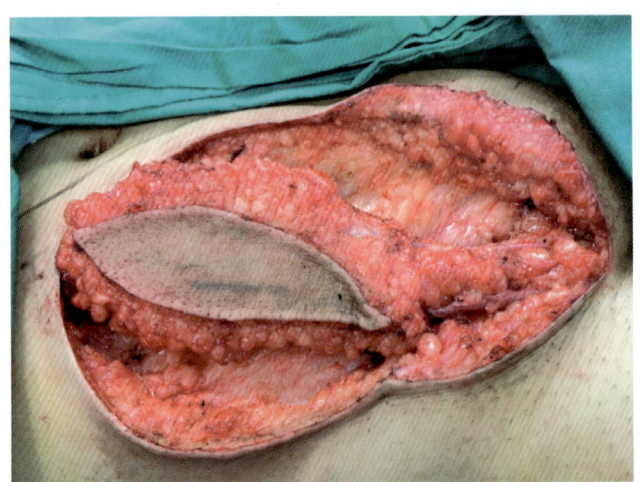

图5-1-18 切取腹壁浅动脉穿支皮瓣

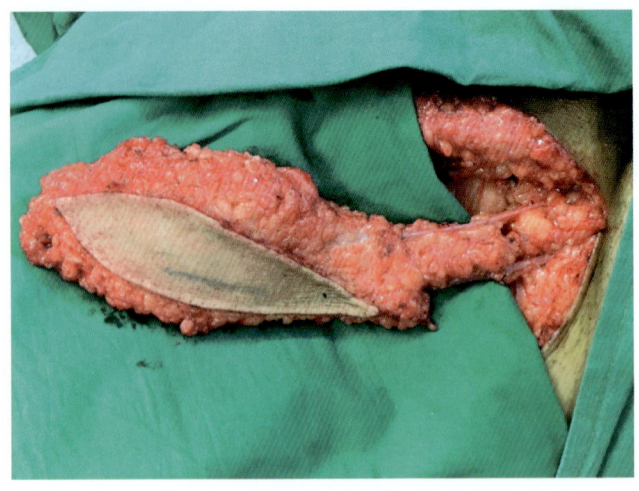

图5-1-19 制备完成的腹壁浅动脉穿支皮瓣

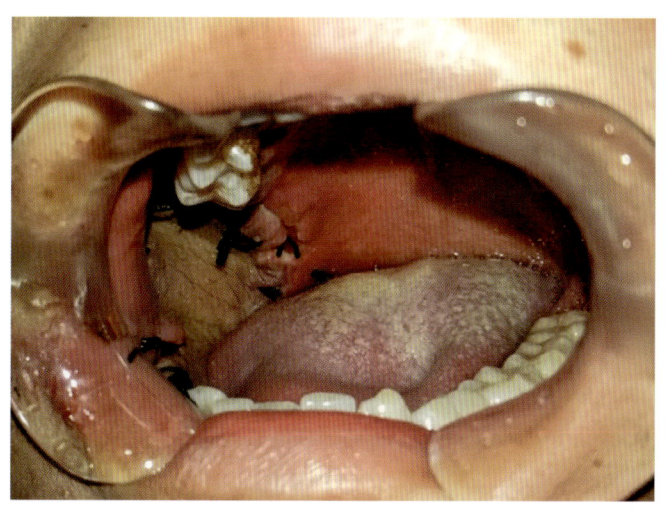

图 5‑1‑20 腹壁浅动脉穿支皮瓣修复下颌软硬组织缺损

3）术后远期效果

术后 3 年随访示重建后的面侧部形态良好（图 5‑1‑21），张口无受限，颈部及腹部瘢痕满意，肿瘤无复发。考虑到患者的年龄和诉求，远期随访无复发后可在现有修复的基础上进行骨缺损和牙列缺损的修复重建。

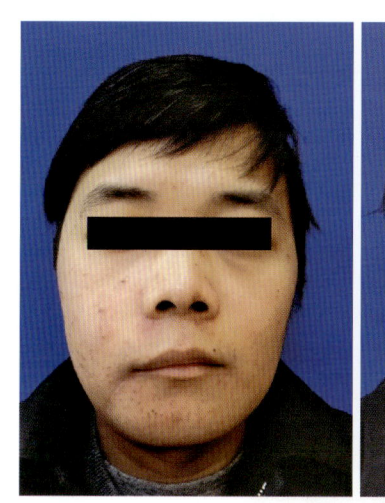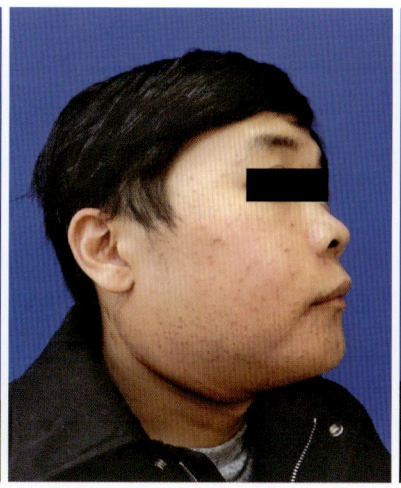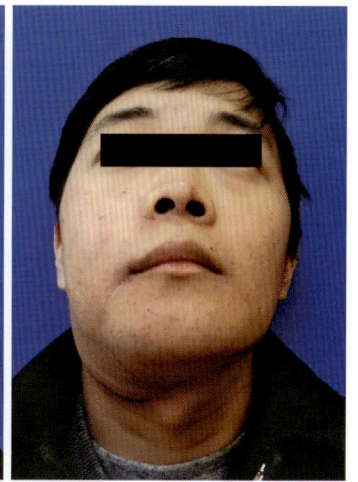

图 5‑1‑21 术后 3 年重建的面侧部形态良好

5.1.4 经验及点评

腹壁浅动脉穿支皮瓣手术操作简便，皮瓣切取与肿瘤切除手术可分组同时进行，节省手术时间，提高手术效率。该皮瓣的组织量既充足又灵活，皮岛和脂肪的切取可根据缺损情况进行设计，能够满足多种类型的口腔癌一期修复。血管蒂的长度也可通过腹股沟水平上方保留动静脉之间脂肪组织进行调整，降低了血管蒂长度对该皮瓣使用的限制。供区关创简单，瘢痕相对隐蔽。皮瓣的制备在腹直肌浅面完成，不影响供区的功能，部分患者甚至可起到腹部塑形的效果。对于介意四肢遗留瘢痕的女性患者来说，该皮瓣更为适用。

腹壁浅动脉穿支皮瓣的制备方法相对简单。首先根据术前彩超定位标记 SIEA 及其伴行静脉走行的体表投影，将切口设计在动、静脉之间；然后根据术前测定的血管深度在腹股沟水平解剖 SIEA；接着沿穿支逆向解剖追踪至其起始位置；随后在腹股沟水平解剖 SIEA 的伴行静脉，同样逆向解剖追踪至其起始位置；明确穿支皮瓣动静脉血运通畅、血管条件良好。其次根据缺损的情况及所需血管蒂长度，设计皮瓣的位置，包括皮岛大小和脂肪体积的确定。在腹股沟水平以上继续进行皮瓣制备。保留皮岛至腹股沟水平动静脉之间的脂肪组织，这样既能有效延长血管蒂长度，又能保护血管蒂防止受压，还能保证皮瓣末端血供。最后在腹直肌浅面完成皮岛和脂肪的切取。笔者应用此方法进行腹壁浅动脉穿支皮瓣的制备均取得成功。值得注意的是，该皮瓣的回流静脉存在变异，常见的是 SIEV 和 SIEA 相伴行，当 SIEV 在腹股沟韧带中点水平与 SIEA 距离较远时，SIEA 伴行静脉往往与动脉的走行关系紧密，通常情况下选择与 SIEA 距离更近的优势静脉作为该皮瓣的回流静脉。

笔者自 2016 年起，采用腹壁浅动脉穿支皮瓣修复口腔颌面部恶性肿瘤切除术后的各类缺损，所选患者无年龄及性别差异，均需完成下腹部血管 B 超，明确腹壁浅动脉及其伴行静脉存在，且于腹股沟水平动、静脉之间的距离不超过 5 cm，动脉起始管径以 1 mm 以上为宜。目前已完成近 10 例，除 1 例患者出现血管危象抢救无效外，其余均成活。所有患者术后组织缺损修复形态及功能恢复良好，腹部无功能障碍及并发症。患者随访至今无复发和转移，患者对治疗效果满意。

腹壁浅动脉为腹壁浅表穿支血管，其存在一定的变异和缺如，且回流静脉也有变异，因此术前的血管 B 超检查显得尤为重要。笔者的实践也证明，术前腹壁浅血管 B 超检查能够明确腹壁浅动脉的起始、走行、管径，同时可以定位腹壁浅静脉或其他伴行静脉，根据血管条件和位置，判断该皮瓣制备的可行性。临床应用显示，腹壁浅动脉穿支皮瓣具有供区损伤小、并发症少、瘢痕隐蔽；皮瓣质地柔软、组织量充足等显著优点；皮瓣的血管蒂位置表浅、影像学定位准确、制备简单、操作时间短。当然，腹壁浅动脉穿支皮瓣也具有血管解剖变异大、动脉管径细的缺点，相信这些都将随着影像学技术和显微外科技术的不断发展而逐渐解决。鉴于此，该皮瓣未来可能会成为口腔颌面部软组织缺损修复重建较好的临床选择。

参考文献

1. Antia NH, Buch VI. Transfer of abdominal dermo-fat graft by direct anastomoses of blood vessels [J]. Br J Plast Surg, 1971, 24(1): 15 - 19.
2. Taylor GI, Daniel RK. The anatomy of several free flap donor sites[J]. Plast Reconstr Surg, 1975, 56(3): 243 - 253.
3. Reardon CM, O'Ceallaigh S, O'Sullivan ST. An anatomical study of the superficial inferior epigastric vessels in humans[J]. Br J Plast Surg, 2004, 57(6): 515 - 519.
4. Fathi M, Hatamipour E, Fathi HR, et al. The anatomy of superficial inferior epigastric artery flap

[J]. Acta Cir Bras,2008,23(5):429-434.
5. 潘峰,陈振光,林海滨,等.髂腹股沟区血供的应用解剖研究及其临床意义[J].医学新知杂志,2004,14(3):175-177.
6. 王晓敏,马士崟,张凯.腹壁浅动脉皮瓣的应用[J].国际耳鼻咽喉头颈外科杂志,2010,34(5):290-292.
7. Wu LC,Bajaj A,Chang DW,et al. Comparison of donor-sitemorbidity of SIEA,DIEP,and muscle-sparing TRAM flaps for breast reconstruction[J]. Plast Reconstr Surg,2008,122(3):702-709.
8. Arnez ZM,Khan U,Pogorele D,et al. Rational selection of flaps from the abdomen in breast reconstruction to reduce donor site morbidity[J]. Br J Plast Surg,1999,52(5):351-354.
9. Iida T,Yoshimatsu H,Tashiro K,et al. Reconstruction of a full-thickness,complex nasal defect that includes the nasal septum using a free,thin superficial inferior epigastric artery flap[J]. Microsurgery,2016,36(1):66-69.
10. Nasir S,Aydin MA. Wide combined thin free SCIA/SIEA flap[J]. Ann Plast Surg,2008,61(6):627-631.
11. 王宏伟,郭兵,马春跃,等.腹壁浅动脉穿支皮瓣修复口腔颌面部软组织缺损3例报道[J].中国口腔颌面外科杂志,2018,16(1):78-83.

(王宏伟 秦兴军)

5.2 腹壁下动脉穿支皮瓣

Ⅰ.口腔颌面-头颈部重建

5.2.1 概述

腹壁下动脉穿支皮瓣(deep inferior epigastric perforator flap,DIEPF)是在腹直肌肌皮瓣的基础上发展而来的,通过将穿支从腹直肌中完全游离,仅切取由穿支供血的下腹部皮肤和皮下组织,从而保留了腹直肌鞘前层和腹直肌的完整性,并减少支配腹直肌的运动神经损伤。与传统的腹直肌肌皮瓣相比,DIEPF克服了皮瓣臃肿的缺点,最大限度减少腹部供区的损害,是目前临床研究和应用最多的穿支皮瓣之一。

Drever(1977)首先介绍了以腹壁下动脉为蒂并携带腹直肌的垂直方向的岛状肌皮瓣修复胸部手术后的瘢痕挛缩。Holmstrom等(1979)首次报道应用游离的横行腹直肌肌皮瓣进行乳房再造。Pennington和Pelly(1980)在其报道中总结了基于腹壁下动脉的游离皮瓣的优点,即拥有足够长度的血管蒂,以及较为适宜的血管管径;但同时也意识到了该术式的缺点:皮瓣可能较为臃肿,术后需进行腹直肌鞘前层的重建。Boyd和Taylor等(1984)对腹壁下动脉进行了分区解剖,提出由腹壁下动脉发出并分布在脐周的较大穿支可以为下腹部皮瓣提供较为充足的血供。1989年,Koshima和Soeda首次报道了仅切取皮肤和皮下脂肪，保留完整的腹直肌、腹直肌鞘前层及腹直肌内的运动神经，仅靠穿支血管滋养的皮瓣；并应用其修复腹股沟区及口底的软组织缺损。Allen 和 Treece(1994)首次将该皮瓣命名为腹壁下动脉穿支皮瓣(DIEPF)，并成功应用于乳房重建。随着对穿支皮瓣认知的不断提升及显微外科技术的发展，目前 DIEPF 已成为乳房切除术后修复重建的首选皮瓣，并在头颈部、四肢、胸壁、会阴、髋部等部位的修复重建中被广泛应用。

5.2.2 应用解剖

DIEPF 主要由腹壁下动脉发出的穿支供血。腹壁下动脉于腹股沟韧带中点上方约 1.5 cm 处自髂外动脉发出，向内上方斜行穿过腹膜外脂肪组织，于腹股沟管深环内侧缘向内上方走行，穿过腹横筋膜至其浅面后，继续向内上方走行于腹直肌深面与腹直肌鞘后层之间(图 5-2-1)。在脐平面，其与腹壁上动脉在腹直肌深面及腹直肌内吻合；在腹直

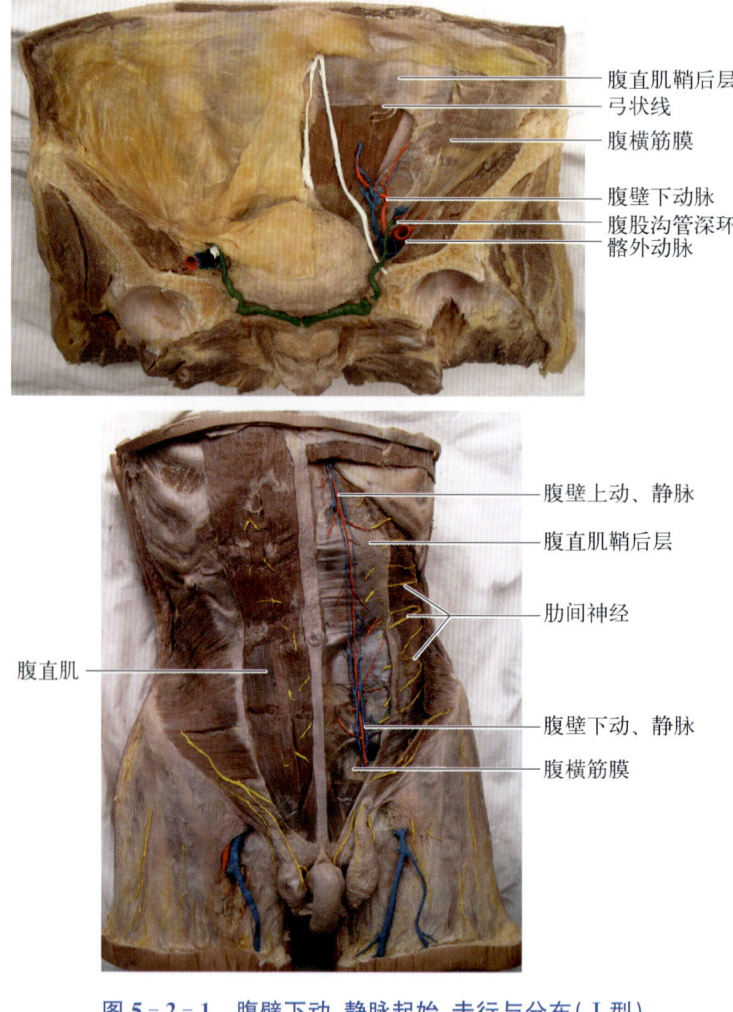

图 5-2-1　腹壁下动、静脉起始、走行与分布(Ⅰ型)
上：下腹壁；下：全腹壁

肌后方或腹直肌鞘外缘的半月线附近,与下六对肋间后动脉的终末支吻合。腹壁下动脉在腹直肌鞘内上行,大多数情况下于腹直肌中 1/3 段,其次为下 1/3 段进入腹直肌。Moon 和 Taylor(1988)将腹壁下动脉的分支类型归为三种:Ⅰ型为腹壁下动脉与腹壁上动脉之间仅存的一支明显的血管(图 5-2-1);Ⅱ型最为常见,在弓状线水平,腹壁下动脉分为内、外 2 支;Ⅲ型为腹壁下动脉在弓状线处分为 3 条分支,各分支与腹壁上动脉在脐周形成吻合(图 5-2-2)。腹壁下动脉进入腹直肌后多在其中部发出内、外分支,分别在腹直肌的内、外 1/3 发出两列穿支。Blondeel 等(1998)发现在中线两侧各存在 2~8 条管径超过 0.5 mm 的穿支,内侧支穿支在肌肉内走行较长且迂曲,解剖相对困难,但其管径相对较大(图 5-2-3)。外侧支穿支在肌肉内走行距离较短,伴行的感觉神经较为粗大(图 5-2-4)。这些穿支主要分布在脐周及脐下区域的皮下脂肪和皮肤,一侧穿支血管体可跨过中线,与对侧穿支血管体之间形成真性吻合(图 5-2-5)。Hallock 等(2009)研究发现腹壁下动脉的穿支主要集中在经脐上 2 cm、脐下 4 cm 分别做横线,与经腹部正中线两侧外 1 cm 和 6 cm 分别做两条垂直线所围成的 2 个矩形范围内。

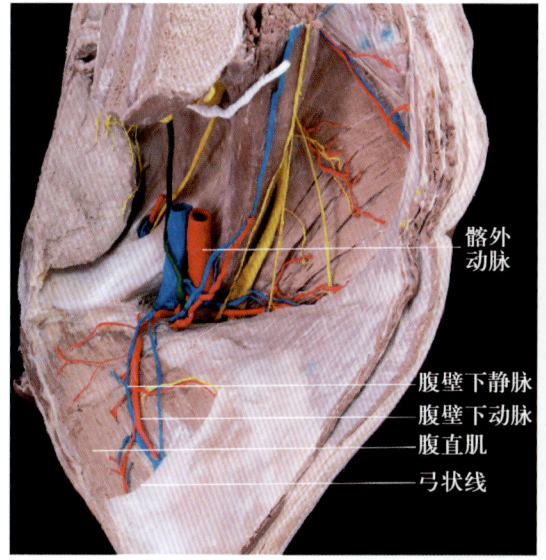 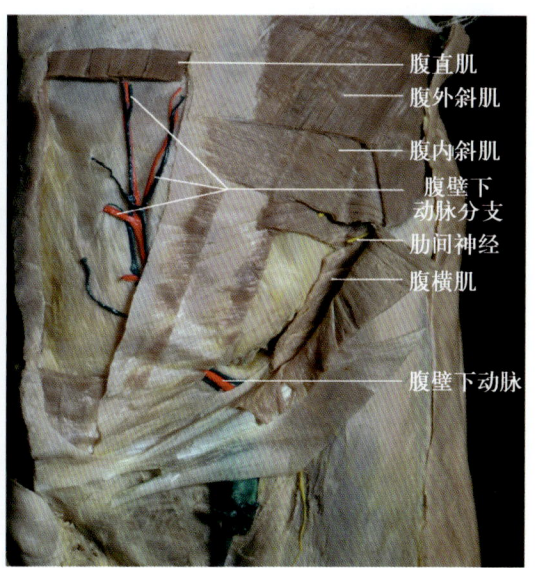

图 5-2-2　腹壁下动脉Ⅱ(左)、Ⅲ型(右)分支

根据血供分布的不同,Harurampf(1982)等将脐周以下的腹壁皮肤及皮下组织进行了分区,Ⅰ区是血管蒂腹壁下动脉所在的腹壁区域,即同侧腹直肌鞘表面区域;Ⅱ区是对侧腹壁下动脉所在的腹壁区域,即对侧腹直肌鞘表面区域;Ⅲ区指同侧腹直肌鞘外侧区域,即与同侧Ⅰ区相邻的腹壁浅动脉及旋髂浅动脉分布区域;Ⅳ区指对侧腹直肌鞘外侧区域,即与对侧与Ⅱ区相邻的腹壁浅动脉及旋髂浅动脉分布区域。Ⅰ区为蒂部,血供最好。分区标号越小,则血供越丰富。Holm 等(2006)利用吲哚菁绿荧光造影对 DIEPF

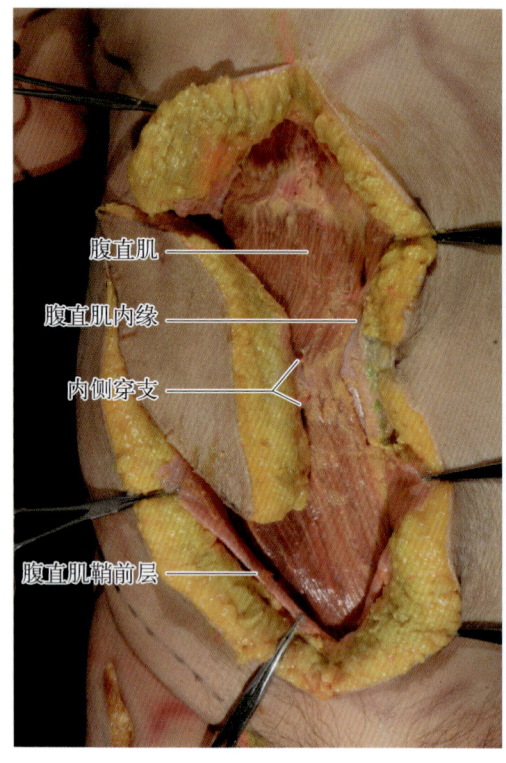

图 5-2-3 腹壁下动脉内侧穿支　　　图 5-2-4 腹壁下动脉外侧穿支

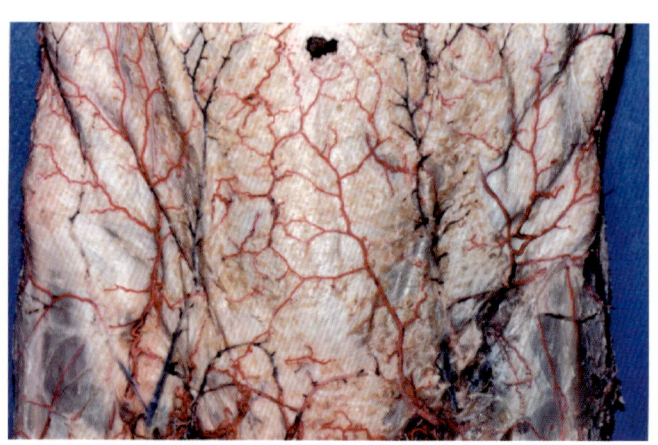

图 5-2-5 下腹部及腹股沟区浅筋膜层动脉分布与吻合

血流灌注进行分区研究,认为原有分区中的Ⅲ区血供较Ⅱ区更佳,应将原有的Ⅱ、Ⅲ区位置互换。

DIEPF 主要靠腹壁下动脉的伴行静脉回流。通常情况下,腹壁下动脉有 2 条伴行静脉,两者在靠近髂外静脉处合二为一,并注入髂外静脉或股静脉,汇合后直径可达 3~4 mm。在皮瓣的外侧,还可能有腹壁浅静脉参与静脉回流,最终注入大隐静脉(图 5-2-6)。

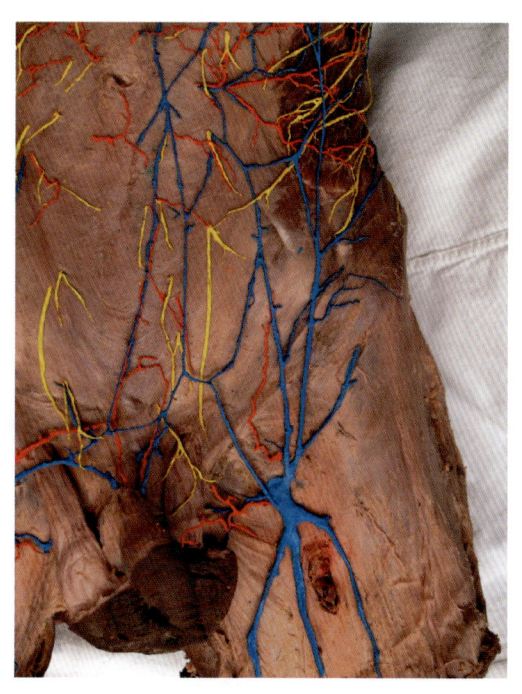

图 5-2-6 腹壁下动脉穿支及伴行静脉、腹壁浅静脉、旋髂浅静脉在下腹部浅筋膜中的分布

腹前壁组织主要由第 7~12 对胸神经前支(7~11 肋间神经和肋下神经)以及第 1 腰神经的前支共同支配,为混合性神经,包含感觉和运动两种神经纤维(图 5-2-7)。它们经腹横肌浅面,腹内斜肌深面至腹直肌外缘。第 7、8 肋间神经穿过腹直肌鞘外缘,经腹直肌后方,发出肌支支配腹直肌上部;终支在腹直肌外缘穿过腹直肌及腹直肌鞘前层,分布于上腹部皮肤和皮下组织。第 9~11 肋间神经穿过腹直肌鞘外缘,经过腹直肌后方进入并支配该肌;终支经腹直肌外侧缘穿过腹直肌及腹直肌鞘前层,发出终末皮支。第 9 肋间神经前皮支支配脐上方的皮肤;第 10 肋间神经前皮支支配脐平面包括脐部的皮肤;第 11 肋间神经前皮支支配脐下部皮肤。肋下神经和第 1 腰神经前支合称为髂腹下神经,其穿过腹横筋膜行于腹内斜肌深面和腹横肌之间,分布与下位肋间神经相似。上述神经终止于腹直肌的分支参与腹直肌的运动,有 4~7 个神经分支从腹直肌外侧或后方进入肌肉,于腹壁下动脉外列穿支周围形成网络,交叉支配肌肉纤维。Rozen 等(2008)通过在术中刺激神经来研究支配腹直肌的运动神经分布。根据研究结果,运动神经可分为 1 型神经和 2 型神经。1 型神经较为细小,支配纵行窄条状的肌纤维单元,相邻区域之间有明显的重叠。因此,它们可以在不影响功能的情况下被牺牲。2 型是弓状线水平的单一大神经,约 80% 情况下,此粗大单根的肋间神经可在一定程度上控制一侧的腹直肌运动功能,如果牺牲可导致供体部位的发病率上升。内排穿支周围常无明显的运动神经。损伤支配腹直肌运动神经可导致腹壁薄弱和腹壁疝的发生。

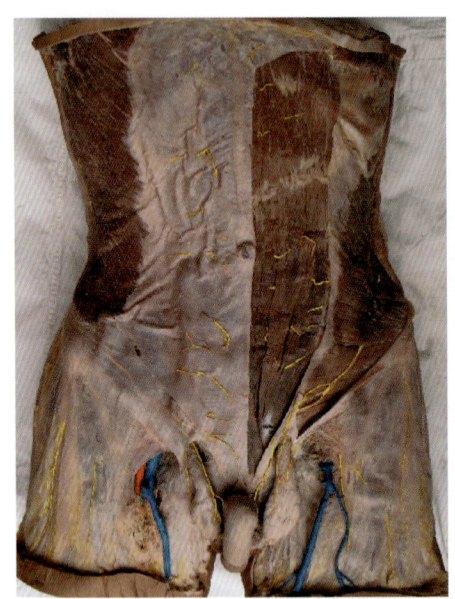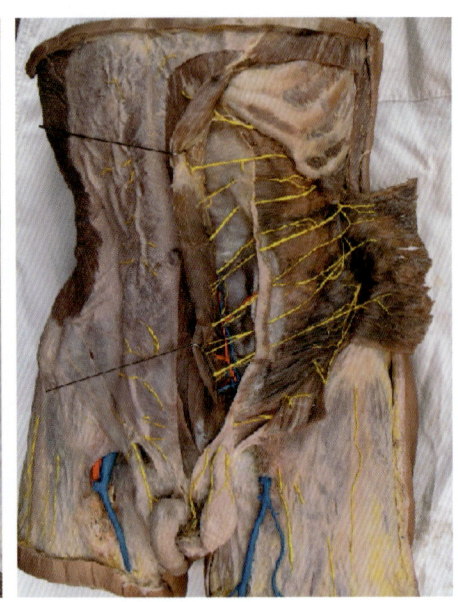

图 5-2-7　第 7～12 对胸神经及第 1 腰神经支配腹直肌的运动支与皮肤感觉支
左：腹壁神经穿出点；右：腹壁神经肌间走行

5.2.3　皮瓣设计与制备

与腹直肌肌皮瓣的设计理念不同，DIEPF 的设计与制备原理是以确定位置的皮肤穿支为核心进行的。皮肤穿支穿出腹直肌鞘前层后，多向头侧及侧方延伸，在远离血管蒂部的 Ⅳ 区血供最差。根据所需范围大小，可设计为单侧血管蒂 DIEPF、双侧血管蒂 DIEPF、多蒂联合超大皮瓣、螺旋桨 DIEPF、携带腹股沟淋巴结的 DEIPF 及预扩张的 DEIPF 等多种形式。

皮瓣常规可切取范围：上至脐上 1～2 cm，下至耻骨联合上方，两侧一般不超过腋中线；经耻骨联合连接两侧腋中线，形成凸向下方的弧线所围成的区域。皮瓣的最终尺寸、形状和位置需根据缺损区的特征，以及皮肤穿支大小、数量、位置等因素进行综合考量而制定。若需要的皮瓣范围较大，制备时可包含多个穿支或对侧穿支，从而增加皮瓣的血供。

术前确定皮肤穿支位置的方法有几种，其中最为简单易行的是便携式多普勒超声，但其经常产生假阳性信号。彩色多普勒超声更加精准，对管径超过 0.5 mm 的穿支检测准确率超过 90%，但需要超声专业技术人员的协助，对于操作者的技术依赖较大。同时，由于超声探头探测范围的限制，其只能节段性提供信息，无法对下腹部各组织结构和层次提供完整、直观的可视化呈现。对下腹部进行 CTA 扫描，不但能够获得腹壁下动脉及穿支的走行、位置、管径，以及周围组织结构和层次等重要信息，且敏感性和特异性都较为理想，目前是术前评估 DIEP 的"金标准"。无论哪种影像学手段，术前对皮肤穿支的检查结果都需要在术中分离皮瓣时对其进行确认和选择,并根据穿支的实际情况对皮瓣的位置和方向进行调整。

以术前检查探测到的穿支位置为中心,根据缺损形态设计皮瓣切取范围(图5-2-8)。先于皮瓣外侧缘逐层切开,若发现腹壁浅静脉的分支进入皮瓣内,则予以分离并保护,其可作为皮瓣的附加静脉回流。切口达深筋膜浅面后,用剪刀及双极电凝进行分离,向内侧掀起皮瓣。当分离至腹直肌鞘前层外缘时,操作需谨慎,以免损伤外侧穿支;继续向内侧解剖,仔细辨认穿出腹直肌鞘前层的内侧穿支(图5-2-9)。选择其中的1~2支,精细解剖至其穿出腹直肌鞘前层的裂孔。于穿支裂孔边缘剪开腹直肌鞘前层,并延伸至其他穿支裂孔,而后向头侧继续纵行切开3~4 cm,向尾侧切开至腹直肌外缘。利用显微剪刀或止血钳,以及双极电凝,顺穿支血管及腹直肌肌纤维的方向逆行追踪,直至腹壁下动脉主干。沿途在距离其发出至肌肉的分支1~2 mm处,切断并结扎至肌肉的分支。保持一定的结扎距离,能减少结扎或夹闭操作刺激导致穿支血管痉挛;也便于在结扎或钛夹

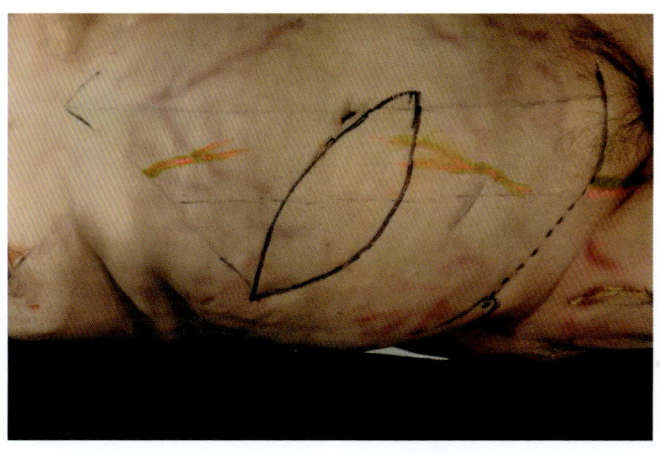

图 5-2-8 以脐周穿支为中心设计 DIEPF 示例

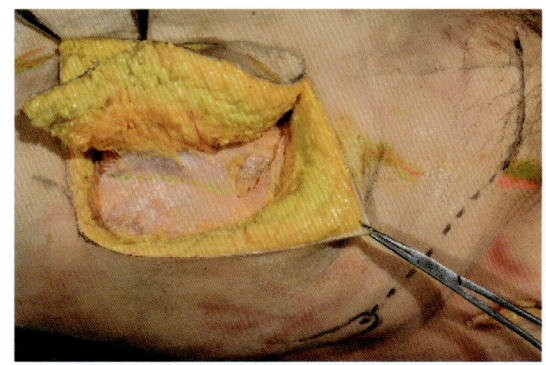 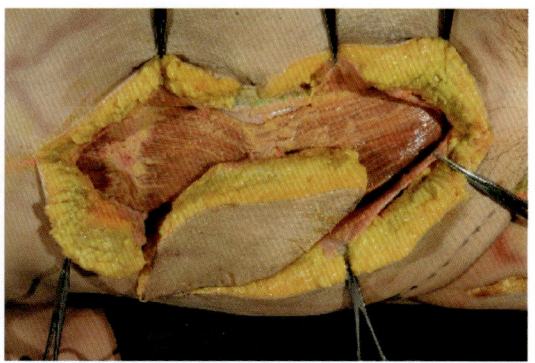

图 5-2-9 DIEPF 外侧(左)及内侧(右)穿支

松脱时进行再次结扎或夹闭。逆行解剖过程中可见肋间神经、肋下神经在腹直肌内的节段性分支，其与外侧穿支关系紧密，应注意予以保护，尤其避免在弓状线水平的离断。根据所需皮瓣大小，必要时可依同法制备成包括对侧腹壁下血管主干及穿支的双蒂皮瓣，并依所需长度切取血管蒂。

DIEPF在制备过程中并未造成腹直肌鞘前层的缺损，故可在无张力条件下对腹直肌鞘前层进行褥式缝合直接拉拢关闭，一般无须额外增加人工材料补片进行加固。术区放置负压引流后，逐层拉拢关闭皮肤及皮下组织。若切取皮瓣较大，可于深筋膜浅面向周围进行潜行分离，并使患者处于屈髋体位，以减少缝合的张力。

5.2.4　腹壁下动脉穿支皮瓣修复右下颌骨、右下颌牙龈及右颊部部分缺损

【典型病例】　患者男性，右下颌牙龈及颊部鳞状细胞癌（T4N0M0）。行右下颌牙龈病灶扩大切除＋颊部病灶扩大切除＋右侧下颌骨部分切除＋右颈Ⅰ～Ⅳ区淋巴清扫＋右腹壁下动脉穿支皮瓣游离移植修复术。

1）术前准备

术前进行头颈部增强CT评估原发灶范围及颈部淋巴结状况，腹壁下动脉CTA及便携式多普勒超声确定穿支位置。术前口内、外肿瘤范围，见图5-2-10。

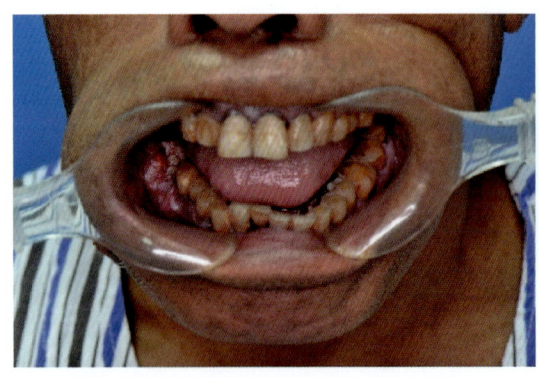 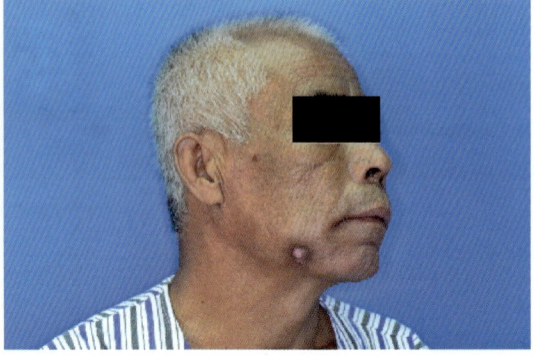

图5-2-10　右下颌牙龈癌（左），病灶侵犯颊部皮肤（右）

2）手术过程

（1）原发灶切除及颈清：先于右颈部依次清扫各区。于右下颌尖牙区截断下颌骨，于牙龈及颊部病灶外2 cm切开并洞穿颊部，连同右侧下颌骨、翼内肌、咬肌、部分口底及颈部清扫组织一并切除，病灶切除、颈清扫标本及缺损，见图5-2-11。

（2）DIEPF切取：于腹部依照术前检测穿支位置，纵行设计18 cm×6 cm大小的DIEPF。先于皮瓣外侧边缘切开至深筋膜，向内侧掀起皮瓣，探查并选择穿支。以穿支为中心调整皮瓣设计。于穿支裂孔处切开腹直肌鞘前层，并延伸至另一穿支裂孔，之后向头侧、尾侧扩大切口。沿肌纤维方向逆行解剖穿支，沿途保护肋间神经至腹直肌

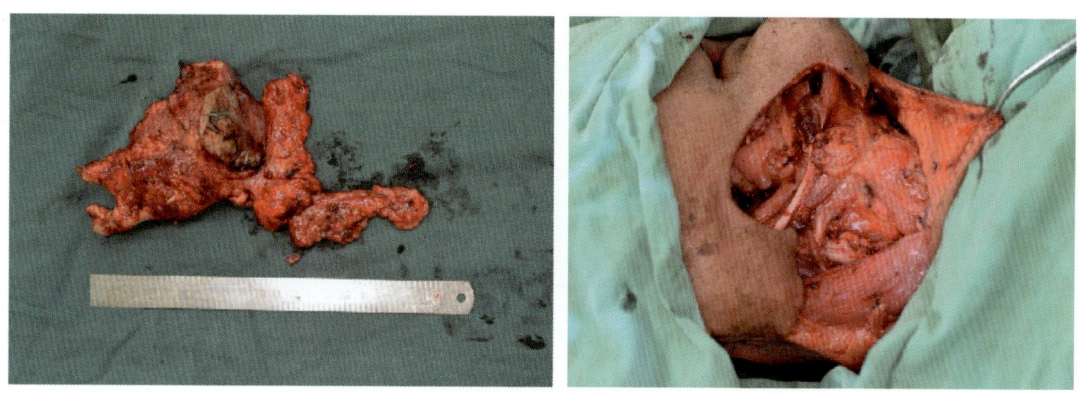

图 5-2-11　右下牙龈癌病灶切除、颈清扫标本（左）及缺损（右）

的运动支，追踪至腹壁下动脉主干后，选择适宜长度断蒂。DIEPF 设计与制备见图 5-2-12。

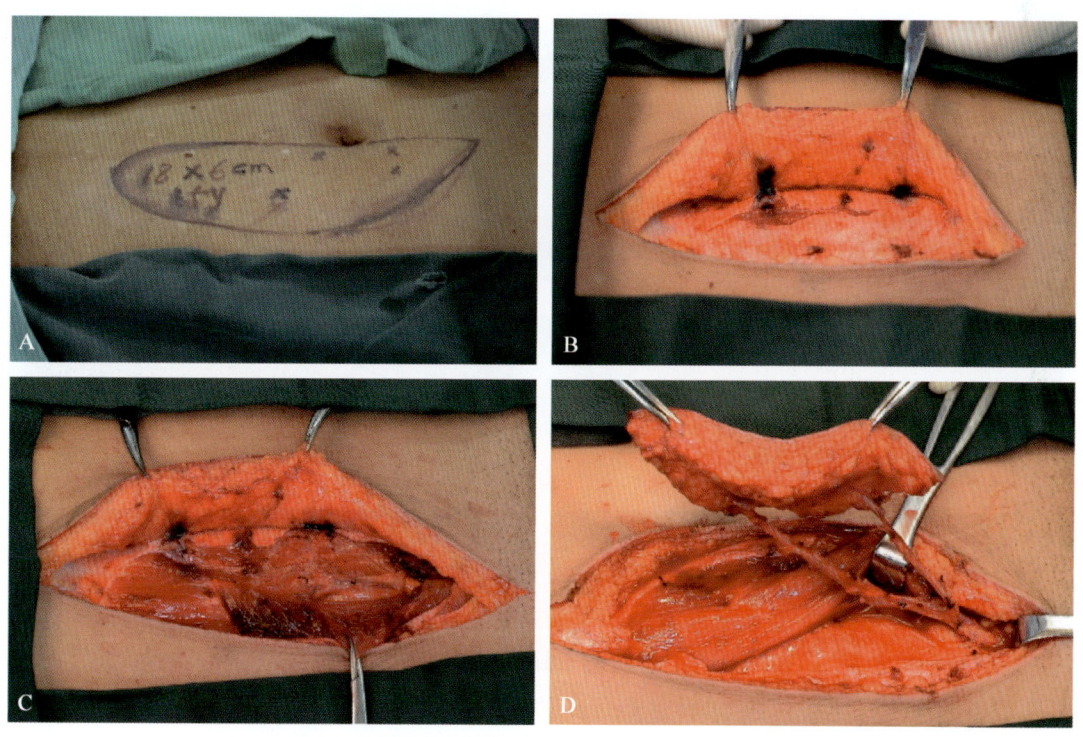

图 5-2-12　DIEPF 设计与制备

(A) 皮瓣设计；(B) 穿支显露；(C) 腹壁下动脉显露；(D) 制备完成的 DIEPF

（3）缺损修复：将 DIEPF 断蒂后转移至缺损区，腹壁下动脉与甲状腺上动脉吻合，腹壁下静脉与面总静脉吻合。皮瓣中间部分去除表皮后，充填下颌骨切除后残留无效腔，恢复面部轮廓；皮瓣两侧部分，分别修复颊部皮肤缺损及口内下颌牙龈缺损（图 5-

2-13)。

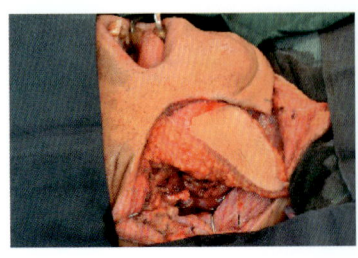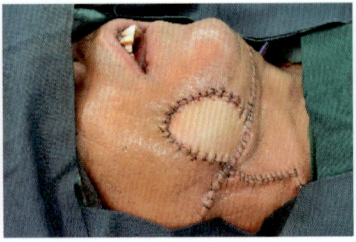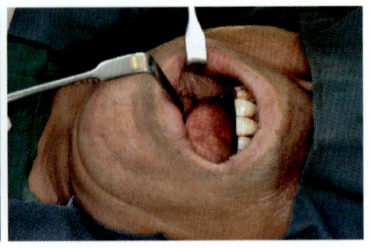

图 5-2-13　DIEPF 修复右颊部、下颌牙龈及下颌骨缺损

左：皮瓣就位；中：修复后口外观；右：修复后口内观

3) 术后远期效果：术后 1 年随访示面部轮廓、颊部及牙龈修复形态良好，开口无受限，局部未见肿瘤复发；腹部供区创口愈合良好，形态与对侧基本对称，无腹壁膨隆及腹疝（图 5-2-14）。

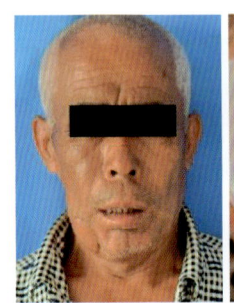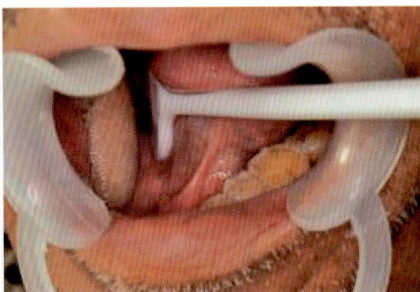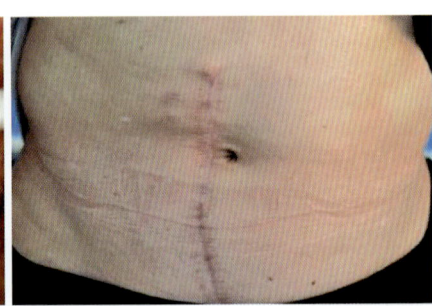

图 5-2-14　术后 1 年皮瓣受区及供区恢复情况

左：面部正面观；中：口内观；右：腹部瘢痕

5.2.5　经验及点评

由腹直肌肌皮瓣发展而来的腹壁下动脉穿支皮瓣（DIEPF）已有数十年的历史，其具有血供相对恒定、血管蒂较长、血运可靠、组织量丰富且容积稳定等优点，目前其作为金标准被大量应用于乳房重建。但关于其在头颈部组织缺损重建中的应用报道还相对较少。Masià 等（2010）报道了 100 例运用扩展的 DIEPF 修复头颈部组织缺损的经验，是目前病例数最多的报道。笔者认为 DIEPF 具有多功能的设计特点，可适用于头颈部任何形式的缺损重建。Mayo-Yáñez 等（2020）对 DIEPF 在头颈部缺损修复重建中的应用进行了系统评价，他们回顾了 31 篇文献，包括了 185 个皮瓣，其中最常见的重建区域是舌（30.51%）和上颌骨（26.27%）；同时 DIEPF 良好的组织厚度被认为是充填眶腔或颅底缺损的理想选择；另外，其可提供充足的组织量，可对大范围组织缺损造成的重要脏器（脑等）暴露起到良好的覆盖和保护，并能够对头颈部复杂缺损进行三维修复重建。

一般情况下，皮瓣多设计在中线一侧的脐部周围，可采用垂直或斜行设计，从而使皮瓣位于血供较好的Ⅰ区和Ⅱ区。与横行设计相比，这两种方式能够获得更长的血管蒂，更有利于应对头颈部缺损修复过程中的复杂条件。特别对于经历过颈部放疗或颈淋巴清扫术，出现冰冻颈或颈部受区血管缺乏的患者，必要时可选择颈横动脉或对侧的颈外动脉分支作为受区血管。与其他穿支皮瓣一样，若所需皮瓣较长或范围较大，超过单个血管体区的分布范围，血流必须通过 choke 血管到达相邻的血管体区，甚至相隔的血管体区，即跨区穿支皮瓣。通常情况下，血流可通过 choke Ⅰ区到达相邻的血管体。但很难通过相隔的 choke Ⅱ区进而到达相隔的血管体。而 choke 血管的部位、范围、连接及开放程度等具有相当大的不确定性。根据经验，以管径为 0.5 mm 的穿支血管为中心，直径为 10 cm 范围的组织血供是可靠的，超过此范围则有部分坏死的风险。对于过大过长的穿支皮瓣，特别是单穿支情况下，部分皮瓣坏死是不可回避的风险。通过增加皮瓣的血供来源数量是最为有效的解决方案。在切取皮瓣时可同时携带多条穿支，或利用双侧腹壁下动脉的穿支。另外，可在皮瓣外侧携带腹壁浅静脉，进行超引流；必要时可携带腹壁浅动脉进行增压。皮瓣制备完成后，通过观察皮瓣边缘的出血活跃程度，可以大致判断皮瓣远端的血供情况。还可以利用近红外激光激发吲哚菁绿荧光显像技术对皮瓣有效血供范围进行判断，对荧光强度微弱甚至无荧光的"冷区"或"暗区"组织应进行适当的修剪，以减少皮瓣部分坏死的风险。

与常规的股前外侧穿支皮瓣在阔筋膜下解剖穿支血管的制备方式不同，腹壁下动脉穿支血管的解剖需要在深筋膜浅面进行。通过对皮瓣边缘一定程度的牵拉，利用显微剪刀在深筋膜浅面进行锐性分离。牵拉皮瓣的力量要适中，力量过小则术野暴露不充分，力量过大则造成对穿支的过度牵拉，从而难以辨认，甚至造成穿支损伤。穿支血管通过穿支裂孔穿出腹直肌鞘前层，其周围常围绕少量疏松的结缔组织。在辨识穿支后的逆行解剖过程中，需小心谨慎地处理穿支穿过裂孔的行程。可利用显微外科剪刀尖端紧贴穿支周围结缔组织平面，探入裂孔一侧边缘与穿支管壁之间，并适当扩张裂孔，使两者之间出现间隙，剪开腹直肌鞘前层，使穿支获得更好的活动度，进而通过适当牵拉穿支，将其从裂孔其他边缘完全游离。也可以环形剪开穿支裂孔附近的腹直肌鞘前层，将裂孔连同穿支血管一并切取。穿支周围的结缔组织在肌肉段更为明显。沿结缔组织平面解剖，并利用双极电凝凝断肌肉，能够清晰地辨认支配肌肉的血管及神经分支，减少出血，提高手术安全性及速度。另外，感觉神经分支与穿支特别是外侧穿支血管的关系较为密切，两者常相伴而行，可将两者一起切取，与受区的感觉神经吻合，促进皮瓣感觉恢复。支配腹直肌的运动神经分支常位于腹壁下动脉血管的浅面，呈节段性支配腹直肌。制备过程中应注意保护运动神经分支，使之与血管充分游离，断蒂后可将血管蒂从其深方抽出，避免由于肌肉失神经从而导致腹壁薄弱及腹疝的发生。若皮瓣制备过程中必须切断运动支，在完成制备后须将切断的运动支吻合，术后给予甲钴胺或腺苷钴胺等促进神经功能恢复的药物。

虽然 DIEPF 可提供充足的组织量，对涉及多个部位组织的大范围组织缺损进行覆盖及充填，但对于肥胖患者而言，腹部皮下组织过于肥厚，这可能是限制其在口腔颌面头颈部修复重建手术中应用的最主要的原因之一。特别是对于较为浅表的组织缺损，或对口腔、咽腔等狭小空间内涉及多个解剖部位的中等组织缺损,应用常规的 DIEPF 进行修复后常显得过于臃肿,且深部脂肪组织的移动性差,较难达到三维适形修复。通过对 DIEPF 进行减薄处理能使这些问题得到一定程度的改善。一种相对快捷和安全的方式是沿着浅层筋膜层次进行制备。切开皮瓣外侧边缘至深筋膜浅面,依常规方法探查穿支的准确位置。之后逐层切开皮瓣其他边缘,通过适当地牵拉,能够肉眼辨识出乳白色的浅层筋膜,其将浅表的小脂肪球与深部的大脂肪球分隔开来。沿此平面将皮瓣四周掀起,接近穿支位置时,保留穿支周围直径 2 cm 左右的组织,避免损伤穿支发出至真皮下血管网及浅表脂肪的分支。这种方式可对 DIEPF 进行一定程度的减薄,但仍保留了浅层筋膜浅面的部分脂肪。若需进一步减薄,则需在手术放大镜或手术显微镜下,继续小心谨慎地沿穿支及其分支周围剪除脂肪球,直至整个皮瓣外侧部位的真皮下血管网。这种方式可对皮瓣进行有效减薄,需要精细操作,过程较为费时,但有破坏真皮下血管网甚至穿支的风险,从而导致皮瓣部分坏死。

较大的 DIEPF 切取后,可在深筋膜浅面向周围进行潜行分离,上至肋缘及剑突,下至耻骨联合。将患者调整于屈髋屈膝体位后,逐层关闭供区创面。这种体位需在术后保持 2 周,保证创口无张力愈合。与传统的腹直肌皮瓣相比,DIEPF 患者保存了更强的腹肌屈曲力量和上体旋转力量。术后 6 个月腹壁肌肉功能基本恢复。腹壁膨隆及腹疝的发生率为 3%～5%。对于症状明显的腹壁膨隆及腹疝,可利用合成补片(聚丙烯补片、聚酯补片)、生物补片(脱细胞真皮基质补片、小肠黏膜下层补片)或复合补片等进行手术修复。

参考文献

1. Tai Y, Hasegawa H. A transverse abdominal flap for reconstruction after radical operations for recurrent breast cancer[J]. Plast Reconstr Surg, 1974, 53(1): 52-54.
2. Drever JM. Total breast reconstruction with either of two abdominal flaps[J]. Plast Reconstr Surg, 1977, 59(2): 185-190.
3. Boyd JB, Taylor GI, Corlett R. The vascular territories of the superior epigastric and the deep inferior epigastric systems[J]. Plast Reconstr Surg, 1984, 73(1): 1-16.
4. Holmström H. The free abdominoplasty flap and its use in breast reconstruction. An experimental study and clinical case report[J]. Scand J Plast Reconstr Surg, 1979, 13(3): 423-427.
5. Pennington DG, Pelly AD. The rectus abdominis myocutaneous free flap[J]. Br J Plast Surg, 1980, 33(2): 277-282.
6. Koshima I, Soeda S. Inferior epigastric artery skin flaps without rectus abdominis muscle[J]. Br J Plast Surg, 1989, 42(6): 645-648.
7. Allen RJ, Treece P. Deep inferior epigastric perforator flap for breast reconstruction[J]. Ann Plast Surg, 1994, 32(1): 32-38.
8. Milloy FJ, Anson BJ, Mcafee DK. The rectus abdominis muscle and the epigastric arteries[J]. Surg Gynecol Obstet, 1960, 110: 293-302.
9. Moon HK, Taylor GI. The vascular anatomy of rectus abdominis musculocutaneous flaps based on the deep superior epigastric system[J]. Plast Reconstr Surg, 1988, 82(5): 815-832.
10. Blondeel PN, Beyens G, Verhaeghe R, et al. Doppler flowmetry in the planning of perforator flaps

[J]. Br J Plast Surg, 1998, 51(3): 202-209.

11. Hartrampf CR, Scheflan M, Black PW. Breast reconstruction with a transverse abdominal island flap[J]. Plast Reconstr Surg, 1982, 69(2): 216-225.

12. Holm C, Mayr M, Höfter E, et al. Perfusion zones of the DIEP flap revisited: a clinical study[J]. Plast Reconstr Surg, 2006, 117(1): 37-43.

13. Hallock GG. A primer of schematics to facilitate the design of the preferred muscle perforator flaps [J]. Plast Reconstr Surg, 2009, 123(3): 1107-1115.

14. Rozen WM, Ashton MW, Kiil BJ, et al. Avoiding denervation of rectus abdominis in DIEP flap harvest II: an intraoperative assessment of the nerves to rectus[J]. Plast Reconstr Surg, 2008, 122: 1321-1325.

15. Hallock GG. Doppler sonography and color duplex imaging for planning a perforator flap[J]. Clin Plast Surg, 2003, 30(3): 347-357.

16. Mayo-Yáñez M, Rodríguez-Pérez E, Chiesa-Estomba CM, et al. Deep inferior epigastric artery perforator free flap in head and neck reconstruction: a systematic review[J]. J Plast Reconstr Aesthet Surg, 2021, 74(4): 718-729.

17. Depypere B, Herregods S, Denolf J, et al. 20 years of DIEAP flap breast reconstruction: A Big Data Analysis[J]. Sci Rep, 2019, 9: 12899.

18. Jaiswal D, Borle F, Mathews S, et al. DIEP flap for head and neck reconstruction: an underutilized option[J]. Indian J Plast Surg, 2023, 57(1): 39-46.

19. Leonhardt H, Mai R, Pradel W, et al. Free DIEP-flap reconstruction of tumour related defects in head and neck[J]. J Physiol Pharmacol, 2008, 59(Suppl 5): 59-67.

20. He J, Cui H, Qing L, et al. Strategies for selecting perforator vessels for transverse and oblique DIEP flap in male pediatric patients: anatomical study and clinical applications[J]. Front Pediatr, 2022, 23; 10: 978481.

21. Choi DH, Hong JP, Lee K et al. A new plane of elevation: the superficial fascial plane for perforator flap elevation[J]. J Reconstr Microsurg, 2014, 30(7): 491-496.

22. Hong JP, Kim KN, Park CR et al. Modification of the elevation plane and defatting technique to create a thin thoracodorsal artery perforator flap [J]. J Reconstr Microsurg, 2016, 32(2): 142-146.

23. Koshima I, Moriguchi T, Soeda S et al. Free thin paraumbilical perforator-based flaps[J]. Ann Plast Surg, 1992, 29(1): 7-12.

24. Rozen WM, Murray AC, Ashton MW, et al. The cutaneous course of deep inferior epigastric perforators: implications for flap thinning[J]. J Plast Reconstr Aesthet Surg, 2009, 62: 986-990.

25. Laungani AT, Van Alphen N, Christner JA, et al. Threedimensional CT angiography assessment of the impact of the dermis and the subdermal plexus in DIEP flap perfusion[J]. J Plast Reconstr Aesthet Surg, 2015, 68: 525-530.

26. Kwon JG, Brown E, Suh HP, et al. Planes for perforator/skin flap elevation-definition, classification, and techniques[J]. J Reconstr Microsurg, 2023, 39(3): 179-186.

27. Uda H, Kamochi H, Sarukawa S, et al. Clinical and quantitative isokinetic comparison of abdominal morbidity and dynamics following DIEP versus muscle sparing free TRAM flap breast reconstruction [J]. Plast Reconstr Surg, 2017, 140: 1101-1109.

28. Kim J, Lee KT, Mun GH. Short fasciotomy-deep inferior epigastric perforator flap harvest for breast reconstruction[J]. Plast Reconstr Surg, 2023, 152(6): 972e-984e.

29. Knox ADC, Ho AL, Leung L, et al. Comparison of outcomes following autologous breast reconstruction using the DIEP and pedicled TRAM ffaps: a 12-year clinical retrospective study and literature review[J]. Plast Reconstr Surg, 2016, 138: 16-28.
30. Lindenblatt N, Gruenherz L, Farhadi J. A systematic review of donor site aesthetic and complications after deep inferior epigastric perforator ffap breast reconstruction[J]. Gland Surg, 2019, 8: 389-398.

（段维轶）

Ⅱ. 乳房重建

5.2.6 概述

腹壁下动脉穿支皮瓣（deep inferior epigastric perforator，DIEPF）由 Koshima（1989）首次提出。Allen 和 Blondeel 于 1994 年分别报道了以腹壁下动脉为蒂而不携带腹直肌的腹壁横行皮瓣用于乳房再造。下腹壁深动脉穿支皮瓣是对游离横形腹直肌肌皮瓣（TRAM）的进一步完善。DIEPF 的最大优点是保留腹直肌及其前鞘的完整性，可以避免切断和破坏进入腹直肌的运动神经，最大限度避免术后腹壁薄弱及腹部疝的发生，使供区损伤更小。由于 DIEPF 供区损伤小且血管蒂长，组织量充足，且可以同时行腹壁成形术，此后，DIEPF 逐渐成为乳房重建及体表巨大创面修复的首选皮瓣。

对于下腹壁皮瓣血供的来源，在以往研究中已早有报道。最为经典的尚属 1983 年，Scheflan 及 Dinner 在 Hartrampf 研究的基础上提出关于下腹部皮肤及软组织的血供分区理论。他们对 16 个接受单蒂腹部横位肌皮瓣的患者术中及术后情况进行观察，根据他们对皮瓣切取后血供强弱的印象将下腹部组织分为 4 个区。其中，位于腹中线右侧近脐的Ⅰ区穿支最为丰富，其次为腹中线近脐左侧的Ⅱ区，继而为腹壁两侧的Ⅲ区和Ⅳ区，其血供也较为薄弱。在随后 1987 年一篇报道中，Taylor 和 Palmer 又在 Scheflan 研究基础上对下腹壁皮瓣各个分区的血供来源进行了进一步的讨论。他们的研究发现，皮瓣Ⅰ区和Ⅱ区的血供来源主要为同侧及对侧的腹壁下深穿支动脉及其分支动脉，其中Ⅰ区得益于穿支数目上的优势，血供最为丰富。而Ⅲ区和Ⅳ区的血供主要来源于两侧的腹壁下浅动脉穿支及其分支动脉，由于解剖距离较长，并且跨越多个血管体区（angiosome），腹壁下深穿支动脉对这 2 个区域的血供较为有限。2002 年 ElMrakby 和 Milner 利用尸体显微解剖技术，对下腹壁皮瓣的穿支大小和分布进行了报道。研究中他们发现，为下腹壁皮瓣提供血供的穿支可分为穿支主干来源的非直接穿支和直接穿支，前者的直径一般小于 0.5 mm，血供范围通常止于深层皮下脂肪组织；后者的直径则大于 0.5 mm，血供范围可涉及皮下浅层组织及皮肤层，而脐两侧及其下方，为下腹壁皮瓣穿支最为丰富的区域。

临床 DIEPF 的应用具备以下优点：① 充分利用腹部区皮下脂肪组织，不仅一次性提供较大容积的软组织量，且皮瓣血供充沛。② 不损伤腹部腹直肌及腹部区神经，对前鞘损伤小,术后恢复时间缩短,供区并发症发生率低。③ DEIPF 不携带肌肉组织,术后皮瓣体积长期不变,重建后器官形态稳定不易改变。④ 可提供足够长度的血管蒂,防止皮瓣移植后组织对血管蒂的压迫和牵拉,同时皮瓣置入更为灵活。⑤ 皮瓣供区位置隐蔽,更符合美学要求,对肥胖患者还可起到腹部整形和美容作用。⑥ 供区的皮瓣游离切取并不影响乳房再造或者四肢创面修补、头颈部肿瘤切除后组织缺损修复的手术操作,供区和受区的手术可同时进行,总的手术时间并不延长。

5.2.7 皮瓣设计

5.2.7.1 皮瓣设计的基本原则

DIEPF 血供丰富、解剖稳定,皮瓣形状面积只要满足以下几个基本条件就可以,并没有严格的规定。首先要保证皮瓣有充足的血供。腹壁下血管穿支都是从 DIEPF 的Ⅰ区穿出前鞘的,因此皮瓣设计也要以Ⅰ区为中心,Ⅱ区和Ⅲ区也可以包括在皮瓣范围之内。Ⅳ区的血供是随机的,因此如果想使用Ⅳ区的皮瓣,可以在断蒂前先观察Ⅳ区的血运,如果血运有疑问可以改成双侧蒂供血。其次要保证术后供区的功能和形态。因此,皮瓣宽度要以切口能缝合为限,缝合后左右侧对称,切口两侧不要出现猫耳畸形。最后皮瓣设计时要考虑到受区塑形。不同形状的皮瓣通过不同的塑形方法可以塑造出各种形态的乳房。因此,在术前要根据健侧乳房的形态、厚度,初步估计皮瓣塑形方法及所需要的皮瓣大小、形状。

5.2.7.2 皮瓣常规设计

皮瓣的上缘位于脐孔上缘,皮瓣纵向最大宽度要以患者弯腰时伤口能缝上为限。对于未经生育、皮下脂肪含量较少、腹部皮肤比较紧致的患者,也可以在术中采取折刀位,取宽度 8 cm 的 DIEPF。两侧最远可以到达腋中线。皮瓣下缘为一平行耻骨联合、腹股沟、髂前上棘的弧线。皮瓣上缘没有特定的形状,笔者偏好飞鸟状切口。首先可以将部分高于脐孔水平的穿支纳入皮瓣;其次可以增加最终腹部切口上缘的长度,以减少形成猫耳畸形的概率;最后有利于减小皮瓣折叠塑形时折叠的角度,而平铺塑形时也更容易形成圆形的乳房轮廓。

5.2.7.3 需要考虑的特殊情况

1) 主要穿支位置

腹壁下动脉主要穿支通常在脐孔外下 5 cm 范围内穿出腹直肌前鞘,进入 DIEPF。因此,DIEPF 设计时也是以上述范围作为皮瓣中心位置。但是主要穿支的穿出点并不是固定的,每位患者都不一样。如果腹壁下动脉主要穿支的穿出点不在上述范围内,设计皮瓣时可以做相应调整,使主要穿支穿出点位于皮瓣中央位置。

2) 下腹部正中切口瘢痕

下腹部正中切口会阻断 DIEPF Ⅰ区和Ⅲ区之间的交通,但并不是每位患者都会出现Ⅲ区血供不足的现象。原因可能为下腹正中切口瘢痕的上缘和脐孔之间尚有部分交通支得以保留,或者Ⅰ区和Ⅲ区之间重新建立了部分交通。因此,皮瓣的Ⅲ区如果需要用于重建乳房,在游离皮瓣Ⅲ区时可以暂时保留主要的穿支,用血管夹夹闭穿支后观察血运。如果Ⅲ区血运正常则切断穿支;如果Ⅲ区出现缺血表现,可以改为双侧蒂供血。

3) Pfannenstiel 切口

Pfannenstiel 切口是目前流行的剖宫产切口,是一位于耻骨联合上的横行切口,不会对 DIEPF 血供产生影响。在患者腹部松弛程度允许的情况下,可以将 DIEPF 的下缘设计在该切口瘢痕上。如果患者腹部松弛程度不允许将 DIEPF 下缘设计在 Pfannenstiel 切口瘢痕上,应将 DIEPF 下缘线设计在远离该切口瘢痕的位置,以免两切口之间的组织过于狭窄,导致血运不佳,影响腹部伤口愈合。

4) 腹腔镜穿刺点瘢痕

腹腔镜位于侧下腹部的穿刺点有时会在腹壁下血管主干的行径上,一般不会切断血管,但会在血管周围形成瘢痕粘连,增加游离血管的难度。

5.2.8　保乳手术+腹壁下动脉穿支皮瓣一期乳房重建

【典型病例】　患者女性,42 岁,近 1 个月来感左无痛性肿块,无乳房疼痛、乳头溢液等。

左乳无痛性肿块 1 月余。左乳外象限可触及一大小约 4 cm 肿块,边界不清,质硬,活动度差。右乳及双腋窝下未触及可疑肿物。分期分型:左乳外上象限浸润性导管癌 cT2N0M0;ⅡA 期。全身麻醉下行保乳手术+DIEPF 一期乳房重建,术中切除组织量:12 cm×11 cm×4 cm,切取 DIEPF 大小:32 cm×10 cm×3.8 cm。术前正面像见图 5-2-15。

1) 麻醉及围手术期处理

DIEPF 切取必须在插管全身麻醉下进行,游离腹直肌内和腹直肌深面的血管时需使用肌松剂,如果游离血管所需时间较长,可以使用输液泵给予肌松剂,维持较好的肌肉松弛效果。使用肌松剂首先可以轻松牵开腹直肌,便于暴露血管;其次可以降低腹腔内压力,便于游离血管;最后使用肌松剂可以避免电刀或双极电凝刺激肌肉导致的肌肉收缩,避免血管误伤。

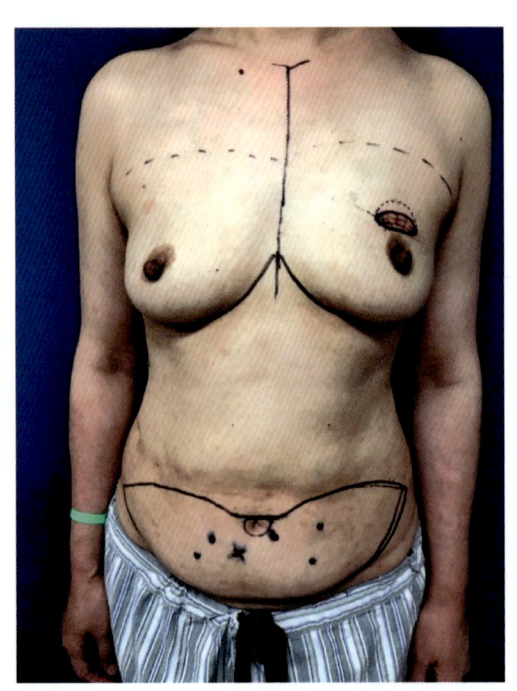

图 5-2-15　术前正面像

围术期要保持患者充足的血容量,以免血管痉挛。术后可以常规使用低分子肝素 1 周左右,直到患者可以起床活动,不仅可以预防吻合口血栓形成,还可以预防术后深静脉血栓。患者术后需要屈髋屈膝位卧床,深静脉血栓的风险较高,因此除了低分子肝素,还可以使用下肢弹力袜,鼓励患者加强下肢肌肉活动,促进下肢静脉回流。

2)体位

如果是延期重建,取皮瓣时可以平卧位,双上肢放在体侧。如果是即刻重建,可以平卧位,患侧上肢外展,待乳房切除和腋窝手术完成后将患侧上肢移到体侧。因为患侧上肢外展位会在吻合血管时阻碍术者靠近显微镜,而且一侧上肢外展也会影响乳房形状,影响塑形时观测双侧乳房的外形、对称性。

关闭供区时需要采取折刀位,抬高下肢,减少腹部切口张力,并保持到术后1周左右。观察重建后的乳房外形、对称性时需要采取半坐位。因此,消毒铺巾前要测试一下手术床能否摆好上述体位,并使患者臀部放在折刀位时手术床的最低位。

3)手术过程

(1)在DIEPF范围内设计一个以脐孔为原点的二维坐标系,通过术前CTA确定的目标穿支穿出腹直肌前鞘的点标注在坐标系中(图5-2-16)。

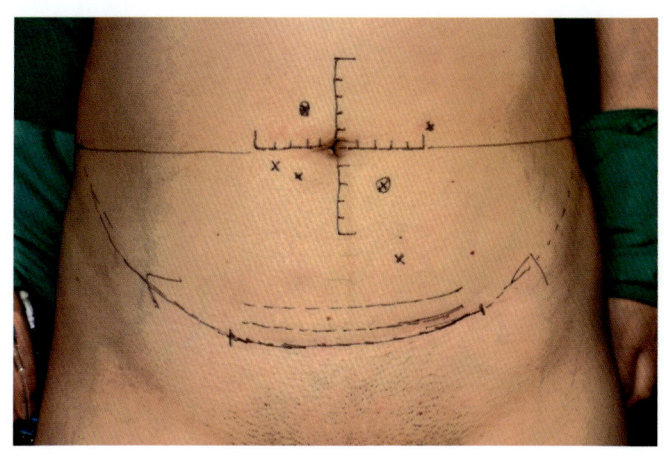

图5-2-16　标记目标穿支穿出腹直肌前鞘位置

(2)按术前设计皮瓣下缘切口线切开皮肤和皮下脂肪层(图5-2-17)。切开脂肪层时可以带部分斜坡,以利于皮瓣塑形和扩大皮瓣底盘宽度。靠近中线时注意保护从脂肪浅层中经过的腹壁浅静脉,向下游离2~3 cm,结扎,留作DIEPF的备用引流静脉。

(3)翻起皮瓣下方腹壁皮瓣:在深筋膜浅面向下潜行分离,两侧到腹股沟,中央到耻骨联合。

(4)按术前设计的皮瓣上缘切口线切开皮肤和皮下脂肪层(图5-2-18)。如果需要也可以在切开脂肪层时带斜坡。

(5)翻起一侧皮瓣,找到目标穿支:在腹外斜肌表面从外侧向中央使用电刀翻起皮瓣,保持无血的术野。在接近目标穿支时使用电切分离,避免误伤穿支血管。在标记点附近仔细分离,直到看到穿支(图5-2-19)。

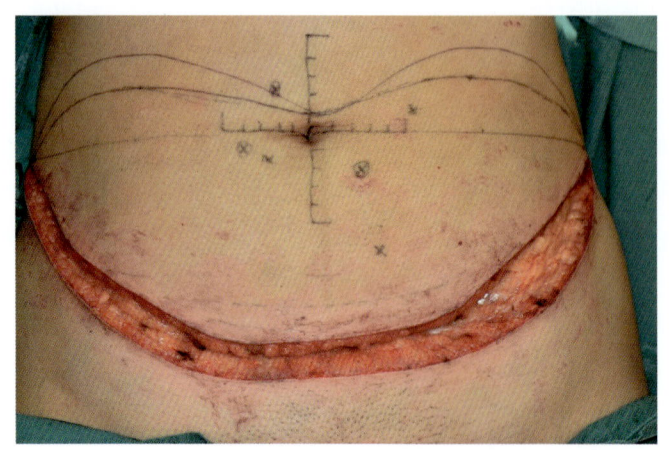

图 5-2-17 切开皮瓣下缘

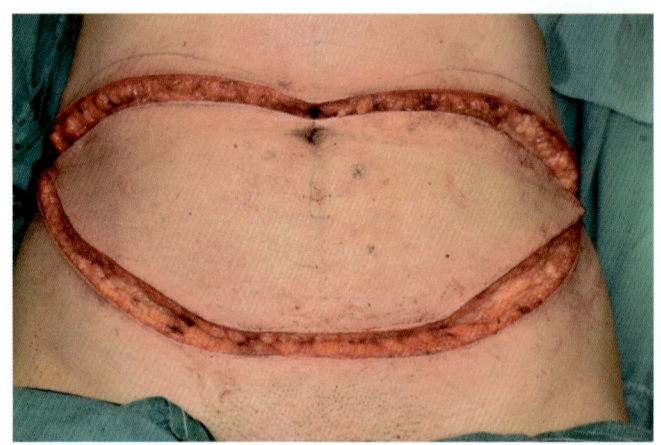

图 5-2-18 切开皮瓣上缘

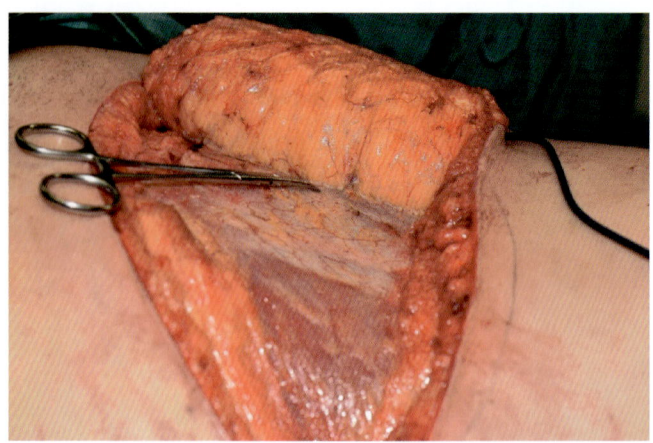

图 5-2-19 显露穿支(血管钳所指)

(6) 打开前鞘的位置：从穿支穿出前鞘点到耻骨联合外缘上 3 cm。首先距穿支穿出点外侧 2～3 mm 用镊子提起前鞘，用剪刀剪开一个小口。从此小口紧贴前鞘在前鞘深面钝性分离，观察前鞘深面是否有血管，如果没有血管紧贴前鞘再用剪刀剪开前鞘。因为有的穿支会在肌肉表面行走一段再进入腹直肌，如果不观察直接打开前鞘很容易误伤血管。一旦确认穿支已经进入肌肉就可以改用电刀打开前鞘（图 5-2-20）。

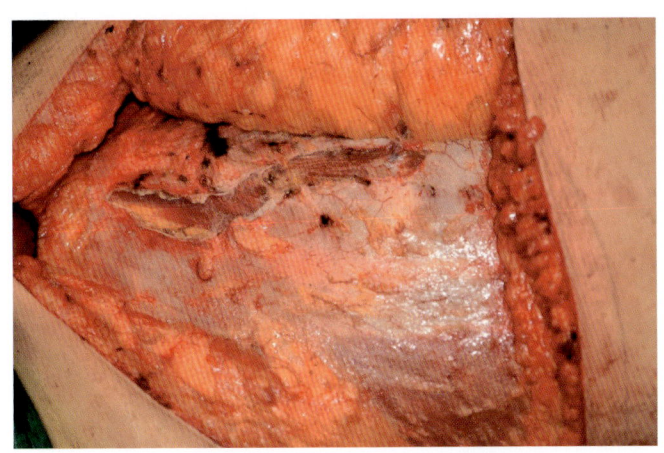

图 5-2-20　打开腹直肌前鞘

DIEPF 的血管需要从穿支穿出前鞘点一直游离到腹壁下血管从髂外血管分出点。为了操作方便，我们把血管分为进入肌肉的肌肉内段和进入肌肉前的肌肉深面段。在游离前需要暴露血管全程，因为穿支走行存在个体差异，因此没有看清血管走行的情况下游离血管是不安全的。游离过程需要切断除穿支外所有分支，尽可能保留神经和肌肉。

(7) 暴露肌肉内血管：在穿支出肌肉处，紧贴穿支顺腹直肌肌束纵形劈开肌肉，直到看到血管出肌肉，进入肌肉深面的脂肪组织，该处即为肌肉内血管和肌肉深面血管的会合点（图 5-2-21）。用带有切割功能的双极电凝劈开肌肉有助于保持无血的术野。一旦出

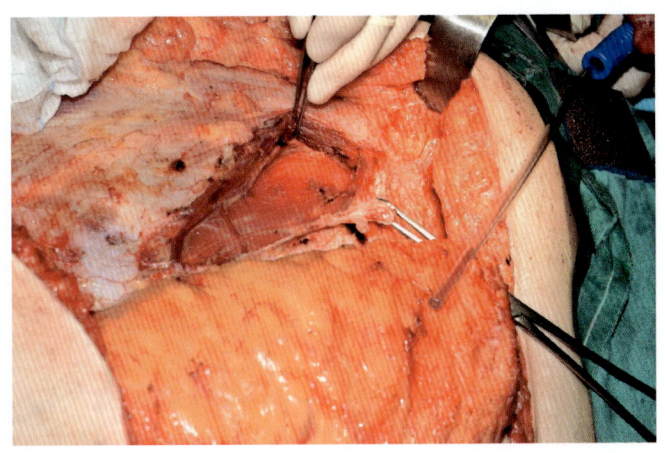

图 5-2-21　暴露肌肉内血管

血,及时使用双极电凝止血。术野染血导致血管和肌肉无法分辨时可以使用生理盐水冲洗术野。

(8) 暴露肌肉深面的血管：从腹直肌外缘,腹股沟中点上方的腹横筋膜内可以找到腹壁下血管主干。向内掀起腹直肌,可以看到腹直肌深面的腹壁下血管主干向上向内行走(图 5-2-22),直到找到肌肉段内血管和肌肉深面血管的会合点。掀起腹直肌时需注意保护从外侧向内行走,进入腹直肌的神经血管束。

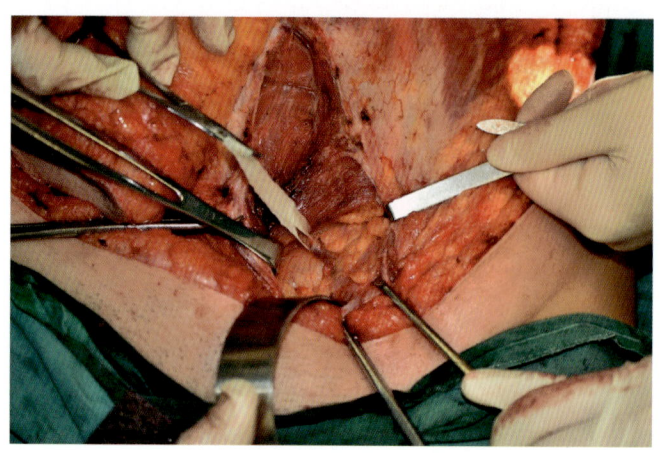

图 5-2-22 显露腹壁下血管主干

(9) 游离血管：看清全部血管走行后即可从腹壁下血管根部开始游离血管。游离血管全过程需要：切断所有分支;分离血管和周围组织之间的结缔组织;切断主干在发出分支之后的远端(图 5-2-23)。较小的分支可以使用双极电凝凝断,凝断位置距主干 3 mm以上,以免双极电凝产生的热量损伤主干血管。较大的分支可以游离一段后使用钛夹夹闭剪断,没有钛夹可以结扎。可以使用双极电凝分离血管周围的结缔组织,以免一些细小的分支出血,影响术野。对于直径在 1 mm 以下的血管可以带上部分肌腱袖,以免损伤血

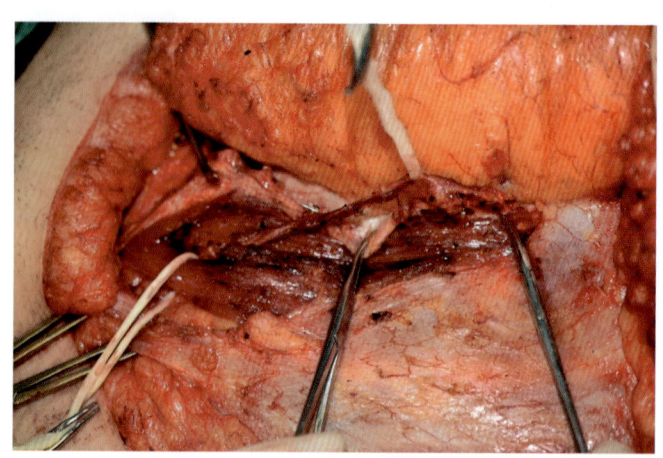

图 5-2-23 游离腹壁下血管主干

管。游离过程需要保护横跨血管的神经,以免术后腹直肌麻痹。

（10）游离部分前鞘：将穿支穿出点周围 5 mm 前鞘剪开,剪开时注意剪刀不要深入皮瓣的脂肪内,以免误伤穿支进入皮瓣内的分支(图 5-2-24)。

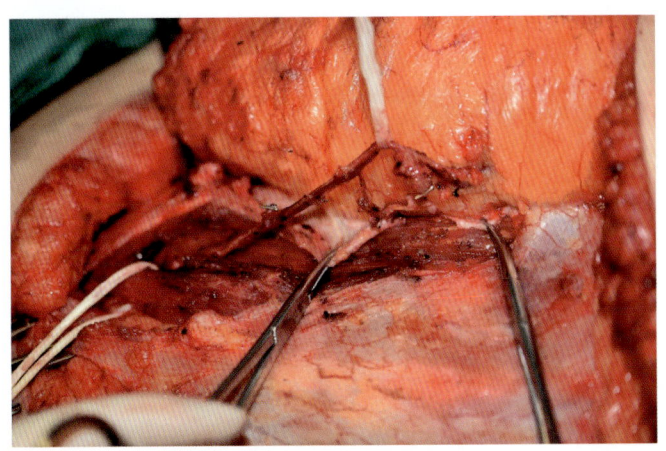

图 5-2-24　游离部分腹直肌前鞘

（11）游离脐孔：使用剪刀将脐孔和周围皮肤剪开,在皮下脂肪层中用电刀沿切口垂直向下,直到腹直肌前鞘,形成一个圆柱形脐孔。向下分离时保留脐孔周围部分脂肪,以免影响脐孔血运(图 5-2-25)。

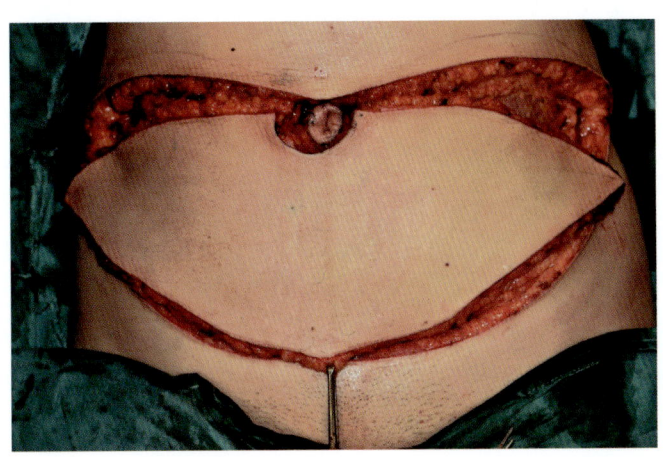

图 5-2-25　游离脐孔

（12）电刀分离皮瓣仍和前鞘连接部分。翻皮瓣时注意保护已游离好的穿支,避免受到牵拉。在Ⅲ区保留 1～2 支主要的穿支,并用血管夹夹闭,确保整个皮瓣仅依靠已游离好的穿支供血。制备完成的 DIEPF 见图 5-2-26。

（13）观察皮瓣血运：游离好整个皮瓣后就可以开始观察皮瓣血运,5～10 分钟后即可看到皮瓣血运的变化。观察血运期间可以潜行分离上腹部皮瓣或准备受区。

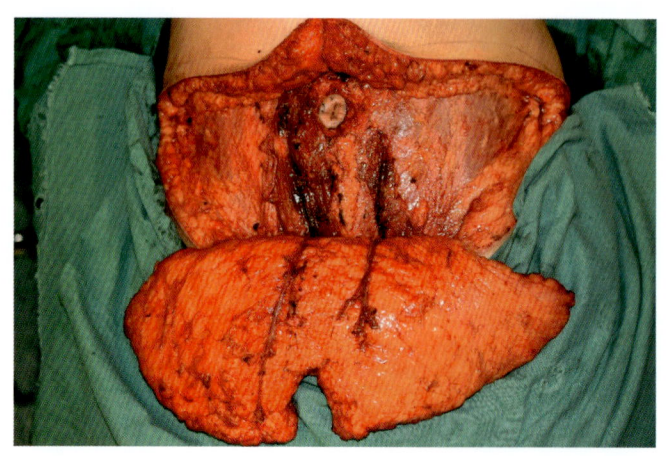

图 5-2-26 制备完成的 DIEPF

观察皮瓣血运最简单可靠的方法是看毛细血管反应，其次可以使用吲哚菁绿造影、红外测温等方法。

观察血运后可以把血运不佳的区域做好标记，在皮瓣塑形时切除。如果要使用的皮瓣较大，超出血运正常的区域，需考虑采用双侧蒂 DIEPF。

如果观察血运期间发现整个皮瓣静脉淤血，先检查血管蒂，避免血管蒂有折叠、扭曲、受压等情况。如果排除上述情况后皮瓣仍有淤血，需检查血管蒂静脉是否有损伤。损伤点以远会有静脉淤滞：增粗、变硬、颜色加深，损伤点近端则显得空虚。如果损伤点处口径较大，可以将损伤段血管切除，再将远近端吻合；如果损伤点口径太细，没法吻合，则应考虑启用备用回流静脉：腹壁浅静脉。如果整个血管蒂的静脉都处于空虚状态，没有回流，而动脉搏动良好，可能皮瓣深浅静脉之间缺乏交通，此时也需要启用皮瓣的腹壁浅静脉。打开腹壁浅静脉继续观察，如果皮瓣淤血情况好转，启用腹壁浅静脉作为回流静脉。如果仍未能改善皮瓣回流，改为对侧腹壁下穿支作为皮瓣血管蒂。

如果观察血运期间发现整个皮瓣动脉供血不足，同样先检查血管蒂。排除折叠、扭曲、受压等外界因素后仍未能改善时，需检查血管蒂动脉是否受损，可以通过观察血管搏动查找损伤点。同样，如果损伤点口径较粗，可以切除损伤点后将远近端吻合；如果损伤点太细，只能改为对侧腹壁下穿支作为皮瓣血管蒂。

(14) 断蒂：皮瓣血运良好的部分足够受区使用时，可以断蒂。使用血管钳在距髂外血管 1 cm 处夹闭腹壁下血管束，距血管钳 2～3 mm 处剪断腹壁下血管束，1 号丝线圆针缝扎血管残端。断蒂位置不要太靠近髂外主干，以免误伤。剪断血管处不要太靠近血管钳，以免血管残端滑脱。

双侧蒂 DIEPF 断蒂时可以用血管夹夹闭先断蒂的一侧，以免血液通过尚未断蒂侧的动脉进入皮瓣，再通过已断蒂侧静脉流失（图 5-2-27）。

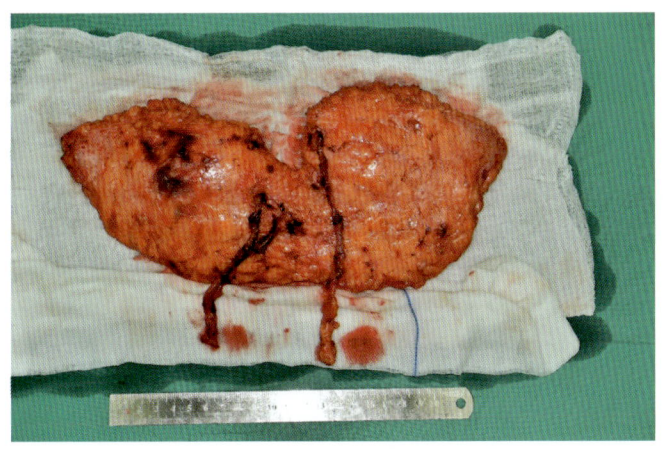

图 5-2-27　断蒂后的双侧蒂 DIEPF

（15）将断蒂后的 DIEPF 转移至受区，重建乳房，腹壁下动、静脉分别与胸廓内动、静脉吻合。

4）重建后乳房形态

DIEPF 乳房重建后 3 周正面观见图 5-2-28。

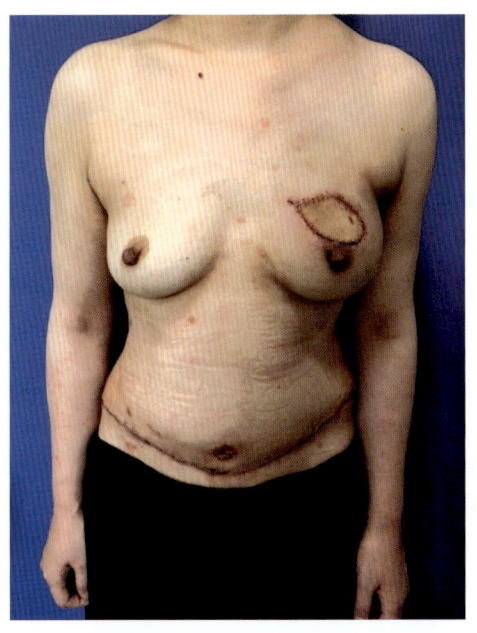

图 5-2-28　乳房重建后 3 周正面观

总的来说，一期 DIEPF 乳房重建让患者在切除乳腺肿瘤同时即刻再造乳房，同时对供区损伤小，瘢痕隐蔽，术后重建乳房形态自然，对称性佳。

参考文献

1. Koshima I, Soeda S. Inferior epigastric artery skin flap without rectus abdominis muscle[J]. Br J Plast Surg, 1989, 42: 645.
2. Allen RJ, Treece P. Deep inferior epigastric perforator flap for breast reconstruction[J]. Ann Plast Surg, 1994, 32: 32-38.
3. Blondeel PN, Boeckx WD. Refinements in free flap breast reconstruction: The free bilateral deep inferior epigastric perforator flap anastomosed to the internal mammary artery[J]. Br J Plast Surg, 1994, 47: 495-501.
4. Hartrampf CR, Scheflan M, Black PW. Breast reconstruction with a transverse abdominal island flap[J]. Plast Reconstr Surg, 1982, 69: 216-225.
5. Man LX, Selber JC, Serletti JM. Abdominal wall following free TRAM or DIEP flap reconstruction: a meta-analysis and critical review[J]. Plast Reconstr Surg, 2009, 124(3): 752-764.
6. Hespe GE, Sugg KB, Stein EB, et al. Contralateral autologous augmentation in DIEP flap reconstruction: employing computed tomography angiography and volumetric analysis for preoperative planning[J]. Plast Reconstr Surg, 2025, 155(2): 270e-274e.
7. Xu H, Dong J, Wang T. Bipedicle deep inferior epigastric perforator flap for unilateral breast reconstruction: seven years' experience[J]. Plast Reconstr Surg, 2009, 124(6): 1797-1807.

（徐 华）

第 6 章

髂 股 部 供 区

6.1 旋髂浅动脉穿支皮瓣

Ⅰ. 口腔颌面-头颈部重建

6.1.1 概述

旋髂浅动脉穿支皮瓣(superficial circumflex iliac artery perforator flap，SCIPF)是由旋髂浅动脉与其伴行静脉所发出的穿支血管，以及旋髂浅静脉共同滋养的穿支皮瓣。该皮瓣由腹股沟皮瓣(groin flap)演化而来。McGregor 和 Jackson(1972)首先报道了以旋髂浅动、静脉为血供的轴型皮瓣，通过带蒂或皮管转移的方式修复四肢、躯干及头颈部软组织缺损，并将此皮瓣命名为腹股沟皮瓣。Daniel 和 Taylor(1973)报道了应用游离腹股沟皮瓣修复足部软组织缺损。同年，O'Brien 等也进行了相近的报道。随后，Taylor(1975)和 Daniel(1975)分别对以旋髂浅动脉和腹壁浅动脉为血供的皮瓣进行了解剖学描述。Koshima(2004)首次应用穿支皮瓣理念，分别利用旋髂浅动脉系统的深支和(或)浅支，甚至其发出的一小段穿支血管滋养的皮瓣成功修复了肢体缺损。此后，越来越多的学者将 SCIPF 于应用于乳房、头颈部及肢体等部位缺损的修复重建。

旋髂浅动脉出现率较高，绝大多数起自腹股沟韧带下方 3 cm 范围内的股动脉前外侧壁，少数情况下可起自旋髂深动脉、旋股外侧动脉、阴部外浅动脉及股深动脉等。旋髂浅动脉与腹壁浅动脉起始部较为接近，22%～48%以共干的形式出现；两者的分支在浅筋膜层存在广泛的吻合(图 6-1-1)。旋髂浅动脉主干起始部管径范围在 0.7～1.9 mm 之间，从股动脉发出后穿过股鞘，走行于阔筋膜深面约 2 cm，于缝匠肌内侧缘附近发出深、浅两支。浅支出现率超过 85%，其在缝匠肌内侧发出。之后以耻骨结节外侧 4.5 cm、上方 1.5 cm 处为中心，垂直高度为 4.2 cm、水平宽度为 2 cm 的椭圆形区域穿出深筋膜，在浅筋膜内向上外延伸，沿途发出数条穿支，分布于下腹部外侧腹股沟韧带外侧部的两侧及髂前上棘附近的皮肤、皮下组织。深支恒定存在，走行大致与腹股沟韧带方向平行，其越过股外侧皮神经后，在缝匠肌内侧缘横向发出皮穿支或肌皮穿支，经过缝匠肌浅面或穿过

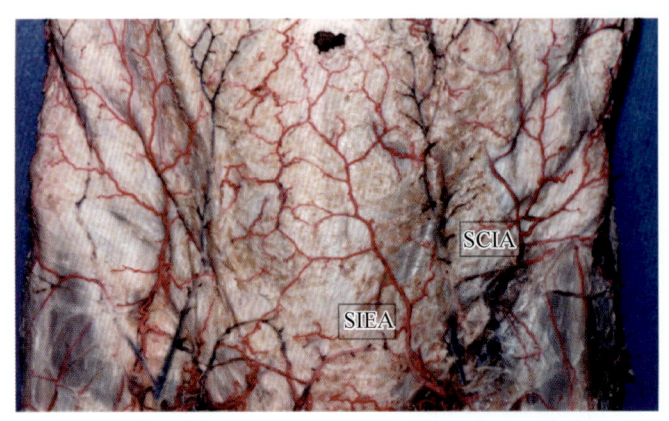

图6-1-1　旋髂浅动脉浅支(SCIA)与腹壁浅动脉(SIEA)、肋间后动脉在下腹部浅筋膜内的吻合

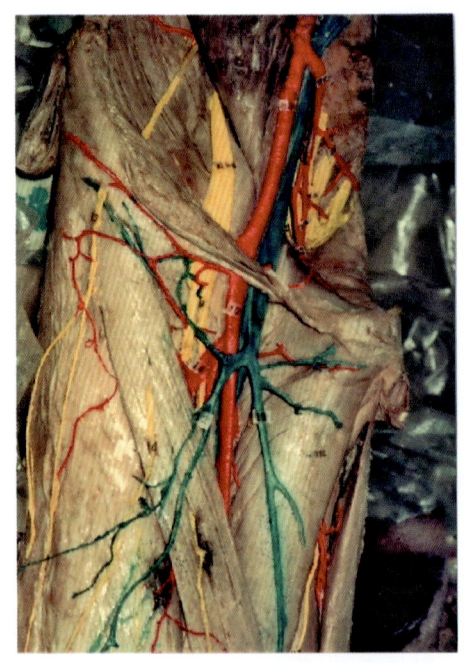

图6-1-2　旋髂浅动脉深支走行与分布

缝匠肌后,穿出阔筋膜走行于浅筋膜内,分布于大腿上外部皮肤。深支发出横支后,其终末支在阔筋膜下向上外侧延伸,可分布于髂前上棘附近的骨膜(图6-1-2)。

旋髂浅动脉的分支与周围其他动脉分支之间存在广泛的吻合:其浅支可与内侧的腹壁浅动脉外侧支形成吻合;与外上方的肋间后动脉和肋下动脉外侧皮支的前支形成吻合;其浅支或深支的骨膜支可通过骨膜进入髂骨,并与旋髂深动脉形成吻合,共同参与髂骨前份的血供;在髂嵴前份上缘附近,其可与旋髂深动脉的肌皮穿支形成吻合;其深支的横支可与旋股外侧动脉分相吻合,共同参与股外侧上部皮肤的血供。这些特点为旋髂浅动脉穿支皮瓣制备成多种形式提供了解剖学依据。

旋髂浅动脉穿支皮瓣的静脉系统包括深、浅两部分,分别为旋髂浅动脉伴行静脉和旋髂浅静脉,大部分情况下浅表的旋髂浅静脉为优势回流静脉。旋髂浅静脉分支与旋髂浅动脉主要分支的分布大致相近。其行程大部分位于浅筋膜内,向股静脉方向延伸汇聚为旋髂浅静脉,最终以单独或与其他静脉(如腹壁浅静脉)共干的方式穿过阔筋膜卵圆窝上的筛状筋膜,汇入大隐静脉(图6-1-3)。旋髂浅静脉主干管径多在1.5～2.5mm。旋髂浅动脉的伴行静脉与动脉紧密伴行,汇聚后穿过股鞘,注入股静脉,其管径多在1mm左右。

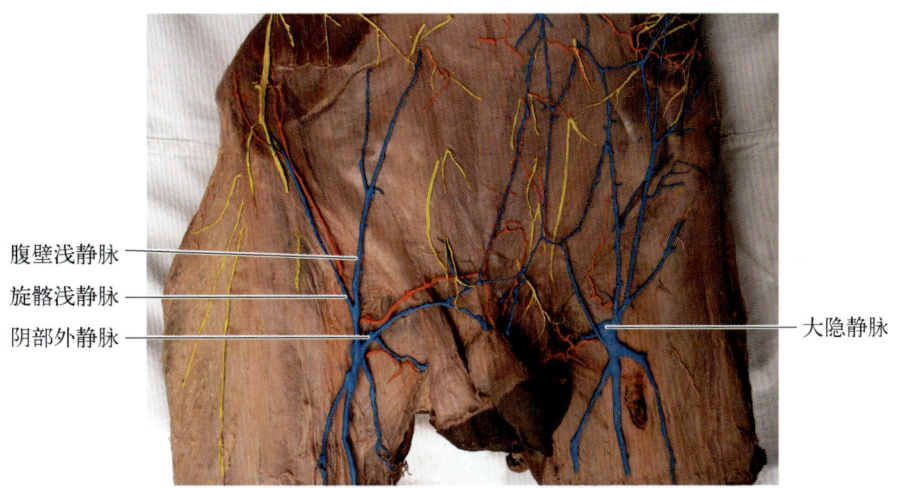

图 6-1-3 旋髂浅静脉、腹壁浅静脉、阴部外静脉的走行及分布

支配侧下腹部及髂腹股沟区浅表组织感觉的神经主要包括：第 10、11 肋间神经及肋下神经的外侧皮支前支、髂腹下神经外侧皮支、股外侧皮神经以及生殖股神经股支（图 6-1-4）。肋间神经和肋下神经与伴行的肋间后动脉和肋下动脉外侧皮支的前支一同于背

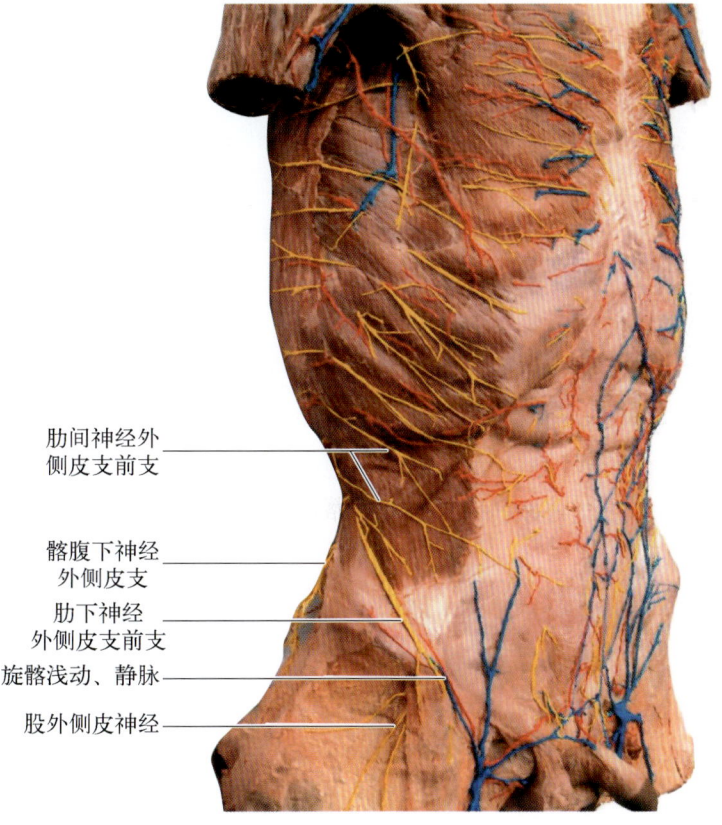

图 6-1-4 侧下腹部及髂腹股沟区感觉神经

阔肌前缘穿出肋间肌,进入皮下沿腹壁向前下方走行。第10肋间神经走行平脐水平。肋下神经分布于腹股沟韧带附近区域。髂腹下神经起自第1腰神经,走行于髂嵴上方。股外侧皮神经通常在腹股沟韧带下方、髂前上棘内侧经过,走行于缝匠肌表面,穿过深筋膜后分布于大腿外侧皮下。

旋髂浅动、静脉起始段及其分支中段周围存在成簇的腹股沟浅淋巴结(图6-1-5)。腹股沟浅淋巴结分为上、下两组:上组位于腹股沟韧带下方并与其平行排列,主要收集脐部以下腹壁、臀部、会阴、外生殖器及肛门的淋巴;下组沿大隐静脉近心端两侧纵行排列,主要收集足、小腿内侧、大腿浅部、臀部、会阴的部分淋巴。

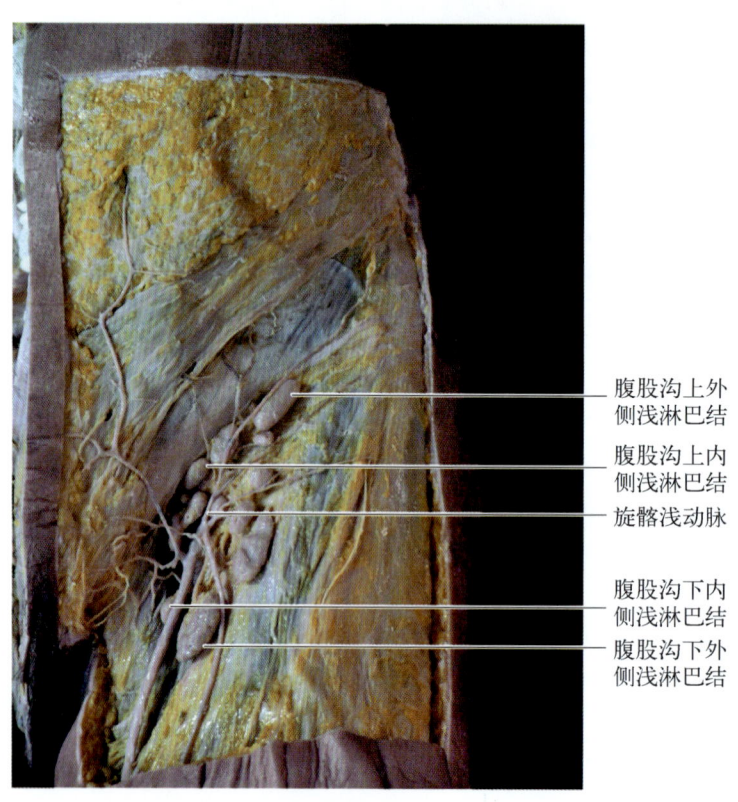

图6-1-5 腹股沟浅淋巴结与旋髂浅动脉

上组:腹股沟上内侧浅淋巴结、腹股沟上外侧浅淋巴结
下组:腹股沟下内侧浅淋巴结、腹股沟下外侧浅淋巴结

旋髂浅动脉穿支皮瓣的优点主要包括:① 制备方式较为灵活,可根据缺损特点制备成多种形式,如单纯狭义的穿支皮瓣、包含主要分支甚至主干的广义穿支皮瓣、分叶皮瓣、脂肪筋膜瓣、携带缝匠肌的肌皮瓣、携带感觉神经的穿支皮瓣、携带髂嵴前份的骨瓣、携带淋巴结的穿支皮瓣及包含毗邻其他知名血管的多蒂超大联合皮瓣等。② 与前臂桡侧皮瓣或颏下动脉穿支皮瓣类似,该皮瓣具有深、浅两套静脉回流系统,若皮瓣内包含旋髂浅静脉,其管径通常较为理想,可作为优势回流静脉;动脉的伴行静脉管径通常较细小,若其

管径大于 1 mm,可作为额外的静脉回流。③ 皮瓣制备时间较短。④ 可制备成减薄皮瓣。⑤ 供区隐蔽,且并发症发生率低,大部分情况下可直接拉拢缝合。⑥ 质地柔软,适形性好。

缺点主要包括:① 旋髂浅动脉偶有解剖变异;② 血管管径相对较小;③ 血管蒂长度相对较短,一般 5~7 cm;④ 虽可以携带骨瓣,但骨量有限,对于大范围的骨缺损修复,其对骨瓣的供血不如旋髂深动脉可靠。

旋髂浅动脉穿支皮瓣适合修复口腔颌面-头颈部,包括面颈部皮肤、舌、颊、牙龈、腭、口咽、喉咽等部位的中等大小缺损。对于经历过颈部手术及放疗,存在冰冻颈或颈部血管缺乏的患者,应考虑到旋髂浅动脉穿支皮瓣血管蒂长度不足所带来的影响,需要在术前对供区及受区的血管条件进行充分评估。

6.1.2 皮瓣设计及制备

术前可通过影像学检查对旋髂浅动脉及其主要分支的起源、走行及管径进行评估。较为常用的检查方法包括 CTA 及多普勒超声等。通过影像学检查,可以直观展现旋髂浅动脉及其主要分支的解剖分布区域,并在体表进行标记。

连线髂前上棘与耻骨结节,在连线中点附近可扪及股动脉搏动,沿股动脉走行进行体表标记。以穿支点为中心,根据缺损范围,沿旋髂浅动脉及其主要分支的长轴设计皮瓣(图 6-1-6)。皮瓣的制备可采取顺向及逆向相结合的方式进行。首先于股动脉浅部皮肤切开,在浅筋膜内解剖较为浅表的旋髂浅静脉,并追踪至大隐静脉。而后继续向深部解剖,通常腹股沟浅淋巴结上外侧组与旋髂浅动脉浅支及其伴行静脉的关系较为密切,在其附近可探查到浅支搏动。显露浅支后,顺其逆向解剖,打开股鞘,追踪至股动、静脉(图 6-1-7)。若浅支缺如,可直接打开深筋膜,探查旋髂浅动脉主干。由于旋髂浅动脉与腹壁浅动脉的起始部较为接近,在皮瓣切取前,应对所需皮瓣携带组织量、旋髂浅动脉及腹壁浅动脉的管径大小,以及血管蒂长度等条件进行综合考量,必要时可选择两条动脉中条件

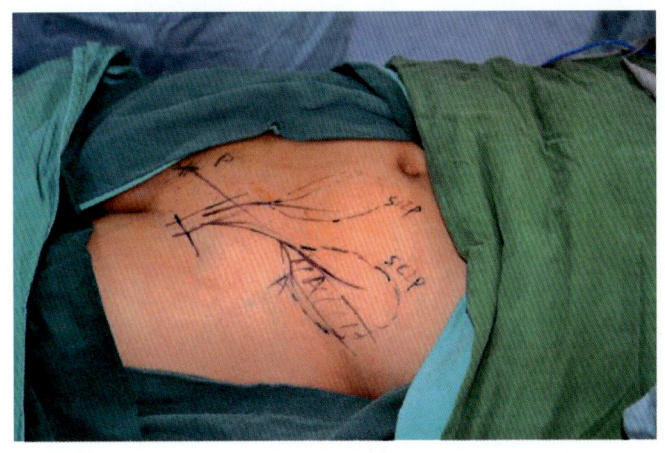

图 6-1-6 旋髂浅动脉穿支皮瓣设计

更优者作为皮瓣供区,以保证所需皮瓣组织能够获得充分的血供。解剖至主干后,再沿主干进行顺向解剖出浅支及深支,根据分支主干大概走行方向,判断所设计的皮瓣范围能否将分支主干及其穿支包含其中,并对皮瓣设计进行调整。切开皮瓣边缘,探查穿支,并追踪穿支至分支主干,完成皮瓣制备(图 6-1-8)。对于包括肌肉或骨的复合组织缺损,可利用深支的血供,切取适量的缝匠肌;或利用深支或浅支的骨膜支,切取部分髂骨前份骨瓣,骨瓣长度一般不超过 6 cm,最长可达 8 cm,垂直于髂嵴深度一般在 2 cm 以内。

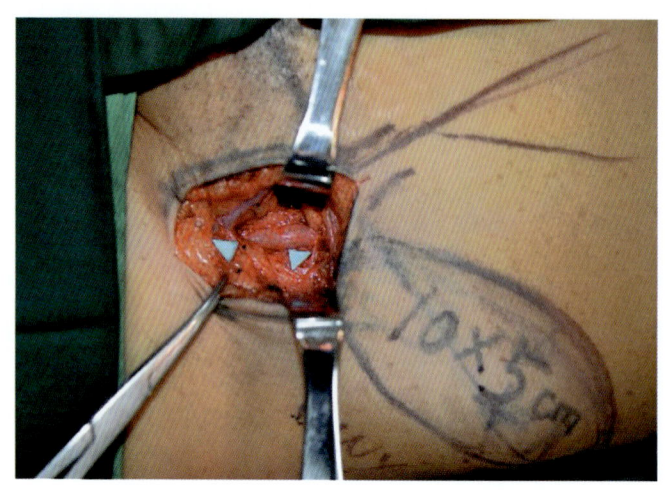

图 6-1-7 探查旋髂浅动、静脉起始部

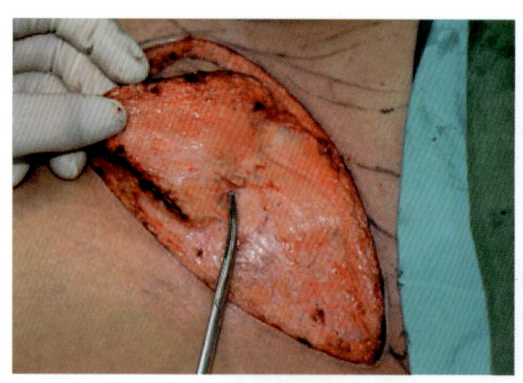 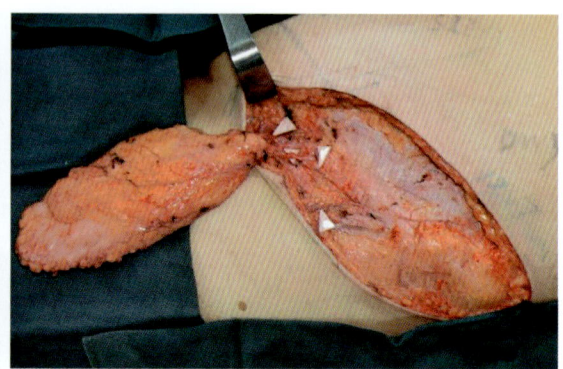

图 6-1-8 探查穿支(左)并逆行解剖完成皮瓣制备(右)

6.1.3 典型病例

6.1.3.1 旋髂浅动脉穿支皮瓣修复颊黏膜、口咽、上下颌牙龈及部分颌骨缺损

【典型病例1】 患者女性,60 岁,右下颌磨牙后区癌(T4N0M0),行肿瘤扩大切除+下颌骨边缘性切除+上颌骨部分切除+右侧颈淋巴清扫术(Ⅰ~Ⅳ区)+左旋髂浅动脉穿支皮瓣游离移植修复术。

1) 术前准备

术前进行头颈部增强 CT，评估原发灶范围及颈部淋巴结状况。通过旋髂浅动脉 CTA 结合便携式多普勒，对旋髂浅动脉穿支进行定位。肿瘤范围见图 6-1-9。

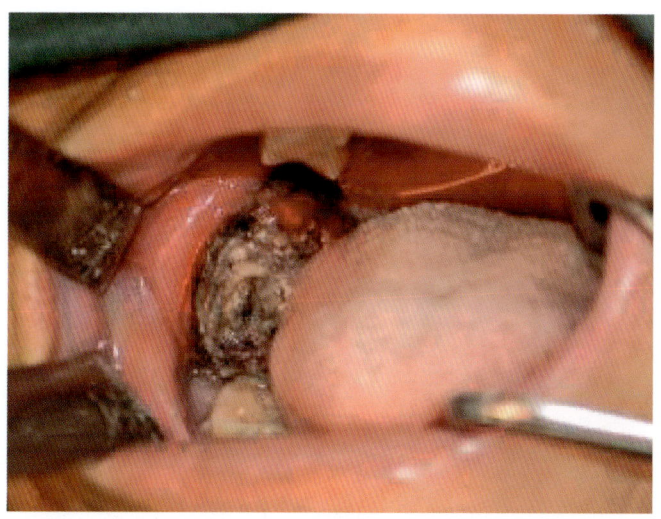

图 6-1-9 口内观肿瘤范围

2) 手术过程

（1）于右颈部行颈淋巴清扫（Ⅰ~Ⅳ区）后，切开下唇并掀起唇颊瓣，于肿物外 1.5 cm 切开，连同部分颊黏膜、颊肌、咬肌、翼内肌、部分上下颌骨及咽旁组织进行扩大切除。病灶切除后遗留的缺损范围见图 6-1-10。

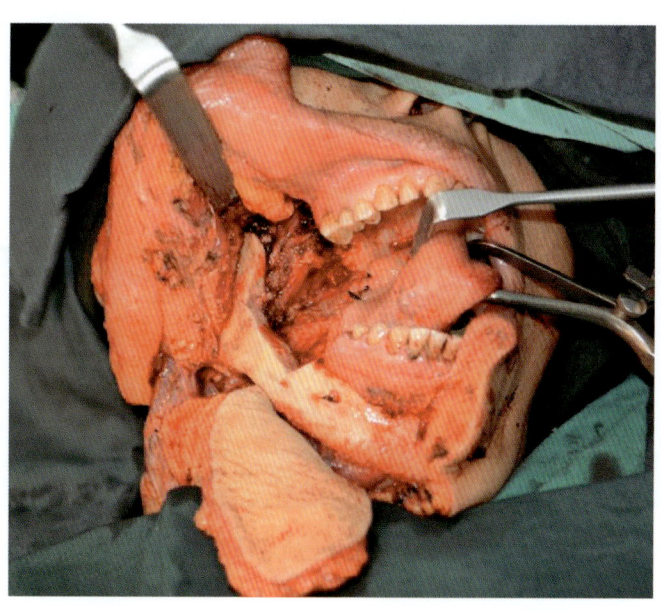

图 6-1-10 右下磨牙后区肿瘤切除后缺损范围

(2) 皮瓣设计与制备：根据缺损大小，于左腹股沟区设计 10 cm×5 cm 大小的旋髂浅动脉穿支皮瓣。解剖浅筋膜内的旋髂浅静脉，打开股鞘显露旋髂浅动脉起始部并顺行解剖，其浅支走行于设计皮瓣范围内。切开皮瓣边缘，解剖穿支，逆行追踪至浅支主干后完成皮瓣制备（图 6-1-11）。

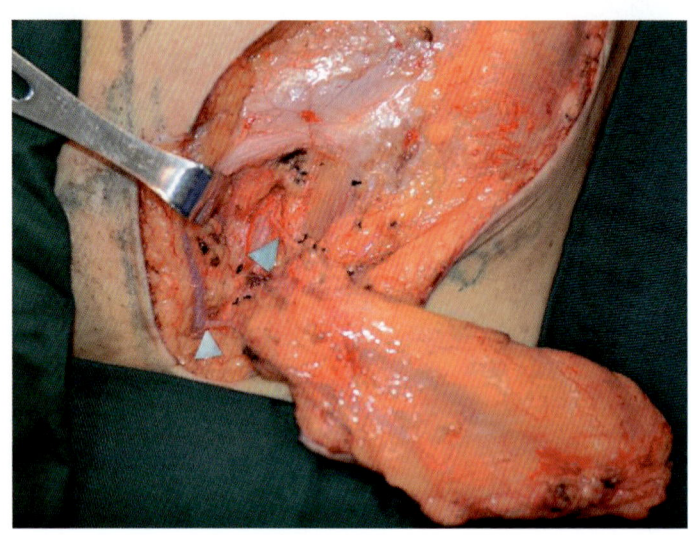

图 6-1-11 制备完成的旋髂浅动脉穿支皮瓣

(3) 修复缺损：将旋髂浅动脉穿支皮瓣经口底及下颌骨内侧转移至口内缺损区，旋髂浅动脉与甲状腺上动脉行端-侧吻合，旋髂浅静脉与面前静脉行端-端吻合（图 6-1-12），将皮瓣边缘与颊部、口咽及上下颌牙龈缺损边缘缝合，修复缺损（图 6-1-13）。

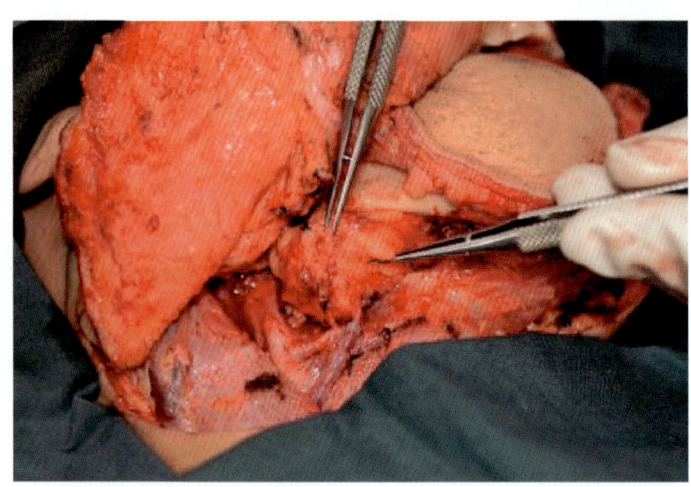

图 6-1-12 旋髂浅动脉与甲状腺上动脉行端-侧吻合，旋髂浅静脉与面前静脉行端-端吻合

第 6 章 髂股部供区

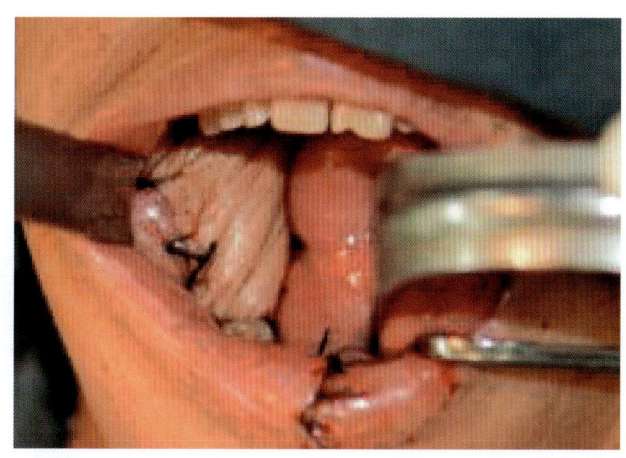

图 6-1-13 旋髂浅动脉穿支皮瓣修复磨牙后区缺损

3）术后效果

术后 1 个月随访，皮瓣完全成活，颊部、咽旁及上下颌牙龈缺损修复效果良好，无张口受限，皮瓣供区愈合良好（图 6-1-14）。

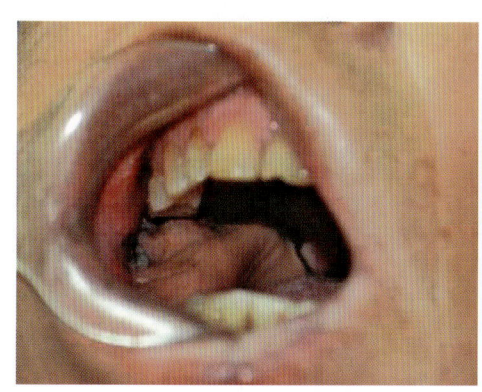 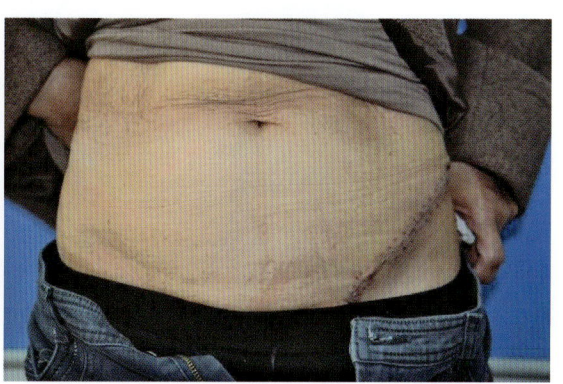

图 6-1-14 术后 1 个月皮瓣完全成活，修复效果良好，无张口受限（左），皮瓣供区愈合良好（右）

6.1.3.2 旋髂浅动脉穿支皮瓣修复舌、口底缺损

【典型病例 2】 患者男性，68 岁，右舌、口底癌，行右舌口底癌病灶扩大切除＋双侧颈淋巴清扫术（Ⅰ～Ⅳ区）＋左旋髂浅动脉穿支皮瓣游离移植修复术。

1）术前准备

术前进行头颈部增强 CT，评估原发灶范围及颈部淋巴结状况。通过旋髂浅动脉 CTA 结合便携式多普勒，对旋髂浅动脉穿支进行定位。右舌、口底肿瘤范围见图 6-1-15。

2）手术过程

（1）行双侧颈淋巴清扫（Ⅰ～Ⅳ区）后，劈开下颌骨，于肿物外 1.5 cm 切除右侧半舌、舌侧牙龈、舌下腺及口底肌肉，拔除右侧磨牙，切除对应牙槽突及部分颊侧牙龈。病灶切除后遗留缺损见图 6-1-16。

169

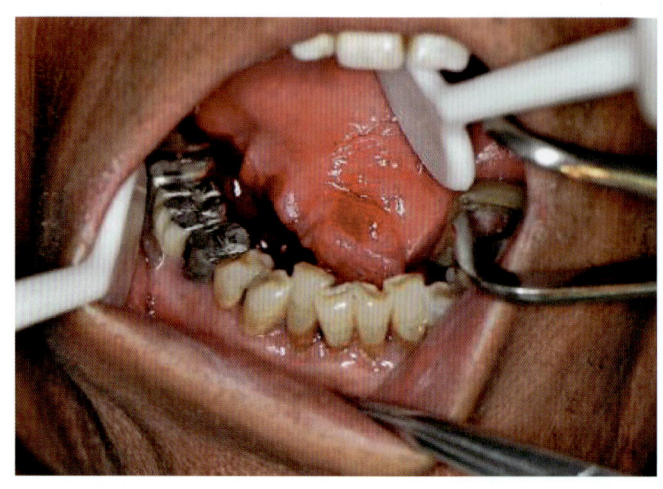

图6-1-15　右舌、口底肿瘤范围

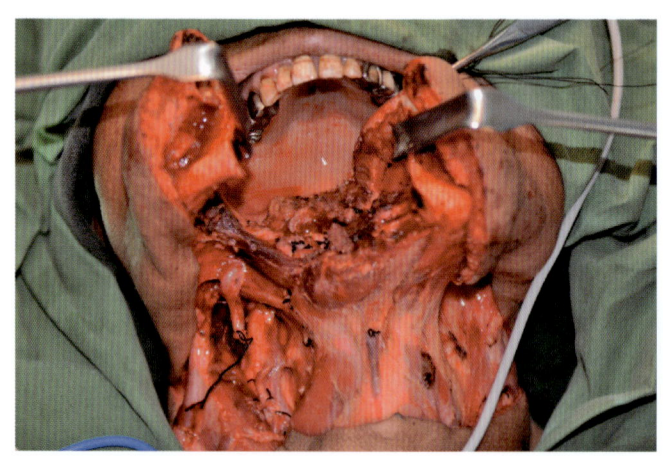

图6-1-16　舌、口底病灶切除后缺损

(2) 皮瓣设计与制备：根据缺损大小，于左腹股沟区设计12 cm×6 cm大小的旋髂浅动脉穿支皮瓣。解剖浅筋膜内的旋髂浅静脉，打开股鞘，见旋髂浅动脉起始部并其浅支走行于设计皮瓣范围内。切开皮瓣边缘，解剖穿支，逆行追踪至浅支主干后完成皮瓣制备（图6-1-17）。

(3) 修复缺损：将旋髂浅动脉穿支皮瓣经下颌骨劈开处转移至口内缺损区。去除皮瓣近心端部分表皮，填塞口底无效腔；保留皮肤的远心部分用来修复舌体缺损。旋髂浅动脉与甲状腺上动脉行端-端吻合，旋髂浅静脉与面前静脉行端-端吻合，旋髂浅动脉伴行静脉与颈外静脉端-端吻合（图6-1-18）。将皮瓣边缘与颊侧牙龈、右侧舌根、左侧半舌及口底缺损边缘缝合，修复缺损（图6-1-19）。

3) 术后效果

术后2个月随访显示重建舌体形态良好，皮瓣供区愈合良好（图6-1-20）。

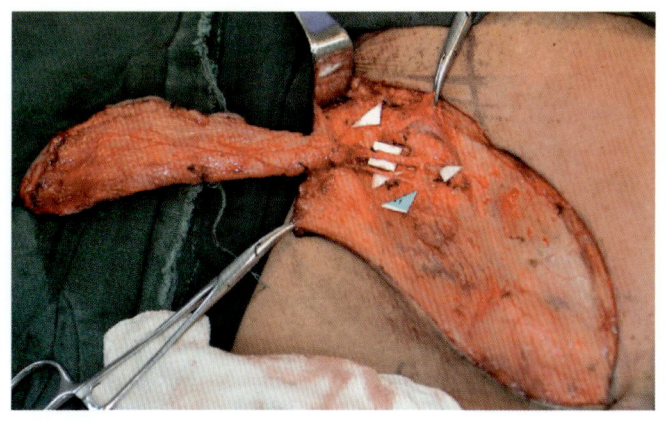

图6-1-17　制备完成的旋髂浅动脉穿支皮瓣

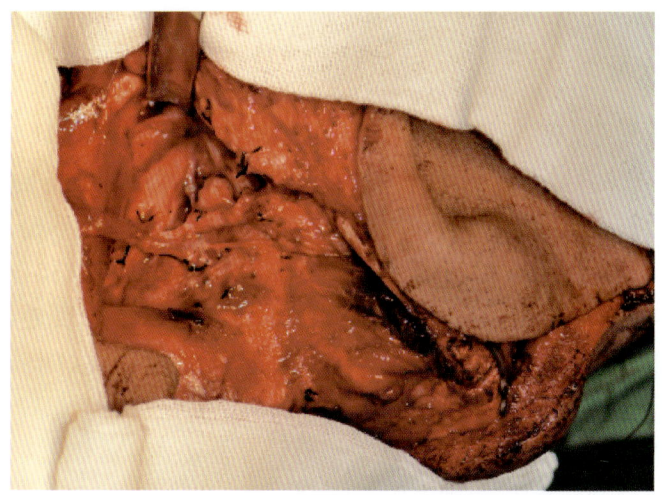

图6-1-18　皮瓣血管与受区血管分别吻合

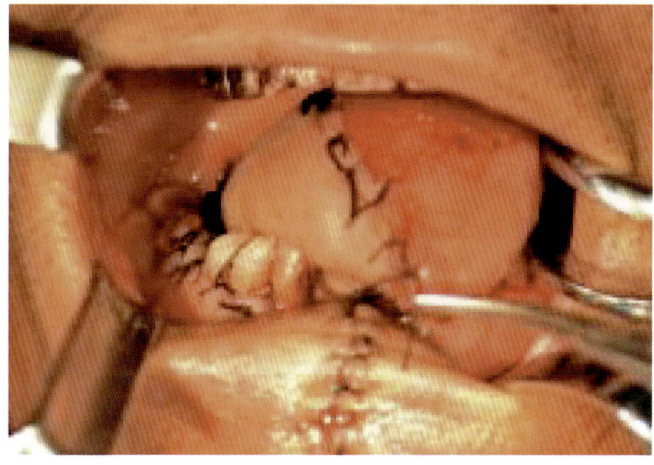

图6-1-19　旋髂浅动脉穿支皮瓣修复右舌、口底缺损

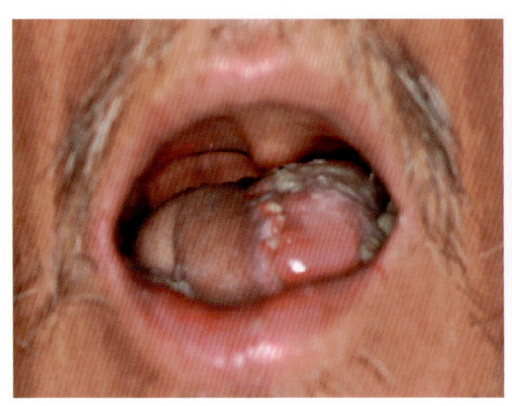
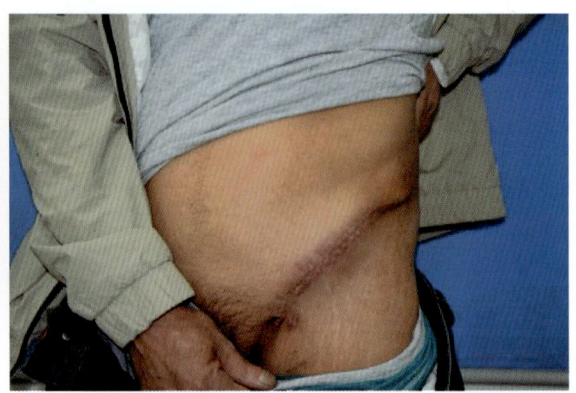

图 6-1-20　术后 2 个月重建舌体形态良好(左),供区愈合良好(右)

6.1.4　经验及点评

旋髂浅动脉是支配下腹部外侧及股前外侧上部的皮肤、皮下、缝匠肌及髂嵴前份的知名动脉。以旋髂浅动、静脉及动脉伴行静脉为血供的旋髂浅动脉穿支皮瓣自其问世以来,虽然其存在血管偶有变异、血管管径相对较小、血管蒂相对较短等不足,一度并未获得广泛应用。但随着影像学检查技术的不断发展,以及显微解剖研究和显微外科技术的不断进步,加之其本身具有供区隐蔽、并发症发生率低、成活可靠、质地柔软、可制备成多种形式等诸多优势,逐渐被越来越多的临床医生应用,修复头颈、四肢及躯干等不同部位缺损。

对于旋髂浅动脉穿支皮瓣而言,血管蒂相对较短是其主要劣势之一。通常情况下,可通过将设计皮瓣调整至旋髂浅动脉更为远心端的位置,以获得额外的血管蒂长度。另外,可通过保留颈部的颌外动脉、甲状腺上动脉的全长,从而获得更大的受区血管长度,以弥补皮瓣血管蒂长度不足。再者,还可以考虑利用旋髂浅动脉的主要分支,如当选择制备以旋髂浅动脉浅支为血供的穿支皮瓣,可通过将短小的主干切断并结扎,将深支解剖至适当长度的远端并与皮瓣一同切取,将深支的远心端与受区动脉吻合,从而以逆行供血的方式获得更长的血管蒂。

旋髂浅动脉及其主要分支的管径相对较小是其另一不足。有文献报道其主干的平均管径为 0.7~1.9 mm。对于头颈部修复重建术中常用的颌外动脉及甲状腺上动脉主干而言,旋髂浅动脉的管径常为前两者管径的 1/3~1/2,因此需要更精细的显微外科技术。在进行颈部手术时,应注意对管径匹配的颌外动脉及甲状腺上动脉主要分支给予一定长度的保留,保留长度为管径的 5 倍左右,以便放置血管夹后与皮瓣动脉进行端-端吻合,同时减少血管分叉对血流动力学的影响。若无匹配的分支或保留的分支过短,也可以通过端-侧吻合的方式重建血供。

虽然术前可以通过血管造影、高频彩超或便携式多普勒超声等检查能够获得旋髂浅动脉的起源、主要分支走行等相关信息，并能够对其穿支进行大致定位；但在实际皮瓣制备过程中，仍需要通过精细解剖对上述信息进行验证，以避免由于不同检查方式的精度误差带来不可挽回的结果。因此，我们通常采用顺向和逆向相结合的方式进行制备。旋髂浅动脉及腹壁浅动脉的起源较为接近，两者可以共干的形式出现。在非共干形式下，旋髂浅动脉多起自股动脉前外侧壁，腹壁浅动脉起自股动脉前内侧壁。两者管径相当，或以"代偿互补"的形式出现，即当两者其中之一出现发育不足，另一条动脉则通常以发育过度的形式出现。较粗的血管能够提供更为充分可靠的血供。因此，我们认为在皮瓣制备的初期，对旋髂浅动脉起始部的血管条件进行验证是必要的。一旦出现旋髂浅动脉发育不足，而皮瓣又需要携带组织量较多的情况，必要时可更改原有手术方案，选择血管管径更为理想的腹壁浅动脉作为供血动脉，并重新设计皮瓣，从而减少皮瓣出现部分坏死，甚至有制备或移植失败的风险。在对旋髂浅动脉起始部探查之后，沿主干及主要分支进行顺向解剖一段距离，从而可以判断主要分支的大致走行方向，结合较为浅表的旋髂浅静脉的走行，以及术前定位的穿支位置，调整设计皮岛的位置及方向，使之能够获得充分的动脉血供以及静脉引流。

皮瓣减薄制备的层次可根据受区所需组织厚度进行选择。下腹部外侧的浅筋膜包括：浅层的脂肪层，即 Camper 筋膜，其向下可延伸至大腿的皮下脂肪；深层的膜性层，即 Scarpa 筋膜，其通过网状组织疏松地与腹外斜肌腱膜相连，向下越过腹股沟韧带浅面与阔筋膜相融合。一些学者认为，Camper 筋膜层中存在另一层膜性结构——"superficial fascia"，即浅层筋膜，其将脂肪层分为浅部较小的脂肪球并伴有垂直方向的纤维间隔，以及深部较大的脂肪球并伴有不同方向的纤维间隔；这与我们通过尸体解剖及临床实践观察到的结果一致（图6-1-21）。在切开皮下浅层脂肪过程中，通过适当牵拉，肉眼可直接辨认。通常情况下，可于 Scarpa 筋膜层次进行减薄制备（图6-1-22）。对于肥胖患者，可于 Camper 筋膜层中的浅层筋膜掀起皮瓣，仔细辨认并解剖穿支，逆向追踪至上级血管，从而直接完成皮瓣的减薄制备（图6-1-23）。遵循筋膜结构进行解剖，能够更为清晰、安全和快捷地完成皮瓣制备。若需要制备成超薄皮瓣，则需在手术显微镜或放大镜下小心地去除穿支血管及其分支周围的脂肪，直至真皮下血管网。这种方式虽然能够对皮瓣进行有效减薄，但存在破坏真皮下血管网的可能，进而导致皮瓣出现部分坏死的风险。

穿支血管滋养皮瓣的方式主要分为直接锚固型穿支和轴型穿支（图6-1-24）。直接锚固型穿支以点状锚固的形式进入皮瓣。此种类型的穿支通常管径较小，在皮瓣内部由深至浅发出小而短的次级分支，其支配的组织范围相对较小。此类穿支与皮瓣边缘的距离不宜过大，在制备过程中及皮瓣血流重建后要注意检查皮瓣远端的出血状况，对于出血不良的组织应及时进行修剪，从而减少皮瓣部分坏死的风险。轴型穿支是从旋髂浅动脉主要分支发出后很早就进入浅层脂肪层中并逐渐延伸，沿途不断发出分支血管滋养皮瓣，甚至可达皮瓣的远端边缘。此类穿支的管径相对较粗且走行过程中变化不大，可提供充分可靠的血供。

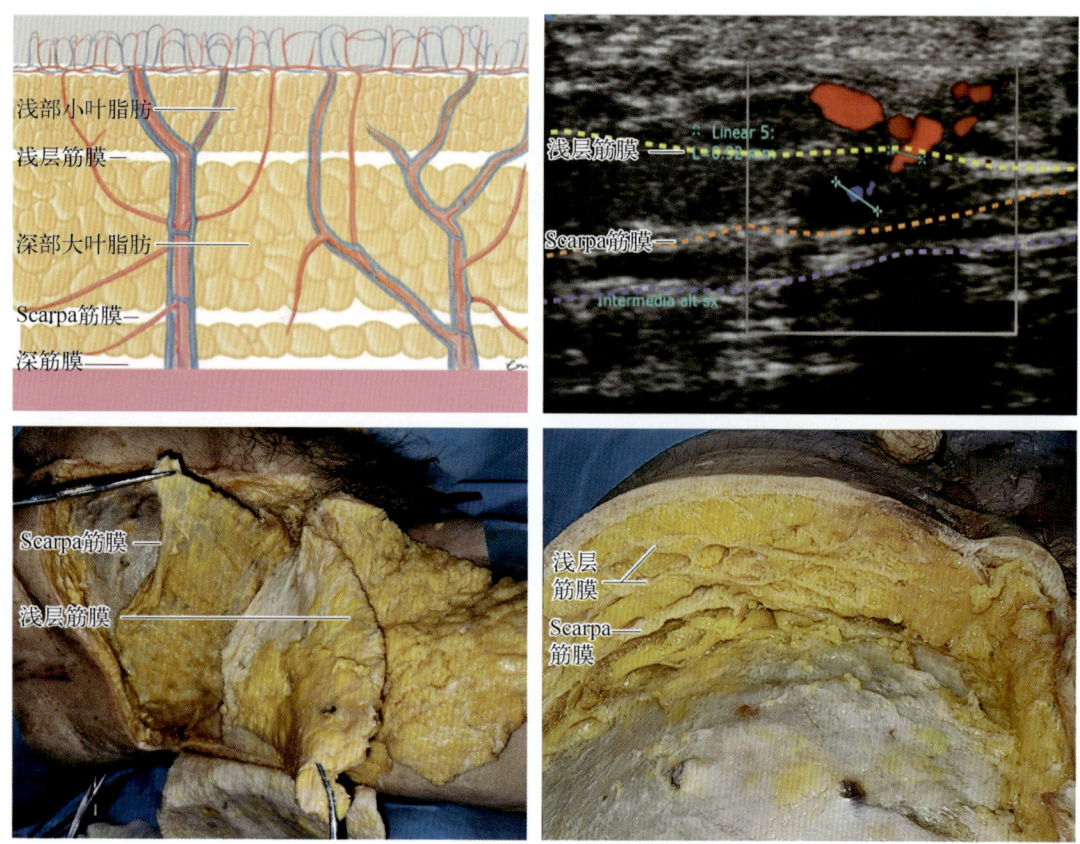

图 6-1-21　下腹部浅筋膜层次
左上：模式图；右上：多普勒超声图像；下：尸体解剖图

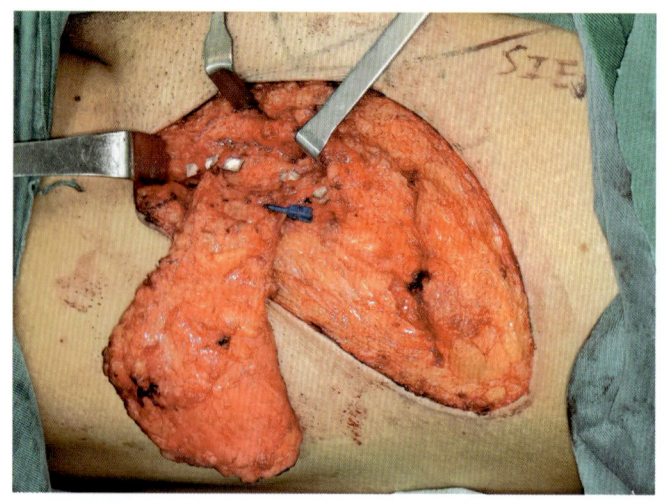

图 6-1-22　Scarpa 筋膜层次进行减薄制备

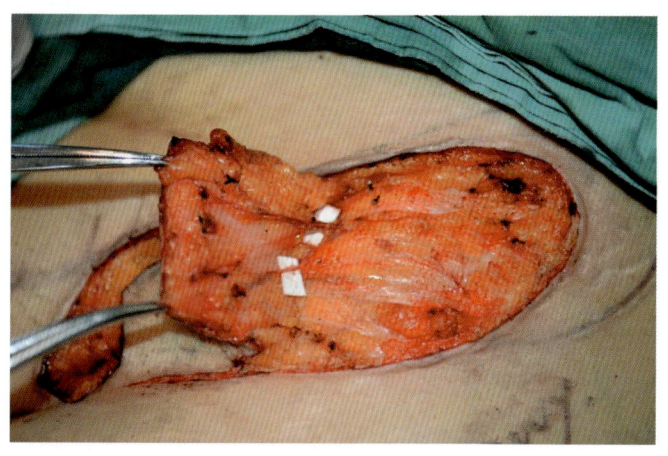

图 6-1-23　浅层筋膜层次制备减薄的旋髂浅动脉穿支皮瓣

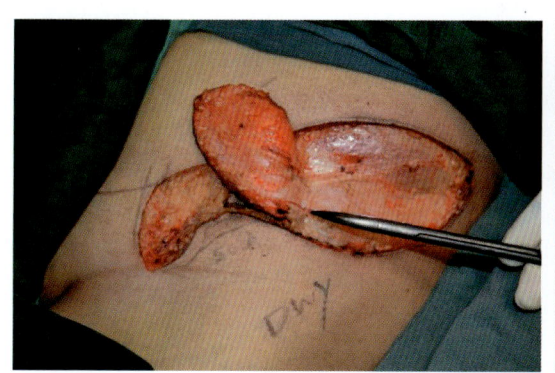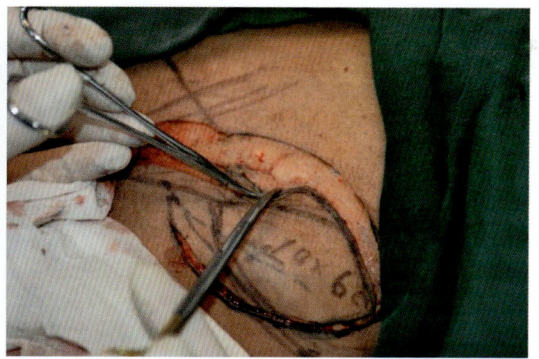

图 6-1-24　直接锚固型穿支(左)和轴型穿支(右)

旋髂浅动脉穿支皮瓣供区并发症发生率较低，主要集中在淋巴漏和股前外侧皮肤感觉麻木。① 出现淋巴漏的原因是手术操作损伤腹股沟淋巴结或淋巴管。腹股沟上外侧浅淋巴结与旋髂浅动脉主干及其主要分支关系较为密切，在皮瓣制备过程中，其可作为寻找旋髂浅动脉浅支的提示。在解剖分离血管与淋巴结时存在损伤淋巴系统的可能。因此，在操作过程中应对分离组织进行确实地夹闭或结扎，以免术后出现淋巴漏。另外，对供区进行负压引流，术后给予腹带+盐袋进行局部加压，也有助于减少淋巴漏的发生。② 出现股前外侧皮肤感觉麻木的原因主要为股外侧皮神经损伤。股外侧皮神经一般由内上至外下穿过腹股沟韧带深面，经髂前上棘内侧 2 cm 范围内，走行于缝匠肌表面。旋髂浅动脉的骨膜支，以及深支越过或穿过缝匠肌的皮肤穿支与股外侧皮神经关系较为密切，可制备成带感觉神经的旋髂浅动脉穿支皮瓣。骨膜支及越过缝匠肌的穿支多数情况下紧邻股外侧皮神经并走行于其浅面。术中通过仔细辨认和精细解剖，可完全保存股外侧皮神经。由深支发出的穿过缝匠肌的肌皮穿支，则可能位于股外侧皮神经的深方。对于包含多个穿支血管的皮瓣，股外侧皮神经可能穿行于不同的穿支之间，必要时可将整体皮瓣变为多个岛状皮瓣，从而使股外侧皮神经能够从不同穿支间游离出来。

参考文献

1. McGregor IA, Jackson IT. The groin flap[J]. British Journal of Plastic Surgery, 1972, 225: 3-16.
2. Daniel RK, Taylor GI. Distant transfer of an island flap by microvascular anastomoses. a clinical technique[J]. Plast Reconstr Surg, 1973, 52(2): 111-117.
3. O'Brien BM, MacLeod AM, Hayhurst JW, et al. Successful transfer of a large island flap from the groin to the foot by microvascular anastomoses[J]. Plast Reconstr Surg, 1973, 52(3): 271-278.
4. Taylor GI, Daniel RK. The anatomy of several free flap donor sites[J]. Plast Reconstr Surg, 1975, 56(3): 243-253.
5. Koshima I, Nanba Y, Tsutsui T, et al. Superficial circumflex iliac artery perforator flap for reconstruction of limb defects[J]. Plast Reconstr Surg, 2004, 113(1): 233-240.
6. Suh HSP, Jeong HH, Choi DH, et al. Study of the medial superficial perforator of the superficial circumflex iliac artery perforator flap using computed tomographic angiography and surgical anatomy in 142 patients[J]. Plast Reconstr Surg, 2017, 139(3): 738-748.
7. Yoshimatsu H, Iida T, Yamamoto T, et al. Superficial circumflex iliac artery-based iliac bone flap transfer for reconstruction of bony defects[J]. J Reconstr Microsurg, 2018, 34(9): 719-728.
8. Chao WN, Wang PH, Chen BR, et al. Chimeric groin free flaps: design and clinical application[J]. Microsurgery, 2016, 36(3): 206-215.
9. Hong JP, Sun SH, Ben-Nakhi M. Modified superficial circumflex iliac artery perforator flap and supermicrosurgery technique for lower extremity reconstruction: a new approach for moderate-sized defects[J]. Ann Plast Surg, 2013, 71(4): 380-383.
10. Hong JP, Choi DH, Suh H, et al. A new plane of elevation: the superficial facia plane for perforator flap elevation[J]. J Reconstr Microsurg, 2014, 30(7): 491-496.
11. Choi DH, Goh T, Cho JY, et al. Thin superficial circumflex iliac artery perforator flap and supermicrosurgery technique for face reconstruction[J]. J Craniofac Surg, 2014, 25(6): 2130-2133.
12. Feng S, Xi W, Zhang Z, et al. A reappraisal of the surgical planning of the superficial circumflex iliac artery perforator flap[J]. J Plast Reconstr Aesthet Surg, 2017, 70(4): 469-477.
13. He Y, Jin S, Tian Z, et al. Superficial circumflex iliac artery perforator flap's imaging, anatomy and clinical applications in oral maxillofacial reconstruction[J]. J Craniomaxillofac Surg, 2016, 44(3): 242-248.
14. Iida T, Mihara M, Yoshimatsu H, et al. Versatility of the superficial circumflex iliac artery perforator flap in head and neck reconstruction[J]. Ann Plast Surg, 2014, 72(3): 332-336.
15. Iida T, Mihara M, Narushima M, et al. A sensate superficial circumflex iliac perforator flap based on lateral cutaneous branches of the intercostal nerves[J]. J Plast Reconstr Aesthet Surg, 2012, 65(4): 538-540.
16. Iida T, Mihara M, Yoshimatsu H, et al. Reconstruction of the external auditory canal using a super-thin superficial circumflex iliac perforator flap after tumour resection[J]. J Reconstr Aesthet Surg, 2013, 66(3): 430-433.
17. Yoshimatsu H, Steinbacher J, Meng S, et al. Superficial circumflex iliac artery perforator flap: an

anatomical study of the correlation of the superficial and the deep branches of the artery and evaluation of perfusion from the deep branch to the sartorius muscle and the iliac bone[J]. Plast Reconstr Surg,2019,143(2):589-602.
18. Yoshimatsu H,Yamamoto T,Hayashi A,et al. Use of the transverse branch of the superficial circumflex iliac artery as a landmark facilitating identification and dissection of the deep branch of the superficial circumflex iliac artery for free flap pedicle:Anatomical study and clinical applications[J]. Microsurgery,2019,39(8):721-729.
19. Yoshimatsu H,Yamamoto T,Iida T. Pedicle elongation technique of superficial circumflex iliac artery perforator flap[J]. J Plast Reconstr Aesthet Surg,2015,68(3):e61-e62.
20. Altiparmak M,Cha HG,Hong JP,et al. Superficial circumflex iliac artery perforator flap as a workhorse flap:systematic review and meta-analysis[J]. J Reconstr Microsurg,2020,36(8):600-605.
21. Visconti G,Bianchi A,Hayashi A,et al. Thin and superthin perforator flap elevation based on preoperative planning with ultrahigh-frequency ultrasound[J]. Arch Plast Surg,2020,47(4):365-370.
22. Visconti G,Hayashi A,Yoshimatsu H,et al. Ultra-high frequency ultrasound in planning capillary perforator flaps:preliminary experience[J]. J Plast Reconstr Aesthet Surg,2018,71(8):1146-1152.
23. Fuse Y,Yoshimatsu H,Karakawa R,et al. Deep fat saving elevation of the superficial circumflex iliac artery perforator flap[J]. Medicina (Kaunas),2022,58(5):670.

(段维轶)

Ⅱ. 整形外科重建

6.1.5 概述

McGregor(1972)报道了基于旋髂浅动脉的腹股沟皮瓣。随后,Koshima(2014)又报道了基于旋髂浅动脉(superficial circumflex iliac artery,SCIA)穿支的旋髂浅动脉穿支皮瓣(superficial circumflex iliac artery perforator flap,SCIPF)。SCIPF 薄且柔软,供区隐蔽性好,然而,它在临床的应用并不普及。究其原因是 SCIPF 有几个明显的缺点,如血管蒂旋髂浅穿支的解剖变异大、血管蒂长度较短及血管蒂口径较小,使得很多医师认为 SCIPF 切取难度很大、风险很高。对此,根据临床经验,我们总结归纳了一套旋髂浅动脉穿支的分类方法及一套 SCIPF 手术策略,能够有效帮助医师克服 SCIPF 的固有缺点,使得 SCIPF 的设计和切取更加简单和安全。

6.1.6 皮瓣设计和制备

1) 术前血管定位和评估

所有患者在术前均进行了多普勒超声(CDU,GE Voluson E8,GE,Fairfield,Conn)和 CTA(Brilliance,Philips,The Netherlands)血管造影检查,评估血管质量(图6-1-25)。

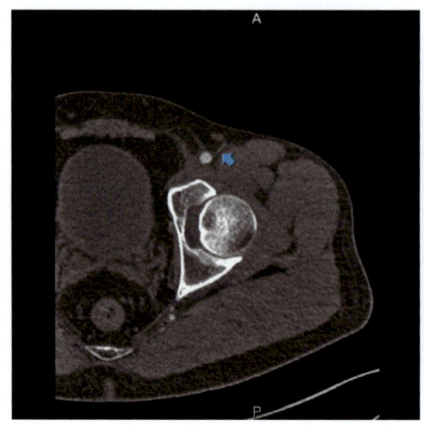 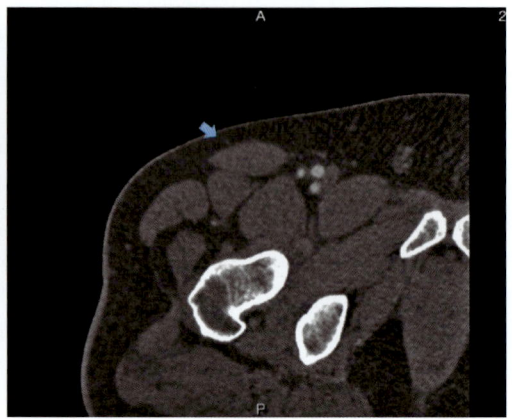

图 6-1-25　术前 CTA 评估旋髂浅血管质量

左：CTA 造影示旋髂浅动脉主干(箭头)；右：CTA 造影示旋髂浅动脉深支穿支(箭头)

2) SCIPF 设计和切取手术技巧

旋髂浅动脉从腹股沟韧带下方约 2.5 cm 的股动脉发出，发出后行走大约 1.5 cm 后分为浅支和深支，可以单独基于浅支或者深支掀起这个皮瓣。

(1) 基于旋髂浅动脉浅支分支及其穿支(近侧穿支)的 SCIPF：浅支从旋髂浅动脉主干发出后，很快穿出深筋膜，朝外上方向(髂前上棘方向)在皮下脂肪中走行，并且在腹股沟韧带中点附近发出 1~2 支穿支(0.3~0.5 mm)，这些穿支被称为旋髂浅动脉的近侧穿支。这时为了包括这些近侧穿支点，SCIPF 的设计位置应尽量靠内。解剖时沿着皮瓣设计线的下缘切开皮肤，在腹部的深浅脂肪之间有一层 Scarpa 筋膜，分隔了浅层的小颗粒脂肪和深层的大颗粒脂肪，从 Scarpa 筋膜的浅面掀起 SCIPF。尽可能保持术区无出血，这对血管蒂的解剖很重要。充分暴露近侧穿支血管，并确认其口径理想并有良好的搏动之后，可以沿着近侧穿支向旋髂浅动脉主干近端追溯，直到获得足够长的血管蒂。从 Scarpa 筋膜的浅面掀起的皮瓣比较薄。如果在解剖近侧穿支的过程中损伤了血管，或者发现穿支口径太小不能吻合，可以朝外侧继续解剖远侧穿支。

(2) 基于旋髂浅动脉深支分支及其穿支(远侧穿支)的 SCIPF：旋髂浅动脉的深支分支在缝匠肌筋膜以深朝外上方向走行。它在缝匠肌的外侧缘穿深筋膜至皮下脂肪内，并发出若干穿支血管，因为这些穿支血管位于腹股沟区的外侧，故被称为旋髂浅动脉的远侧穿支。远侧穿支一般有 1~3 支，平均口径为 0.5~0.8 mm，常位于髂前上棘内侧 2~3 cm。设计基于远侧穿支的 SCIPF 时，应设计在靠外上的位置来包括这些远侧穿支点。解剖时，在皮瓣外侧缘作切口，直接切至深筋膜，从深筋膜以浅掀起皮瓣。如果远侧穿支的口径理想、搏动良好，则逆向沿着深支主干朝旋髂浅主干的近端解剖，直到获得足够的血管蒂长度。用这种方法解剖的皮瓣会厚一些，其血管蒂长度会比基于近侧穿支的皮瓣更长，平均 5.9 cm。可以考虑在一期手术中进行修薄。如果术中发现远侧穿支质量不理想，可以朝内侧继续解剖以寻找近侧穿支。另外，股外侧皮神经距离深支很近，解剖时需注意保护。

腹股沟区浅层脂肪中有一条浅表静脉从髂前上棘向耻骨走行,推荐保留这条静脉作为皮瓣的静脉。因为旋髂浅动脉的伴行静脉通常口径过小,无法负担皮瓣的回流。口径合适且健康的受区血管对手术的吻合也很重要,可根据情况选择穿支对穿支的端端吻合或者端侧吻合。如果皮瓣的宽度小于 8 cm,受区一般可以直接拉拢缝合;如果皮瓣宽度大于 8 cm,可尝试屈患者髋关节后拉拢缝合。定期进行随访。

如术中遇到血管蒂过短,条件允许的情况可采用深支逆行灌注的方法延长血管蒂,即将深支向远端解剖并将远端作为动脉吻合口与受区吻合。

6.1.7 患者资料和典型病例

6.1.7.1 患者资料

笔者所在单位统计了近年来 90 例修复重建手术中使用的 SCIP 皮瓣(女性 41 例,男性 49 例),平均年龄 33 岁(4~63 岁)。其中受区 25 例位于上肢,26 例位于下肢,7 例位于头皮,5 例位于颏部,18 例位于胸壁,9 例位于会阴。所有病例平均随访 6~15 个月,平均 8 个月,90 例术后均全部成活,供区均直接缝合关闭,仅在腹股沟留下线性瘢痕。使用血管蒂延长法获得的最长的血管蒂长度是 10 cm。基于近侧穿支的皮瓣平均厚度为 0.7 cm,基于远侧穿支的皮瓣平均厚度为 1.5 cm(修薄后平均厚度为 0.8 cm)。6 例皮瓣进行了二期修薄(表 6-1-1、表 6-1-2)。

表 6-1-1 病例资料

皮 瓣 特 点	值
皮瓣尺寸	
长度(cm)	6.0~21.0
宽度(cm)	5.0~8.5
面积(cm^2)	33.0~178.5
厚度(cm)	
基于近侧穿支的皮瓣	
平均值	0.7(0.5~1.2)
基于远侧穿支的皮瓣	
平均值(未修薄)	1.5(0.8~2.3)
平均值(一期修薄后)	0.8(0.6~1.4)
血管蒂长度(cm)	
基于近侧穿支的皮瓣	
平均值(原始)	4.3(2.6~6.2)
平均值(动脉延长)	5.8(2.6~10.0)

续 表

皮 瓣 特 点	值
基于远侧穿支的皮瓣	
平均值	5.9(3.0～7.5)
动脉口径(mm)	
平均值	0.7(0.3～1.2)
回流静脉选择[例(%)]	
浅静脉	83(92.2)
伴行静脉	7(7.8)
皮瓣转位方式[例(%)]	
游离	81(90)
带蒂	9(10)
皮瓣坏死[例(%)]	0(0)
二期修薄手术[例(%)]	6(6.7)
供区关闭情况[例(%)]	
缝合	90(100)
植皮	0(0)

表 6-1-2 术中备选方案使用情况

术中备选方案	值
血管蒂过短	
吻合深支远端[例(%)]	8(8.9)
获得最长血管蒂长度(cm)	10
血管蒂选择	
从SCIA浅支发出的近侧穿支[例(%)]	57(63.33)
从SCIA深支发出的远侧穿支[例(%)]	29(32.22)
SIEA穿支[例(%)]	4(4.4)

注：SCIA，旋髂浅动脉；SIEA，腹壁浅动脉。

6.1.7.2 旋髂浅动脉穿支皮瓣修复胸壁瘢痕疙瘩切除后创面

【典型病例】 患者男性，53岁，胸部瘢痕疙瘩反复溃疡并进行性增大2年，行瘢痕疙瘩切除＋SCIPF修复。

1) 术前准备

术前CTA和CDU确认旋髂浅穿支血管质量可。术前胸部瘢痕疙瘩见图6-1-26。

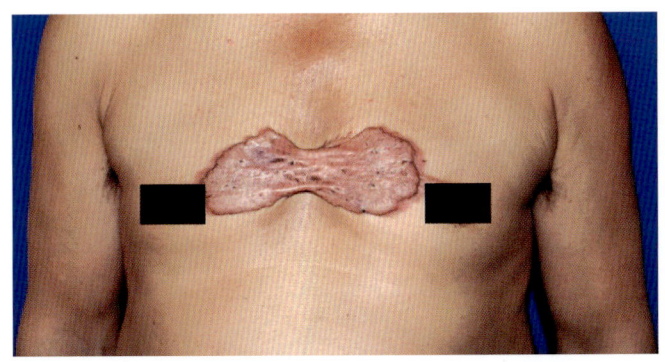

图 6-1-26 术前胸部瘢痕疙瘩

2) 手术过程

术中从 Scarpa 筋膜以浅掀起基于 SCIA 浅支的 SCIPF(16 cm×6.5 cm),厚度 0.6 cm。旋髂浅动脉及其分支解剖见图 6-1-27。将血管蒂动脉与胸廓内动脉行端端吻合,皮瓣中浅静脉与胸廓内静脉端端吻合。

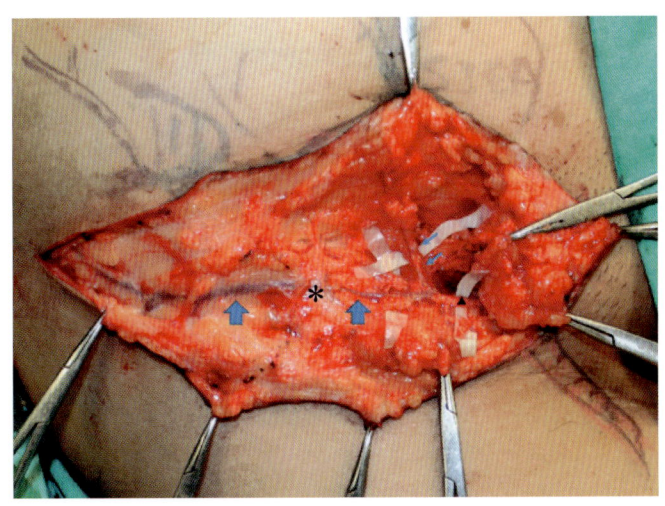

图 6-1-27 旋髂浅动脉及其分支

▲为旋髂浅动脉主干;＊为股外侧皮神经;细箭头示旋髂浅动脉浅支分支;粗箭头示旋髂浅动脉深支分支

3) 术后辅助治疗

患者术后行皮肤浅层放疗＋药物注射治疗控制瘢痕增生。

4) 术后效果

术后 6 个月随访见皮瓣成活良好(图 6-1-28),供区留线性瘢痕(图 6-1-29)。

6.1.8 经验及点评

基于旋髂浅动脉的腹股沟皮瓣在 1972 年首次被报道。随后几年,Daniel 和 Taylor

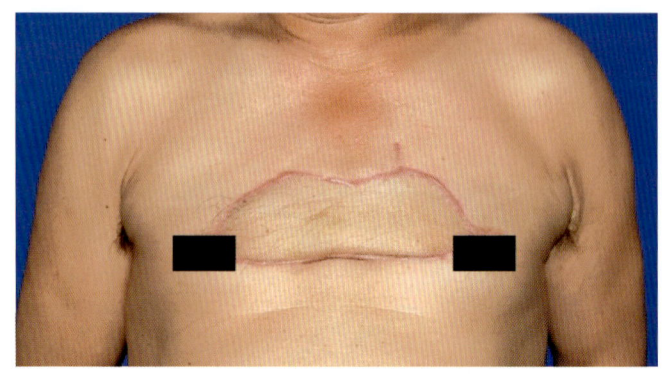

图 6-1-28　术后 6 个月皮瓣成活良好

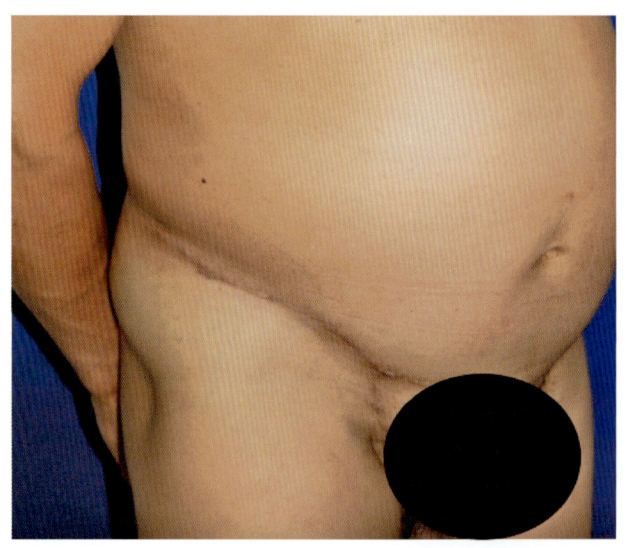

图 6-1-29　术后 6 个月供区留线性瘢痕

报道了世界上首例游离皮瓣,所用的就是一个腹股沟皮瓣,这在皮瓣的发展史上是一个里程碑。之后穿支皮瓣的应用开始进入临床,Koshima 等(2004)介绍了基于旋髂浅动脉穿支的 SCIPF。切取 SCIPF 的时候只切取了 SCIA 的分支,且从受区切取的软组织更少,使得受区损伤更小,皮瓣更薄,手术时间更短。SCIPF 是一个用途很广的皮瓣,被用在上肢、下肢、头部、颈部、面部和阴茎的软组织修复中。然而,和其他常用皮瓣如股前外侧皮瓣(anterolateral thigh flap,ALT)相比,SCIPF 的血管蒂短,SCIA 动脉系统的变异也会给术者带来困扰。另外,SCIA 通常口径比较小,即使在刚从股动脉发出的近端也常小于 1 mm。

现今患者对修复重建手术的期望越来越高。我们不懈追求的目标不单是逼真的修复效果,还有供区损伤的最小化。因此,一个理想的皮瓣必须有隐蔽的供区,并且易于切取、成功率高等优点。SCIPF 的供区腹股沟可以说是人体上最隐蔽区域之一;而且 SCIPF 很柔软，厚度适中，且没有明显毛发。所以我们认为如果能找出一套策略来克服 SCIPF 的固有缺点（解剖变异大、血管蒂短），SCIPF 完全有潜力成为修复重建中的一块重要的常用皮瓣。经过这些年 SCIPF 手术的实践，我们总结了一套手术策略归纳如下。

6.1.8.1 SCIA 系统中的解剖变异

SCIPF 的一个重要缺点是 SCIA 系统中常见解剖变异。针对这个问题，我们建议术前使用影像学系统来识别 SCIA 系统中的近侧和远侧穿支。针对不同的穿支，采取不同的解剖方法。

1) CTA 和 CDU 术前影像学导航

术前对皮瓣穿支情况的了解对皮瓣的成功切取至关重要。评估穿支血管质量的方法有很多，我们推荐 CTA 和 CDU，有以下几个原因：① CTA 分辨率高，能够识别口径大于 0.3 mm 的血管，CDU 可以探测到口径大于 0.5 mm 的血管；② CTA 可以提供血管的三维信息，如走行、口径、位置及和周围组织的关系；③ CDU 可以提供血管血流动力学的信息。CTA 和 CDU 都适合用来对 SCIPF 的血管进行术前评估，术者可以根据情况进行选择。我们推荐两种方法结合使用来提高准确性。

CTA 和 CDU 可以让术者在进入手术室前形成一个最合理的手术计划：应该选择 SCIA 系统的近侧穿支还是远侧穿支，抑或是整个 SCIA 系统都不理想，应准备其他方案。有了这些术前影像学导航技术提供的血管信息，皮瓣切取的成功不再是依靠运气，而是依靠确凿的客观数据。

2) 近侧穿支和远侧穿支的不同解剖方法

病例回顾确认了 SCIA 系统有两套相对固定穿支，即近侧穿支和远侧穿支。基于两套不同的穿支的 SCIPF 有不同的厚度、解剖入路和平面（表 6-1-3）。基于这两种穿支的皮瓣解剖也有共同点，即找到穿支点后，均逆向追溯主干近端直到获得足够的血管蒂长度。

表 6-1-3 基于近侧穿支和远侧穿支的 SCIPF 的比较

	基于近侧穿支的皮瓣	基于远侧穿支的皮瓣
切口	皮瓣下缘	皮瓣外侧缘
解剖平面	Scarpa 筋膜以浅	深筋膜以浅
皮瓣厚度	薄（平均 0.7 cm）	厚（平均 1.5 cm）
血管蒂长度（原始）	短（平均 4.3 cm）	长（平均 5.9 cm）
穿支的口径	0.3～0.5 mm	0.5～0.8 mm
穿支的数量	1～2 支	1～3 支
动脉逆流延长血管蒂法（吻合深支远端）	适用	不适用

6.1.8.2 血管蒂较短

和另外一个常用皮瓣——股前外侧皮瓣比起来，SCIPF 的一大缺点便是血管蒂比较短,我们也有几种策略可以克服这个缺点。首先,如果一个病例需要血管蒂比较长,我们可以选择远侧穿支。基于远侧穿支掀起的 SCIPF 的血管蒂会比近侧穿支长。另外,可以将靠近血管蒂的皮瓣做去表皮处理,将去过表皮的组织埋入受区里,这种方法也能够延长血管蒂。再者,如果 CTA 和 CDU 确认 SCIA 系统的深支和浅支共干,我们可以将深支的远端解剖并将受区与深支远端吻合,使得动脉有一部分是逆行灌流的,这种方法最多可以将血管蒂延长到 10 cm。另外,将血管蒂与受区的分支吻合也能够缩短所需血管蒂的长度。有了以上这些方法,SCIPF 不但可以胜任受区血管较表浅的部位的修复(如足部、膝关节、上肢),它还可以在不用桥接的情况下用于修复小腿中上段的缺损,这些部位的受区血管常位于肌肉深部,需要的血管蒂长度较长。

6.1.8.3 术中备选方案

笔者倾向于选择解剖变异较少的皮瓣,因为这些皮瓣的成功率更高。解剖变异是一种我们无法干预的自然现象,而我们能够做的是准备几套备选方案来应对不同的情况。

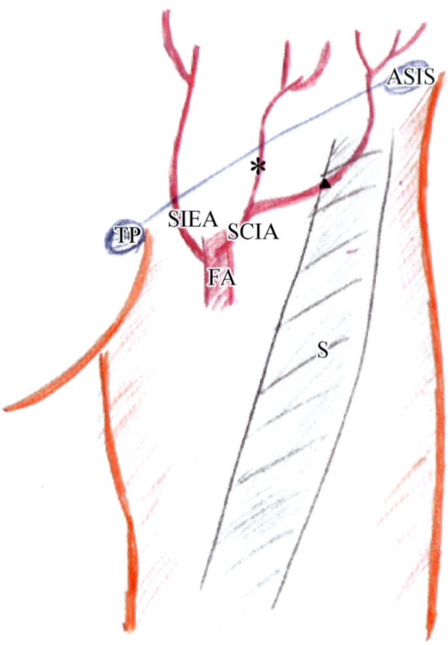

腹股沟区一共有 3 套血供系统,SCIA、腹壁浅动脉(SIEA)和旋髂深动脉(DCIA),其中以前两套血供为主。SCIA、SIEA 和 DCIA 系统是互补的,如果其中一套动脉口径比较小,另外两套动脉的口径会代偿性增大。Salmon 等(1936)也报道过腹股沟区几套动脉之间的互补关系,他将其称为平衡定律(law of equilibrium)。正是这样的解剖特点让我们在术中能够有多套备选方案:① 如果 SCIA 系统的近侧穿支口径比较小,可以向外侧继续解剖以寻找远侧穿支,对远侧穿支来说也一样可以往近端解剖来寻找近侧穿支。② 如果整个 SCIA 系统的口径都不理想,可以继续向内侧解剖寻找腹壁浅动脉穿支作为血管蒂。③ 如果皮瓣完全掀起后血供不理想,受区条件允许的话可以将皮瓣修薄成皮片进行植皮。有这几套备选方案在侧,术者的压力会大大减小(图 6-1-30,图 6-1-31)。

图 6-1-30 术中应对解剖变异的备选方案示意图

如果旋髂浅动脉浅支("*"表示)口径不理想,可以向外侧解剖探查深支("▲"表示);如果整个旋髂浅动脉(SCIA)口径均较小,向内侧解剖探查腹壁浅动脉(SIEA)。S,缝匠肌;ASIS,髂前上棘;TP,耻骨结节;FA,股动脉

综上,本部分介绍了 SCIA 系统的近侧穿支和远侧穿支的概念及其在整形外科修复中的应用,基于这两种穿支的皮瓣有不同的特点、适应证和切取方法。对这种分类的了解使得皮瓣的切取更加简便和安全。另外,SCIP 的缺点(血管蒂短、解剖变异大)可以用特定手术策略(血管蒂延长法、术前影像学导航、术中互补血管备选方案)克服。我们认为,SCIP 皮瓣有潜力成为修复重建领域重要的常用皮瓣。

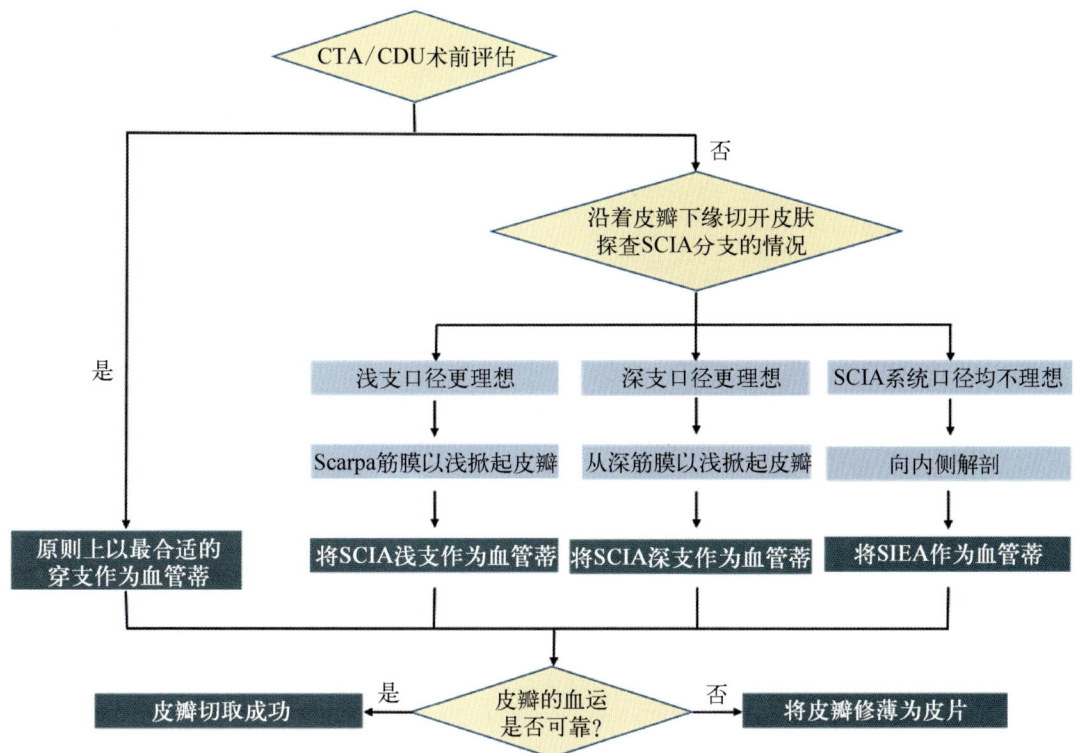

图6-1-31 应对解剖变异的手术策略流程图

SCIA,旋髂浅动脉;SIEA,腹壁浅动脉

参考文献

1. McGregor IA, Jackson IT. The groin flap[J]. Br J Plast Surg, 1972, 25(1): 3-16.
2. Koshima I, Nanba Y, Tsutsui T, et al. Superficial circumflex iliac artery perforator flap for reconstruction of limb defects[J]. Plast Reconstr Surg, 2004, 13(1): 233-240.
3. Goh TL, Park SW, Cho JY, et al. The search for the ideal thin skin flap: superficial circumflex iliac artery perforator flap — a review of 210 cases[J]. Plast Reconstr Surg, 2015, 135(2): 592-601.
4. Choi DH, Goh T, Cho JY, et al. Thin superficial circumflex iliac artery perforator flap and supermicrosurgery technique for face reconstruction [J]. J Craniofac Surg, 2014, 25 (6): 2130-2133.
5. Daniel RK, Taylor GI. Distant transfer of an island flap by microvascular anastomoses. A clinical technique[J]. Plast Reconstr Surg, 1973, 52(2): 111-117.
6. Hsu WM, Chao WN, Yang C, et al. Evolution of the free groin flap: the superficial circumflex iliac artery perforator flap[J]. Plast Reconstr Surg, 2007, 119(5): 1491-1498.
7. Hong JP, Sun SH, Ben-Nakhi M. Modified superficial circumflex iliac artery perforator flap and supermicrosurgery technique for lower extremity reconstruction: a new approach for moderatesized defects[J]. Ann Plast Surg, 2013, 71(4): 380-383.
8. Iida T, Mihara M, Yoshimatsu H, et al. Versatility of the superficial circumflex iliac artery

perforator flap in head and neck reconstruction[J]. Ann Plast Surg, 2014, 72(3): 332 – 336.
9. Iida T, Yoshimatsu H, Hara H, et al. Reconstruction of large facial defects using a sensate superficial circumflex iliac perforator flap based on the lateral cutaneous branches of the intercostal nerves[J]. Ann Plast Surg, 2014, 72(3): 328 – 331.
10. Jin S, He Y, Tian Z, et al. Superficial circumflex iliac artery perforator flap aided by color Doppler sonography mapping for like-with-like buccal reconstruction[J]. Oral Surg Oral Med Oral Pathol Oral Radiol, 2015, 119(2): 170 – 176.
11. Koshima I, Nanba Y, Nagai A, et al. Penile reconstruction with bilateral superficial circumflex iliac artery perforator (SCIP) flaps[J]. J Reconstr Microsurg, 2006, 22(3): 137 – 142.
12. Yoshimatsu H, Yamamoto T, Iida T. Deep branch of the superficial circumflex iliac artery for backup[J]. J Plast Reconstr Aesthet Surg, 2015, 68(10): 1478 – 1479.
13. Zhang Y. Discussion. Application of multidetector-row computed tomography in propeller flap planning[J]. Plast Reconstr Surg, 2011, 127(2): 712 – 715.
14. He Y, Jin S, Tian Z, et al. Superficial circumflex iliac artery perforator flap's imaging, anatomy and clinical applications in oral maxillofacial reconstruction[J]. Journal of Cranio-Maxillo-Facial Surgery, 2016, 44(3): 242 – 248.
15. Rozen WM, Phillips TJ, Ashton MW, et al. Preoperative imaging for DIEA perforator flaps: a comparative study of computed tomographic angiography and Doppler ultrasound[J]. Plast Reconstr Surg, 2008, 121(1 Suppl): 1 – 8.
16. Su W, Lu L, Lazzeri D, et al. Contrast enhanced ultrasound combined with three dimensional reconstruction in preoperative perforator flap planning[J]. Plast Reconstr Surg, 2013, 131(1): 80 – 93.
17. Suh H S P, Jeong H H, Choi D H, et al. Study of the medial superficial perforator of the superficial circumflex iliac artery perforator flap using computed tomographic angiography and surgical anatomy in 142 patients[J]. Plastic and reconstructive surgery, 2017, 139(3): 738 – 748.
18. Chao WN, Tsai CF, Wang PH, et al. Freestyle groin flaps: the real axial flap design and clinical application[J]. Ann Plast Surg, 2015, 74 (Suppl 2) S75 – 79.
19. Yoshimatsu H, Yamamoto T, Iida T. Pedicle elongation technique of superficial circumflex iliac artery perforator flap[J]. J Plast Reconstr Aesthet Surg, 2015, 68(3): e61 – 62.
20. Koshima I. Microsurgery in the future: introduction to supra-microsurgery and perforator flaps. First international course on perforator flap and arterialized skin flaps[J]. Special invited lecture. Gent, Belgium, 1997.
21. Salmon M. Artères de la Peau[M]. Paris: Masson, 1936.

(冯少清　喜雯婧　章一新)

6.2　旋髂深动脉穿支皮瓣嵌合髂骨瓣

6.2.1　概述

髂骨是扇形骨,其上缘被称为髂嵴,能够提供大量的皮质骨和松质骨,常被用于骨移植手术。髂骨的血供来源丰富，旋髂深动脉（deep circumflex iliac artery，DCIA）是供应髂嵴前部的主要动脉，且被证实其解剖恒定、血管长度及管径适中，非常适用于头颈部的显微重建手术。Taylor 教授（1979）首次报道了以 DCIA 为血管蒂及以旋髂浅动脉（superficial circumflex iliac artery，SCIA）为血管蒂的髂骨肌皮瓣。当时以 DCIA 为蒂的皮瓣在制备过程中携带了大量的肌肉来保证血供及用以修复软组织的缺损，由于这些肌肉附着在髂骨上，活动度差、肌肉臃肿限制了其在颌面部缺损中的应用。Ramasastry 等（1987）报道了携带 DCIA 的升支供血的腹内斜肌的髂骨瓣，由于腹内斜肌由 DCIA 的升支供应血运，有很好的活动度，可以制备更大面积的肌肉瓣，进而能更加灵活地修复软组织的缺损。此后，携带腹内斜肌的髂骨肌皮瓣广泛应用于上、下颌骨的缺损修复中。然而，腹内斜肌在修复口腔软组织缺损中仍然很臃肿，供区需要组织补片来修复腹壁肌肉以减少腹疝的发生。此后，Safak（1997）、Kimata（2001，2003）等设计了携带骨肌皮穿支（osteomusculocutaneous perforators）皮瓣的髂骨肌瓣来减少皮瓣臃肿，改进手术可操作性。Bergeron（2007）、Ting（2009）等详细描述了 DCIA 的各类穿支，但并未将终末穿支进行进一步区分。Zheng He-ping 教授（2013）将 DCIA 的终末支穿支归为肌皮穿支一类。陈洁等（2015）采用 DICA 穿支嵌合髂骨皮瓣修复下颌骨复合性缺损。郑磊等（2018）通过临床研究发现大概 78% 的 DCIA 终末支穿支出现在髂前上棘（anterior superior iliac spine，ASIS）后方 7～10 cm 的范围内，通过制备旋髂深动脉终末支穿支皮瓣嵌合髂骨瓣（deep circumflex iliac artery perforator flap with iliac crest，DCIAPF）应用于下颌骨的复合性缺损重建中。该髂骨瓣既有大量的髂骨组织，又具有高活动度和组织量丰富的软组织，是一个非常理想的重建颌骨复合缺损的嵌合皮瓣，供区腹部创面无须补片修复，可直接拉拢缝合。

6.2.2 临床解剖

髂嵴前部的主要供血动脉为 DCIA，该动脉也是传统髂骨肌瓣的血供基础，在腹股沟管内 DCIA 从髂内动脉（42%）或股动脉（41%）发出，少见有从髂外动脉（17%）发出。DCIA 从外侧走行，在距髂前上棘（ASIS）约 1 cm 处发出一较为粗大的直径约 1 mm 的分支（升支）。该分支穿过腹横肌，在腹横肌和腹内斜肌间走行，供应腹内斜肌。该升支是制备髂骨嵌合腹内斜肌瓣的血运基础，并最终与腹壁下动脉（DIEA）交通。DCIA 发出升支后出入腹横筋膜，进入距离髂嵴上缘约 2 cm，由腹横筋膜附着线和骨盆内面的髂筋膜组成的纤维通道。大量小穿支血管进入髂骨内侧面；另外，大量的肌皮穿支也在该区域内发出，营养腹横肌、腹内斜肌及被覆皮肤。这些肌皮穿支为髂骨肌皮瓣的皮岛提供血供。DCIA 走行至 ASIS 后方 5～11 cm 处，髂嵴上 1～35 mm 的范围内发出终末肌皮穿支，该穿支的出现率为 92%～100%，能够供应约 10 cm×15 cm 大小的皮岛。可以以该穿支为血供基础设计髂骨嵌合终末支穿支皮瓣或筋膜瓣，该穿支供应的皮岛血供可靠，组织量丰富但不臃肿，活动度良好可以用于修复口内或者口外的软组织缺损。

6.2.3 皮瓣设计及制备

在髂骨区域标记皮岛,可用便携式多普勒先标记出终末支穿支的位置,该穿支通常在髂前上棘(ASIS)外侧 1.5 cm、后方 6 cm 的区域出现,围绕穿支根据缺损范围设计皮岛或者筋膜瓣的大小并做标记。在 ASIS 和耻骨结节之间的中点上方 2 cm 处做一个切口,向上延伸到皮岛标记的内侧上缘,切开皮肤至腹外斜肌腱膜,在腹外斜肌腱膜表面小心向髂嵴方向掀起皮岛,寻找到穿支。终末支穿支大概有 1~2 支,以穿支为中心于腹外斜肌腱膜浅面将其四周皮岛掀起,小心保护穿支并将其与周围肌肉组织分离,建议保留 1 cm 左右的肌袖以保护穿支,沿着该穿支依次解剖腹外斜肌、腹内斜肌、腹横肌至腹横筋膜层内见 DCIA 血管蒂,DCIA 血管蒂位于髂肌浅面,可以继续沿着 DCIA 血管蒂逆行解剖至其起始端。或经 DCIA 起始端顺行解剖至终末支穿支,沿途注意在 ASIS 下 1~2 cm,DCIA 血管蒂会与股外侧皮神经交叉而行,注意保护股外侧皮神经,完成 DCIA 血管蒂的解剖,保留附着于髂骨内侧板的腹外斜肌、腹内斜肌、腹横肌附着及 DCIA 血管蒂,于 DCIA 深面离断髂骨内侧的髂肌(图 6-2-1)。如果切取全厚髂骨可沿髂骨外侧骨板剥离附着肌肉至需要的髂骨高度,如果保留外侧骨板及其肌肉附着可于髂嵴表面垂直劈开制备一定厚度的劈开骨瓣。ASIS 可以根据修复需要或血管蒂长度需要选择保留或切取,即髂骨瓣不包含 ASIS 或包含 ASIS。若

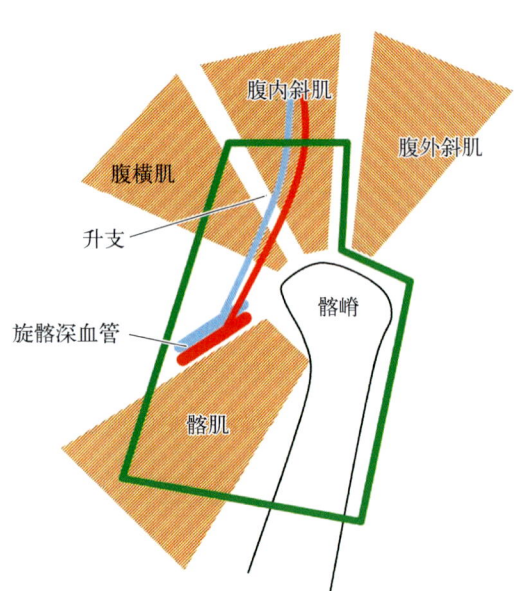

图 6-2-1 DCIA 血管蒂与周围肌肉关系

要考虑延长 DCIA 血管蒂的长度,可以保留 ASIS 及其附着的腹股沟韧带及缝匠肌,在 ASIS 后方截骨,这样髂骨瓣不包含 ASIS,可以相对延长 DCIA 血管蒂的长度,根据重建骨的形状及大小需要,用来复锯及摆动锯行髂骨截骨。髂骨外板、ASIS 及附着物的保留和保护,可以减少术后供区的功能障碍,利于供区的快速康复。供区创面应分层关闭以免发生腹疝,髂肌与髂筋膜缝合到腹横肌和腹横筋膜上,将腹内斜肌、腹外斜肌或腱膜缝合到臀肌、阔筋膜张肌、缝匠肌上,术中如果腹股沟韧带在 ASIS 上离断,需要将其再附着到肌与肌腱的间隙上,以恢复腹股沟管,内置负压引流管减少血肿发生。如果保留了外侧骨板及附着肌肉,则需在髂骨外侧板上制备缝合孔洞将腹肌缝合悬吊于其上,再缝合筋膜。

6.2.4 典型病例

6.2.4.1 旋髂深动脉穿支皮瓣嵌合髂骨瓣重建下颌骨缺损

【典型病例 1】 患者女性,34 岁,右侧下颌骨成釉细胞瘤行下颌骨成釉细胞瘤根治切

除术＋下颌骨节段性切除术＋旋髂深动脉穿支皮瓣嵌合髂骨瓣修复术。

1) **术前准备**

手持多普勒超声测量穿支位置,并做体表标记,穿支一般出现在髂前上棘后方 5～11 cm,髂嵴前 1～35 mm 的范围内。患者术前正面像见图 6-2-2。

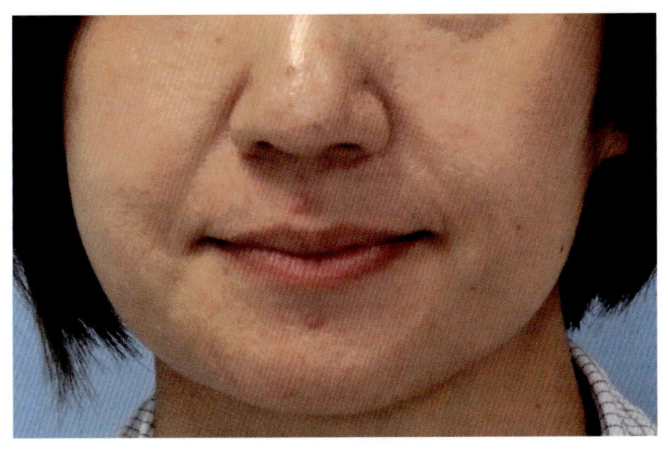

图 6-2-2 术前正面像

2) **手术过程**

(1) 下颌骨节段性切除：术中经下颌下入路,暴露下颌骨肿瘤见图 6-2-3。行右下颌骨节段性切除,肿瘤切除后标本见图 6-2-4。

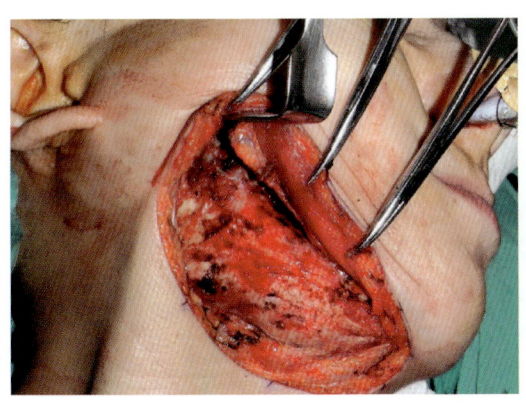
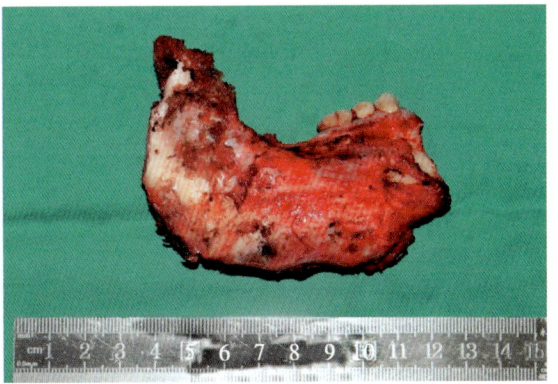

图 6-2-3 经下颌下入路,暴露下颌骨肿瘤　　图 6-2-4 肿瘤切除后标本

(2) 钛板植入：下颌骨成釉细胞瘤切除后放置预弯重建钛板,恢复其余下颌骨至合适位置。肿瘤切除后右下颌骨缺损范围见图 6-2-5。

(3) 穿支标记及切口标记：根据多普勒超声确定的穿支位置、软组织缺损大小设计切口及皮岛见图 6-2-6。

(4) 穿支解剖及皮岛制备：根据软组织缺损范围及大小,于髂骨区域皮肤标记皮肤切

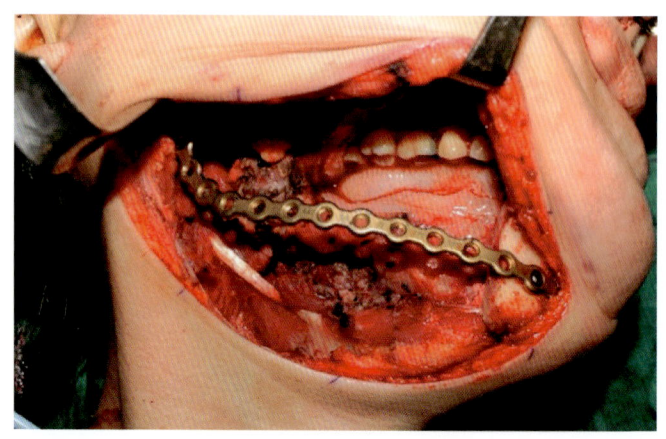

图6-2-5　右下颌骨缺损范围

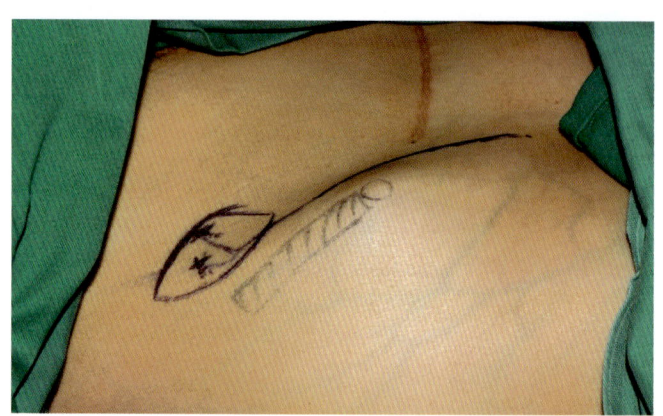

图6-2-6　切口及皮岛设计

口,沿标记皮岛的外侧切开皮肤、皮下组织至腹外斜肌及腱膜,沿腹外斜肌及腱膜浅面由外向内侧小心掀起至找到穿支,小心保护穿支并将其与周围肌肉组织分离,建议保留1 cm左右的肌袖以保护穿支,沿着该穿支依次解剖腹外斜肌、腹内斜肌、腹横肌至腹横筋膜层内见DCIA血管蒂,确认该穿支来自DCIA后再沿皮岛其他边缘切开掀起整个皮岛。制备完成的DCIA终末支穿支皮岛见图6-2-7。

（5）制备DCIAPF：可以继续沿着DCIA血管蒂逆行解剖至其起始端。或经DCIA起始端顺行解剖至终末支穿支,沿途注意在髂前上棘下1~2 cm会与股外侧皮神经交叉而行,注意保护股外侧皮神经,完成DCIA血管蒂的解剖,保留附着于髂骨内侧板的腹外斜肌、腹内斜肌、腹横肌、DCIA血管蒂及其深面的髂肌,于DCIA深面离断髂骨内侧的髂肌,如果切取全厚髂骨可沿髂骨外侧骨板剥离附着肌肉至需要的髂骨高度,根据骨缺损大小切取所需的髂骨。切取完成的DCIAPF见图6-2-8。

（6）下颌骨重建：髂骨修复下颌骨缺损,穿支皮岛修复口内软组织缺损（图6-2-9）。

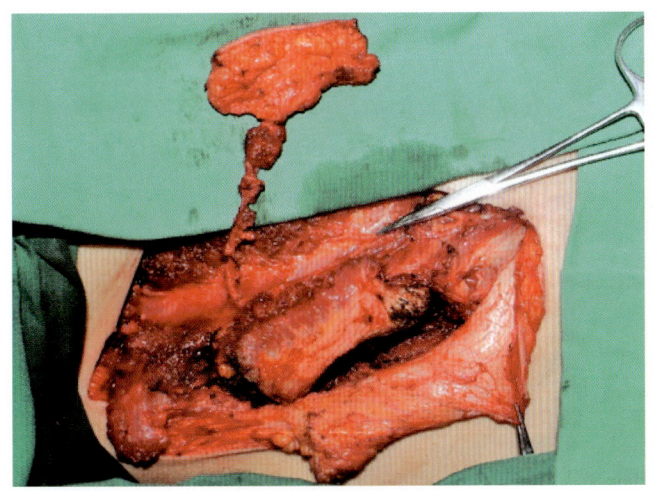

图 6-2-7　制备完成的 DCIA 终末支穿支皮岛

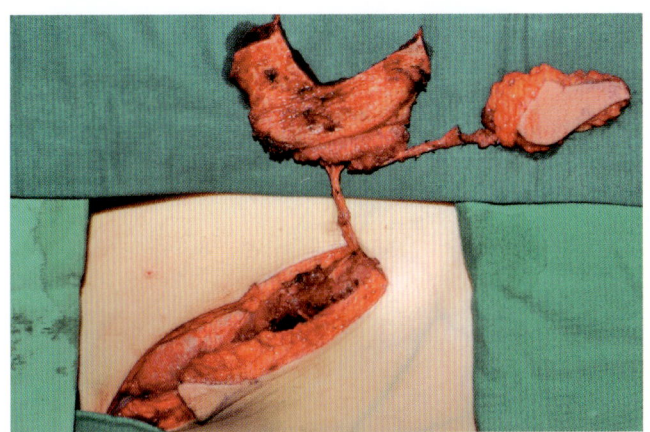

图 6-2-8　切取完成的 DCIAPF

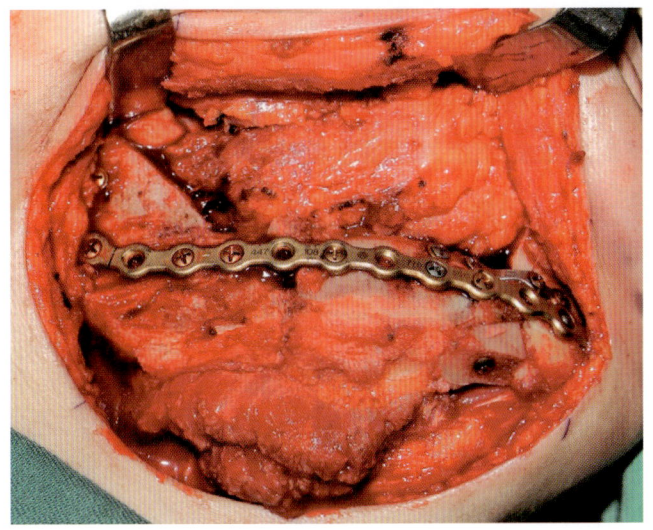

图 6-2-9　髂骨修复下颌骨缺损，穿支皮岛修复口内软组织缺损

根据下颌骨缺损大小及形态对髂骨进行塑形,钛板固定。该患者缺损包括升支、下颌角及体部,因而切取髂前上棘来修复下颌角,穿支皮岛灵活度大,修复口腔内软组织缺损并可作为皮瓣的观察窗,皮岛只包含皮肤及皮下组织因而不显得臃肿。

3) 术后效果

(1) 近期效果:术后2周的正面像及口内皮岛的状态见图6-2-10。

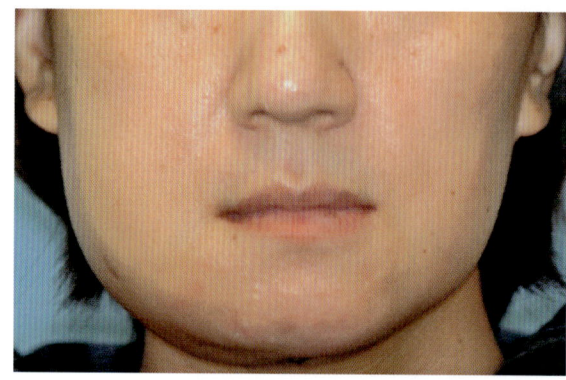 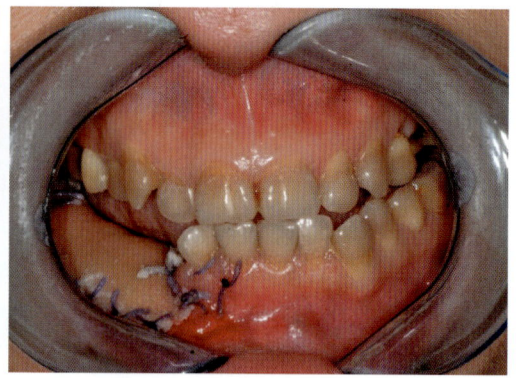

图6-2-10　术后2周正面像(左)及口内皮岛(右)

(2) 远期效果:术后1年的正面像及口内像见图6-2-11,皮岛部分脂肪萎缩后与周围黏膜愈合良好。

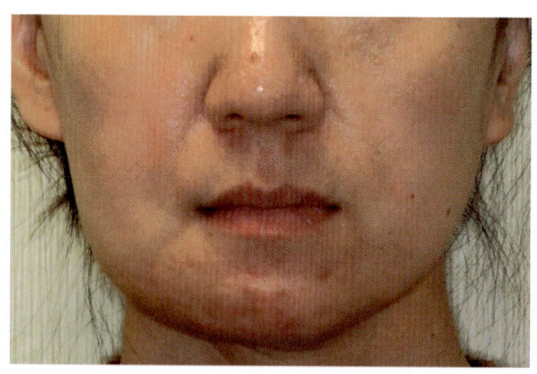 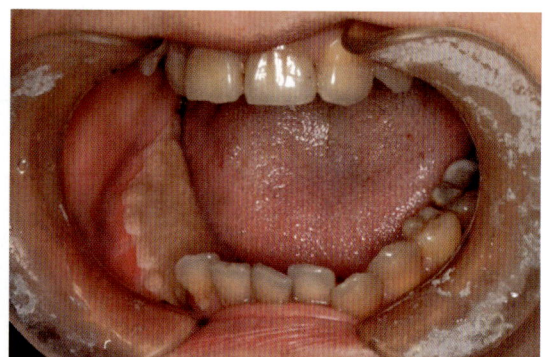

图6-2-11　术后1年的正面像(左)及口内像(右)

6.2.4.2　旋髂深动脉穿支皮瓣嵌合髂骨瓣的部分特定情况

1) 旋髂深动脉穿支筋膜瓣嵌合髂骨瓣

若受区皮肤或黏膜无缺损,也可切取旋髂深动脉穿支筋膜瓣来充填无效腔,髂骨重建骨缺损。制备完成及断蒂后的旋髂深动脉穿支筋膜瓣嵌合髂骨瓣见图6-2-12。

2) 旋髂浅静脉改善皮岛静脉回流

若皮肤穿支静脉较细或皮岛较大担心可能发生静脉回流障碍,也可以同时切取旋髂浅静脉(图6-2-13)改善皮岛静脉回流。

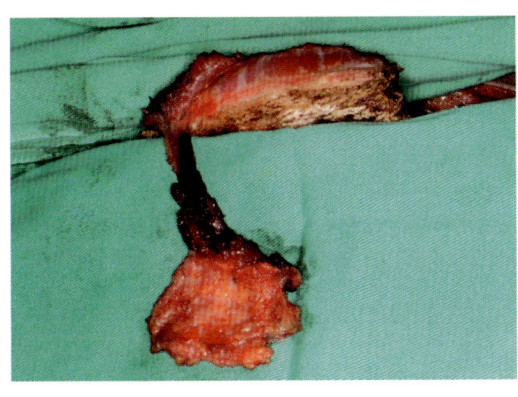
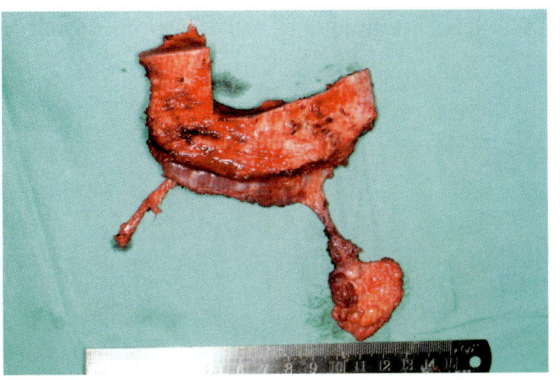

图 6-2-12 旋髂深动脉穿支筋膜瓣嵌合髂骨瓣
左：制备完成的穿支筋膜瓣；右：断蒂后的旋髂深动脉穿支筋膜瓣嵌合髂骨瓣

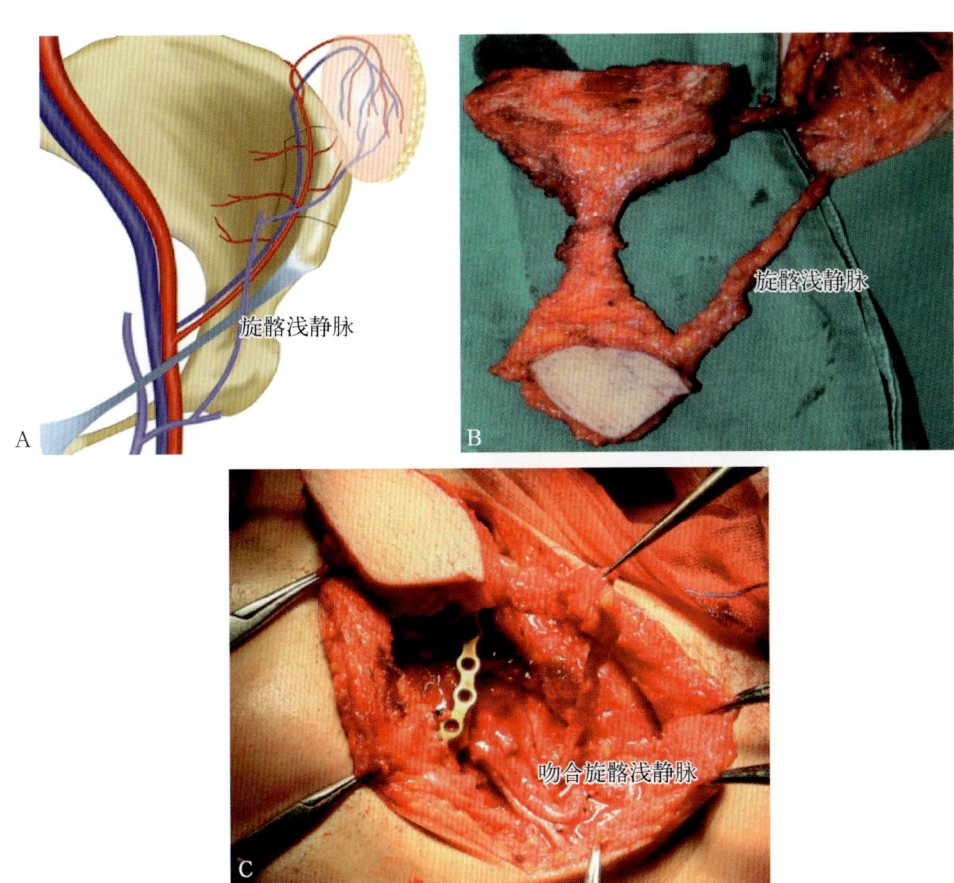

图 6-2-13 切取旋髂浅静脉改善皮岛静脉回流
(A) 旋髂浅静脉与 DCIA/V 的关系；(B) 同时切取旋髂浅静脉的 DCIAPF；(C) 吻合后的旋髂浅静脉

3）非 DCIA 终末支穿支皮瓣制备

有时皮肤穿支并非发自 DCIA 的终末支，而是 DCIA 的近端穿支，或者终末支缺如，则可将该穿支逆行解剖至 DCIA 后，以其为蒂同样可切取非 DCIA 终末支穿支皮瓣嵌合髂骨瓣（图 6-2-14）。

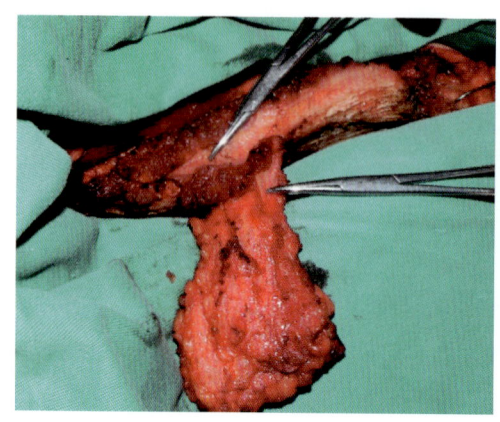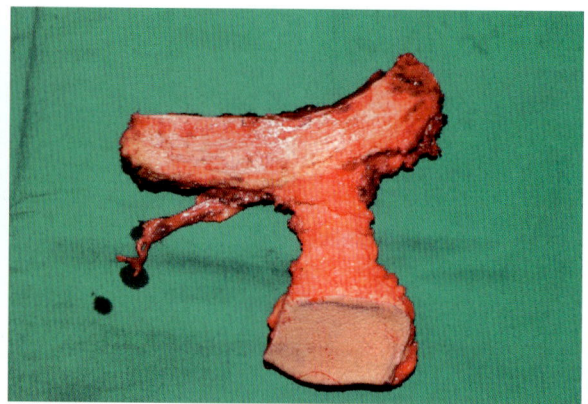

图 6-2-14　非 DCIA 终末支穿支皮瓣嵌合髂骨瓣

左：制备完成的非 DCIA 终末支穿支皮瓣；右：断蒂后的旋髂深动脉非 DCIA 终末支穿支皮瓣嵌合髂骨瓣

4）保留髂骨外侧板的旋髂深动脉穿支皮瓣嵌合劈开髂骨瓣

当髂嵴较厚或缺损骨较薄，不需要全层髂嵴时，可于髂嵴表面垂直劈开制备，如图 6-2-15 所示一定厚度的保留髂骨外侧板的旋髂深动脉穿支皮瓣嵌合劈开髂骨瓣。

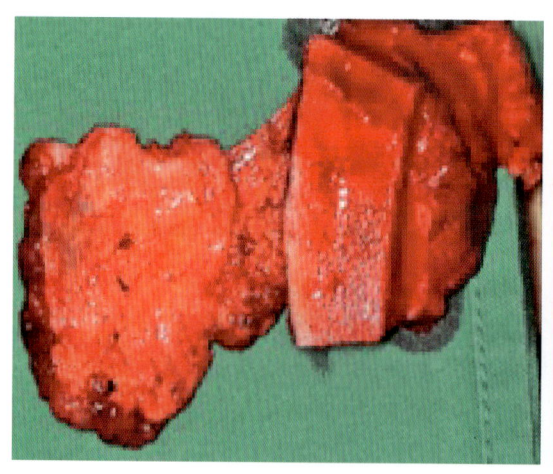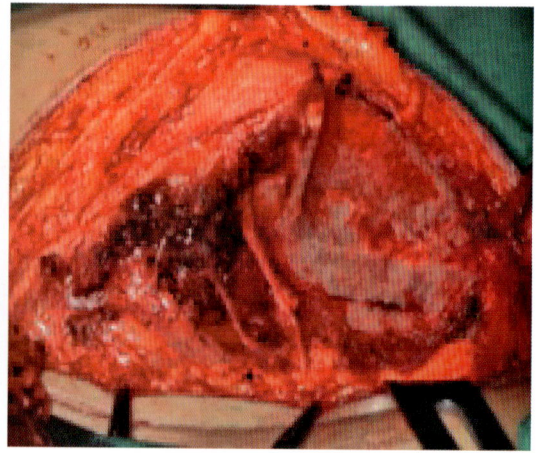

图 6-2-15　保留髂骨外侧板的旋髂深动脉穿支皮瓣嵌合劈开髂骨瓣

左：切取完成的嵌合皮瓣；右：皮瓣切取后供区创面

5）上颌骨重建时的不同受区血管选择

当行上颌骨重建时，可以选择不同的受区血管，如面动、静脉（图 6-2-16）和颞浅动、静脉（图 6-2-17）。

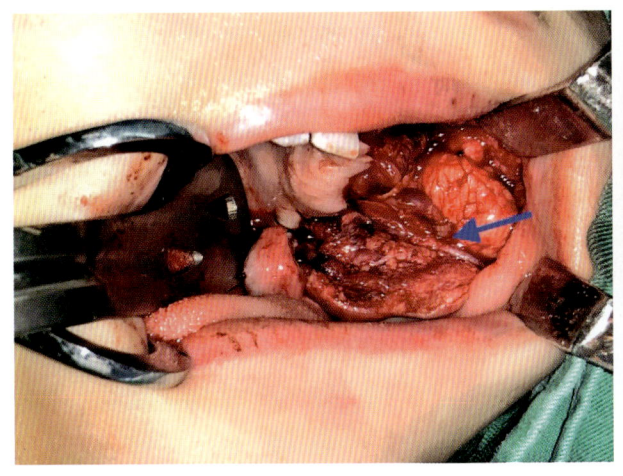 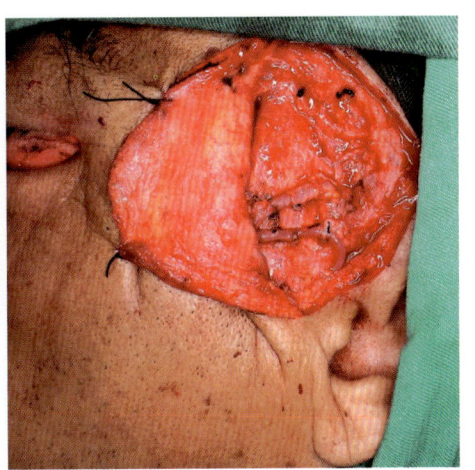

图 6-2-16　口内吻合的面动、静脉(箭头)　　图 6-2-17　颞浅动、静脉作受区血管

6.2.5　经验及点评

髂骨瓣制备过程可以根据临床需要制备软组织嵌合瓣,传统的嵌合皮瓣是制备以 DCIA 升支为供血动脉的腹内斜肌瓣,其具有组织量大,有很好的活动度,可以用于修复口腔内软组织缺损,但供区由于腹壁肌肉薄弱,需要补片修复防止腹疝发生。

DCIAPF 是一复合组织皮瓣,既具备髂骨肌皮瓣的特点,又有穿支皮瓣的优势,供区腹部创面无须补片修复,可以直接拉拢缝合,因而 DCIAPF 较传统的髂骨肌皮瓣具备一定的优势。此外,其中的穿支皮瓣可以根据修复需要,舍弃皮肤及部分皮下脂肪组织,保留筋膜组织制备成穿支筋膜瓣(见 6.2.4.2 特定情况 1)修复口腔内黏膜缺损。在制备皮肤皮岛的过程中,如果切取组织过大,可能会涉及 2 个以上的穿支体,这样可能会导致相邻穿支体皮岛的动静脉血流障碍,临床表现为皮岛部分区域出现静脉淤滞现象,该区域会呈暗紫色肿胀,但并不影响整个 DCIAPF 的血运,只影响医生对整体皮瓣血运的判断,可能会误判成主血管蒂出现了静脉危象而进行不必要的再次手术探查。为避免此类情况发生,可以做如下改良操作,一是避免皮岛切取范围过大,如超过 10 cm 的长度;二是出现部分区域的暗紫状态时,可以在其他色质正常皮岛区域针刺实验,如果是新鲜血液正常的出血速度就可以进一步持续观察;三是可以制备旋髂浅静脉作为皮肤皮岛的超引流(见 6.2.4.2 特定情况 2),可以有效改善皮岛血运状态。

DCIA 的终末支穿支可能有一定的变异,最为常见的变异是该穿支缺失或者穿支血管的直径太小不可靠,术前可以通过彩色多普勒超声、CTA 等检查手段来确认穿支的位置及直径;术中如果没有找到终末支穿支,解决方案可以有以下几种:① 寻找其他非终末支穿支,可以在髂前上棘后方 5～11 cm 处,髂嵴上 1～35 mm 这个范围内找其他肌皮穿支(见 6.2.4.2 特定情况 3);② 肌皮穿支缺失时可以制备骨肌皮穿支皮岛,但该皮岛紧贴髂骨,活动度差;③ 制备升支支配的腹内斜肌瓣来解决无软组织皮岛问题。

髂骨瓣的主血管蒂 DCIA 可以顺行或者逆行解剖,通常情况下 DCIA 的血管蒂离断后的长度在 6~8 cm,该长度非常适合修复下颌骨。但当修复上颌骨,尤其是前部上颌骨时用颈部血管作为受区血管吻合时,该长度有些捉襟见肘,解决方案有:① 保留一定髂前上棘及相邻的髂嵴,这样可以释放 1~2 cm 的血管蒂长度和颈部血管吻合;② 采用口内吻合技术应用面动脉的面颊段为受区血管吻合;③ 同侧制备颞浅动静脉为受区血管吻合(见 6.2.4.2 特定情况 5)。

髂嵴在制备过程中可以根据需要来切取全厚髂嵴或者劈开髂嵴制备半厚髂嵴,劈开髂嵴可以保留髂嵴的外侧板及附着肌肉(见 6.2.4.2 特定情况 4),有助于减少供区的功能障碍,尤其是可以防止跛行的出现。目前数字化外科是完全可以应用到髂骨瓣修复颌骨中的,数字化各种截骨导板的设计需要一定的经验,相对于腓骨的数字化设计要更为复杂。数字化截骨导板制备塑形髂骨需要注意的是,在行多骨块截骨塑形时近心端(靠近髂前上棘端)骨块长度<2 cm 时,血运易受影响,要多保留内侧骨板的肌肉附着。

参考文献

1. Taylor GI, Townsend P, Corlett R. Superiority of the deep circumflex iliac vessels as the supply for free groin flaps. Clinical work[J]. Plast Reconstr Surg,1979,64(6):745-759.
2. Brown JS. Deep circumflex iliac artery free flap with internal oblique muscle as a new method of immediate reconstruction of maxillectomy defect[J]. Head Neck,1996,18:412-421.
3. Kimata Y, Uchiyama K, Sakuraba M, et al. Deep circumflex iliac perforator flap with iliac crest for mandibular reconstruction[J]. Br J Plast Surg,2001,54:487-490.
4. Kimata Y. Deep circumflex iliac perforator flap[J]. Clin Plast Surg,2003,30:433-438.
5. Bergeron L, Tang M, Morris SF. The anatomical basis of the deep circumflex iliac artery perforator flap with iliac crest[J]. Plast Reconstr Surg,2007,120:252-258.
6. Zheng HP, Zhuang YH, Zhang ZM, et al. Modified deep iliac circumflex osteocutaneous flap for extremity reconstruction: Anatomical study and clinical application[J]. J Plast Reconstr Aesthet Surg,2013,66:1256-1262.
7. 陈洁,蒋灿华,闵安杰,等. 旋髂深动脉穿支嵌合髂骨皮瓣修复下颌骨复合性缺损[J]. 华西口腔医学杂志,2015,33:276-280.
8. Zheng L, Lv XM, Zhang J, et al. Deep circumflex iliac artery perforator flap with iliac crest for oromandibular reconstruction[J]. J Craniomaxillofac Surg,2018,46:1263-1267.
9. Taylor GI, Caddy CM, Watterson PA, et al. The venous territories (venosomes) of the human body: experimental study and clinical implications[J]. Plast Reconstr Surg,1990,86:185-213.
10. Wu WJ, Zheng L, Zhang J, et al. Venous superdrainage using superficial circumflex iliac vein in deep circumflex iliac artery perforator flap with iliac crest for oromandibular reconstruction[J]. Int J Oral Maxillofac Surg,2022,51(1):38-43.
11. Zheng L, Lv X, Shi Y, et al. Intraoral anastomosis of a vascularized iliac-crest flap in maxillofacial reconstruction[J]. J Plast Reconstr Aesthet Surg,2019,72:744-750.
12. Wu WJ, Lv XM, Zheng L, et al. Intraoral anastomosis of deep circumflex iliac artery perforator flap for maxillary reconstruction[J]. J Craniofac Surg,2018,29:e695-e697.

(郑 磊)

6.3 臀上、臀下动脉穿支皮瓣

6.3.1 概述

Fujino 等(1975)首次描述了游离臀上肌皮瓣用于乳房重建。然而,由于血管蒂较短,往往需采用额外的静脉移植,限制其应用。之后臀上动脉穿支皮瓣(superior gluteal artery perforator flap, SGAPF)被引入(1993),因穿支皮瓣仅切取臀部上部脂肪组织和上覆皮肤,使下层的臀大肌得以完好无损的保持。然而,臀上动脉穿支皮瓣的供区部位有弯曲轮廓畸形的风险,会破坏上臀部的丰满度。为了纠正上述缺点,臀下动脉穿支皮瓣(inferior gluteal artery perforator flap, IGAPF)逐渐兴起。这种皮瓣采用多余的下臀部组织,保留了下面的肌肉,并且瘢痕位于臀下皱褶的自然凹陷处,从而使臀下部成为更理想的供区部位。

臀上动脉(superior gluteal artery, SGA)是髂内动脉的最大分支,是髂内动脉后支的延续。它是一条相对较短的动脉,在腰骶干和第一骶神经之间向后延伸。它从梨状肌上缘上方的骨盆发出,在此处立即分为浅支和深支。浅支供应臀肌上部和皮肤。将股骨稍微弯曲并向内旋转,从髂后上棘到股骨大转子后上角画一条线,臀上动脉从坐骨大孔上部发出的点对应于此线的上、中 1/3 处,穿支血管从臀上动脉的上分支发出,平均有 3 条穿支血管供应皮肤(图 6-3-1)。

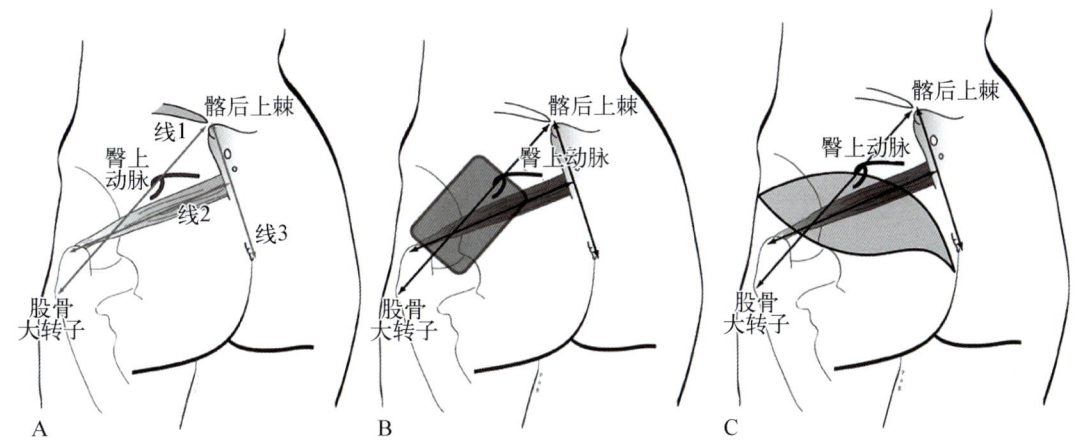

图 6-3-1 臀上动脉定位的解剖线、穿支位置及皮瓣设计区域

(A) 定位臀上动脉及其穿支的 3 条线:线 1 髂后上棘到股骨大转子后上角的连线;线 2 从髂后上棘到坐骨结节外侧的连线中点与股骨大转子上缘的连线;线 3 从髂后上棘到坐骨结节外侧的连线;(B) 定位臀上动脉穿支的区域;(C) 臀上动脉穿支皮瓣设计在穿支区域

臀下动脉是髂内动脉前支的末端分支,通过坐骨大孔从骨盆出来。从髂后上棘到坐骨结节外侧画出第二条线(图6-3-1);其下1/3与中1/3的交界处,即为臀下动脉及其周围血管从坐骨大孔下部穿出的标志点。臀下动脉与坐骨大神经、阴部内血管和股后皮神经一起走行。在筋膜下凹处,臀下静脉将接受来自其他骨盆静脉的汇入。臀下血管通过穿透骶筋膜继续向表面延伸,它从梨状肌尾部离开骨盆(图6-3-2)。一旦进入臀大肌下部下方,就会看到穿支血管从肌肉中穿通出来,为上方的皮肤和脂肪提供营养,穿支血管的方向可以是上部、外侧或下部。臀下动脉穿支血管的长度和上覆皮瓣的蒂长度大于臀上动脉皮瓣。滋养臀部内侧和下部的穿支血管在肌肉内走行较短,具体取决于肌肉的厚度。臀下动脉在臀部发出穿支后,随股后皮神经下降至大腿,并沿着一条长线走行,最终到达大腿后部皮肤。

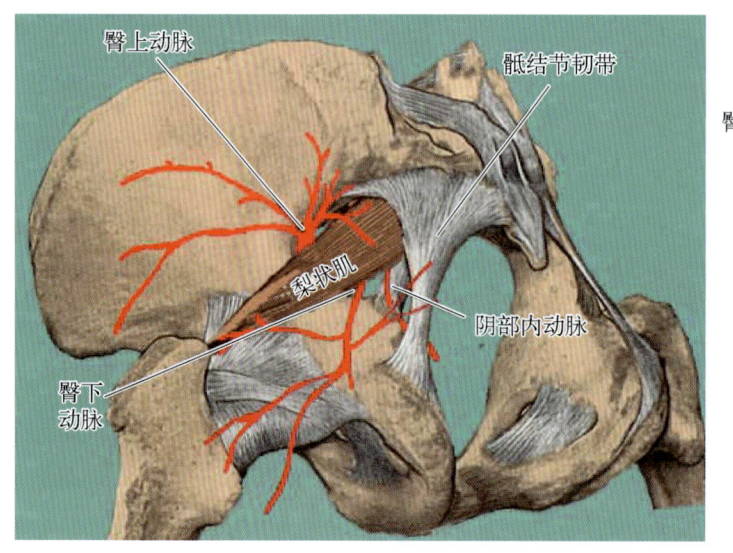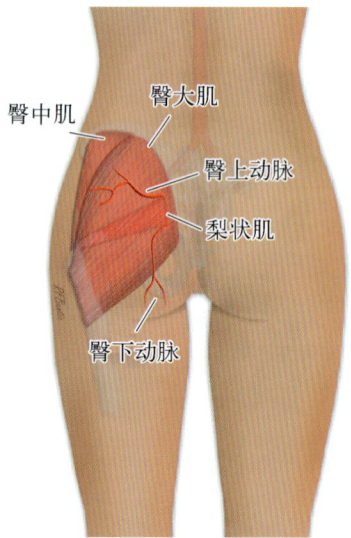

图6-3-2 臀上、下动脉及周围结构

臀上动脉、臀下动脉穿支皮瓣可以采用多种设计方式,以适应不同的缺损。当用作游离皮瓣(如乳房重建时),可切取筋膜皮瓣(皮肤、脂肪、筋膜);还可以设计为肌皮瓣,即除了筋膜、脂肪和皮肤外,还包含臀大肌(如骶骨和坐骨伤口)。

6.3.2 皮瓣设计

解剖标志:将髋部略微屈曲并向内旋转,从髂后上棘到大转子后上角画一条线;臀上动脉的出现点对应于该线上1/3和中1/3的交界处(图6-3-3)。在该线的外侧可能存在其他穿支,这些外侧穿支往往是穿过臀大肌和臀中肌之间间隙的肌间隔穿支(图6-3-4),并且长度确实更长。从髂后上棘到坐骨结节外侧画第2条线;下1/3和中1/3的交界处标志着臀下动脉从坐骨大孔下部穿出的点。

臀上动脉穿支皮瓣:患者取侧卧位。皮瓣标记从最下方和内侧点开始,位于臀沟下

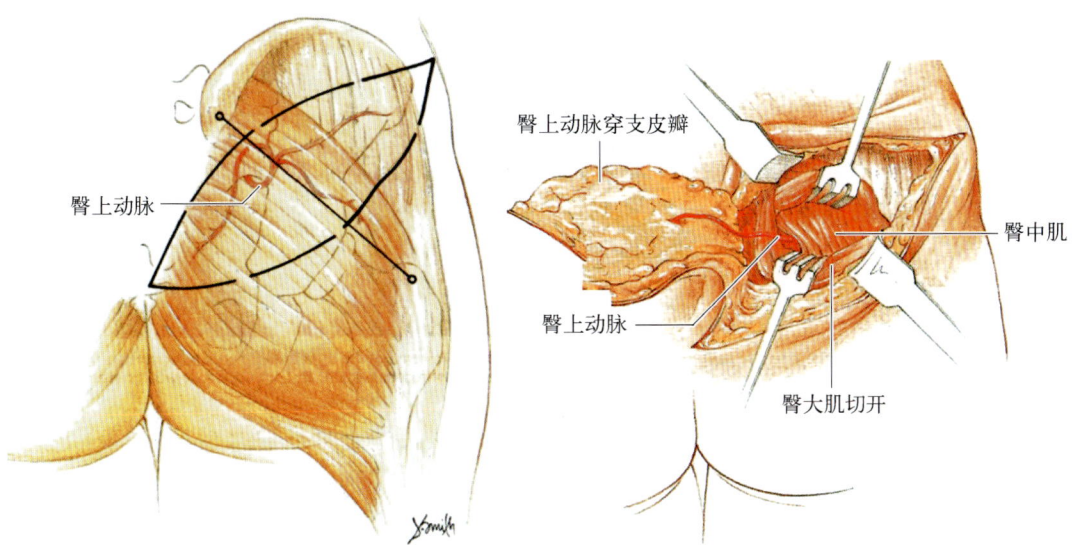

图 6-3-3　臀上动脉穿支皮瓣设计

臀上动脉出现点位于髂后上棘到大转子后上角连线的上 1/3 和中 1/3 的交界处

图 6-3-4　牵拉臀大肌以便于臀上动脉的解剖

方 2~3 cm 处。皮瓣以椭圆形向上外侧延伸,包括穿支,并提供足够的组织来修复缺损大小。皮瓣可以设计成几乎任何方向,只要将穿支包含在内即可。斜椭圆形皮瓣的瘢痕可以设计成被泳衣或内衣遮盖。需要注意的是,位于侧面的穿支会产生更长的蒂,因此当需要这种特性时,应将其纳入皮瓣设计中。

臀下动脉穿支皮瓣:该皮瓣设计为水平椭圆形,中轴线位于臀沟上方。患者站立时,标记臀沟,在臀沟下方 1~3 cm 处平行划下切口。然后,患者处于侧卧位,使用手持式多普勒探头定位皮肤的穿支血管,标记椭圆形皮岛的上部以包含这些穿支血管。皮瓣的方向通常与臀沟下部平行(图 6-3-5)。根据所需皮肤量(保留皮肤的乳房切除术较少)和可用的多余臀部组织量调整,每个皮瓣的设计会有所不同。对于大腿外侧组织丰富的患者,皮瓣设计可以向外侧移动,以整合该马鞍袋组织并保留坐骨结节上的内侧脂肪垫;有些患者则在臀部下方和"马鞍袋"区域有更多组织可用。

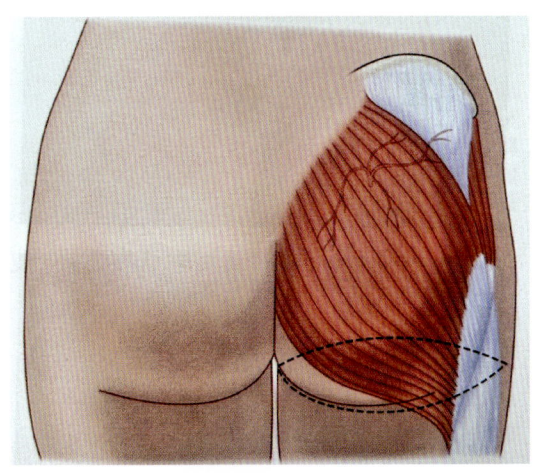

图 6-3-5　臀下动脉穿支皮瓣设计,皮瓣的方向通常与臀沟下部平行

6.3.3 典型病例

【典型病例】 患者女性,45 岁,左侧乳房缺损行左臀上动脉穿支皮瓣乳房重建。

1) 术前准备

患者应处于侧卧位。使用多普勒探头定位臀上动脉的穿支血管。这些穿支血管通常位于臀上动脉距离的约 1/3 处。

2) 手术过程

(1) 皮瓣设计:见图 6-3-6。

(2) 穿支解剖及皮瓣切取:沿设计切开皮肤,皮下组织,在臀筋膜浅面翻瓣。从外侧切开臀大肌筋膜,在筋膜下平面从外侧向内侧进行解剖,以便更容易显露穿支,筋膜下解剖方向要与臀大肌肌束平行。在必要时,将脂肪向上和向下斜切,以在皮瓣中包含最大数量的脂肪和软组织。也可附加外侧斜切从大腿外侧或"马鞍袋"区域获取更多脂肪;需注意在坐骨内侧保留足够的脂肪,该区域的脂肪比皮瓣中包含的外侧脂肪更致密,颜色略浅。将筋膜分开后,可以看到至少为 1 mm 穿支血管,肌穿支位于肌束之间,分开肌束以便进行更深的解剖,保留穿支周围 3~5 mm 的筋膜及肌肉以保护穿支(图 6-3-7)。

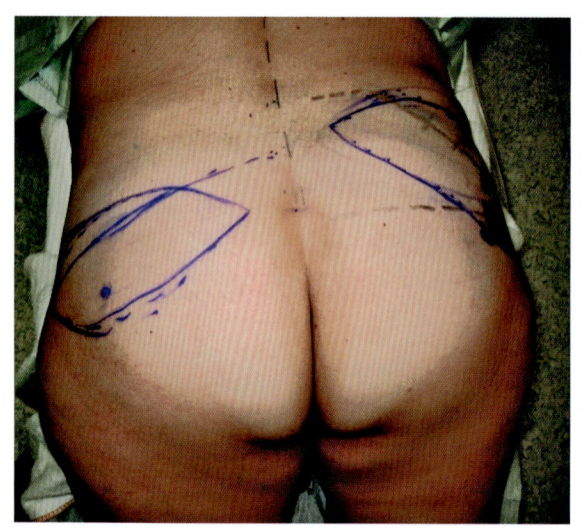

图 6-3-6 臀上、下动脉穿支皮瓣设计

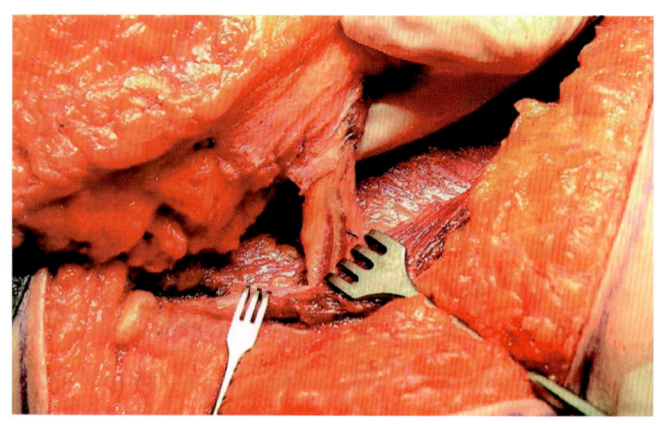

图 6-3-7 保留穿支周围 3~5 mm 的筋膜及肌肉以保护穿支

有时也可发现走行于臀大肌和臀中肌之间的肌间隔穿支(图 6-3-8)。

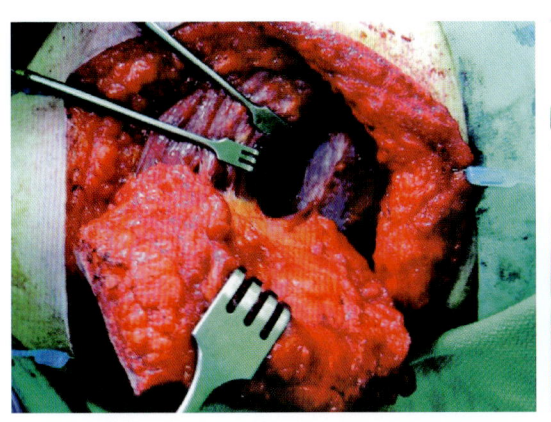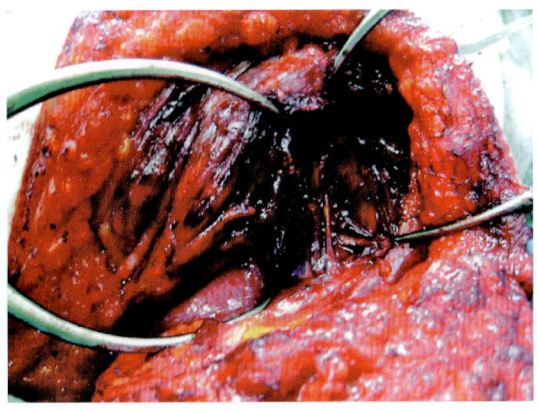

图 6-3-8 走行于臀大肌和臀中肌之间的肌间隔穿支

大多数穿支皮瓣都基于一个穿支。有时,在解剖过程中会发现第 2 个穿支,如果它与第 1 个穿支在同一平面内并且容易连接,则将其包括在皮瓣内。继续在肌肉内解剖,直到获得足够长度和口径的血管蒂(动脉直径接近 2 mm,以匹配内乳动脉。受体内乳静脉在左侧较细,范围从 1.5~3.5 mm);或直到臀上或臀下动脉起始处。在结扎臀上静脉的支流时,良好的暴露至关重要;遇到多个分支会使解剖在技术上变得困难。如果没有足够的暴露,有较大的静脉损伤风险。为了避免这种损伤,建议将牵开器放置在将梨状肌和臀小肌分开的位置,同时助手小心地支撑皮瓣。只有当臀静脉离开骨盆清晰可见时,才能结扎静脉支流。可以切断臀下动脉和臀下静脉的远端延伸部分,以帮助游离血管蒂,必须小心避免损伤与臀下血管伴行的股后皮神经。

(3) 乳房重建:皮瓣断蒂后称重,转移至胸部,将臀上动、静脉分别与胸廓内动、静脉吻合,重建乳房(图 6-3-9)。

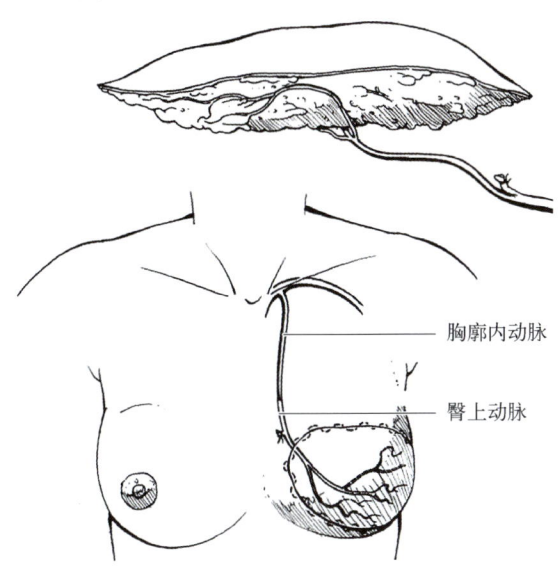

图 6-3-9 乳房重建

(4) 供区关闭：供区彻底止血后分浅筋膜、真皮下和皮下三层缝合，加压包扎（图6-3-10）。

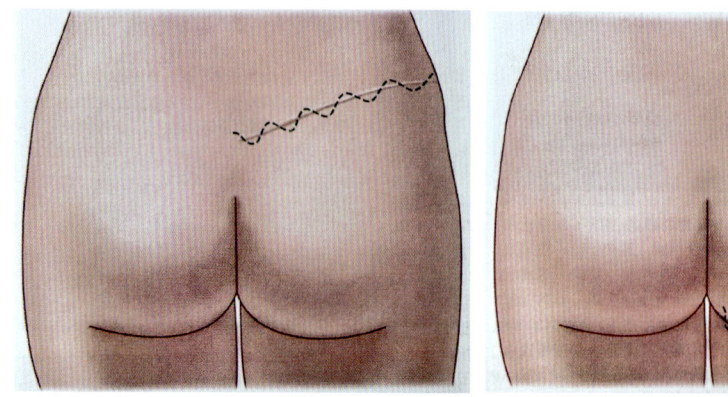

图6-3-10 臀上动脉穿支皮瓣（左）和臀下动脉穿支皮瓣（右）的供区关闭

3) 术后处理

伤口敷料在3天后更换，加压包扎在2周内保持不变。当连续2天的24小时引流量小于30 ml时，可拔除引流管。

6.3.4 经验与点评

由于臀区组织体积和血管系统稳定，因此臀上、下动脉穿支皮瓣是用来覆盖骶部压疮和下背部缺损的绝佳选择。其适应性设计可修复大量局部缺损，同时无须植皮即可关闭供区。当腹部或股后部供区部位组织量不足时，该皮瓣亦是乳房重建的良好替代方法，尤其是对于梨形体型的患者。来自该位置的脂肪具有坚固的一致性，有助于乳房突出；皮瓣可以旋转以复制患者的自然形态和圆锥。两者均具有最小的供区部位并发症，并且不会牺牲肌肉，也消除了疝气或腹部隆起的风险。臀下动脉穿支皮瓣还具有较厚的皮瓣和较长的血管蒂，因此应用臀下动脉穿支皮瓣重建乳房时，无须切除肋软骨。臀下动脉穿支皮瓣可保留上臀部的丰满度，减少轮廓缺陷；如果设计在臀沟处，瘢痕可以被很好地隐蔽。

但由于皮瓣厚度较厚，臀上、下动脉穿支皮瓣通常不适合大多数手臂和头颈部重建。而且要告知患者，选择该皮瓣始终存在供体部位轮廓缺陷和不对称的风险。臀上动脉穿支皮瓣的技术上更简单，但较短的血管蒂限制了其适用性。当前，由于术前影像技术的改进、放射成像的发展为术前皮瓣设计和规划提供了支持；术前识别肌间隔穿支的能力降低了切取穿支皮瓣的难度，使得术中皮瓣抬高更加可预测和直接，穿支的解剖更快、更容易，手术创伤也更小。

此外，臀下动脉穿支皮瓣的静脉口径的差异是一个潜在问题，尤其与内乳静脉相吻合时。臀下动脉穿支皮瓣的术后供区疼痛很常见，并且伤口裂开的风险不低。

总之,通过合理的术前影像规划、预先标记血管穿支、使用静脉吻合器、在显微手术前用记号笔标记供体和受体血管的前侧以减少血管扭结或扭曲、小心摆位以避免扭结等措施可以为臀上、下动脉穿支皮瓣在修复重建手术的应用提供可靠的保证。

参考文献

1. Martineau J, Scampa M, Viscardi JA, et al. Inferior gluteal artery perforator (IGAP) flap in autologous breast reconstruction: a proportional meta-analysis of surgical outcomes[J]. J Plast Reconstr Aesthet Surg, 2023, 84: 147-156.
2. Zaussinger M, Pommer G, Freller K, et al. Bilateral superior gluteal artery perforator (SGAP) flap: modified concept in perineal reconstruction[J]. J Clin Med, 2024, 29(13): 3825.
3. Tuinder S, Chen CM, Massey MF, et al. Introducing the septocutaneous gluteal artery perforator flap: a simplified approach to microsurgical breast reconstruction[J]. Plast Reconstr Surg, 2011, 127(2): 489-495.
4. Cheon YW, Lee MC, Kim YS, et al. Gluteal artery perforator flap: a viable alternative for sacral radiation ulcer and osteoradionecrosis[J]. J Plast Reconstr Aesthet Surg, 2010, 63(4): 642-647.
5. Hong JP, Yim JH, Malzone G, et al. The thin gluteal artery perforator free flap to resurface the posterior aspect of the leg and foot[J]. Plast Reconstr Surg, 2014, 133(5): 1184-1191.

(徐　华　王晨羽)

6.4　阔筋膜张肌穿支皮瓣

6.4.1　概述

阔筋膜张肌穿支皮瓣(tensor fascia lata perforator flap, TFLPF)是以旋股外侧动脉升支发出的穿行于阔筋膜张肌内或其浅、深面肌间隔的穿支(图6-4-1)及其伴行静脉为蒂的穿支皮瓣,与以旋股外侧动脉外侧降支或斜支为源动脉的股前外侧穿支皮瓣和以旋股外侧动脉内侧降支为源动脉的股前内侧穿支皮瓣同属于旋股外侧动脉系统穿支皮瓣(图6-4-2),其源动脉均为旋股外侧动脉的分支。因而,阔筋膜张肌穿支皮瓣具有与后两者相同的特点和优势,即血管蒂恒定、血管口径粗易于吻合;供区可切取范围大、皮肤质地好、皮瓣厚薄可根据需要调整或修薄,不影响供区肢体的功能;可制备成肌皮瓣、筋膜皮瓣、脂肪瓣、脂肪筋膜瓣、感觉皮瓣及携带不同组织的嵌合皮瓣等多种形式;术区远离头颈部,可两组同时手术。此外,升支发自旋股外侧动脉后经阔筋膜张肌深面上行,营养髋关节和邻近的阔筋膜张肌、臀中肌等肌肉,途中发出穿支至大腿前、外侧上1/3及部分中1/3的皮肤。因此,阔筋膜张肌穿支皮瓣的供区位置比股前内、外侧穿支皮瓣更靠近腹股沟,瘢痕也更隐蔽,可以被短裤所遮盖(图6-4-3);阔筋膜张肌穿支皮瓣的另一个优点是没有毛发。

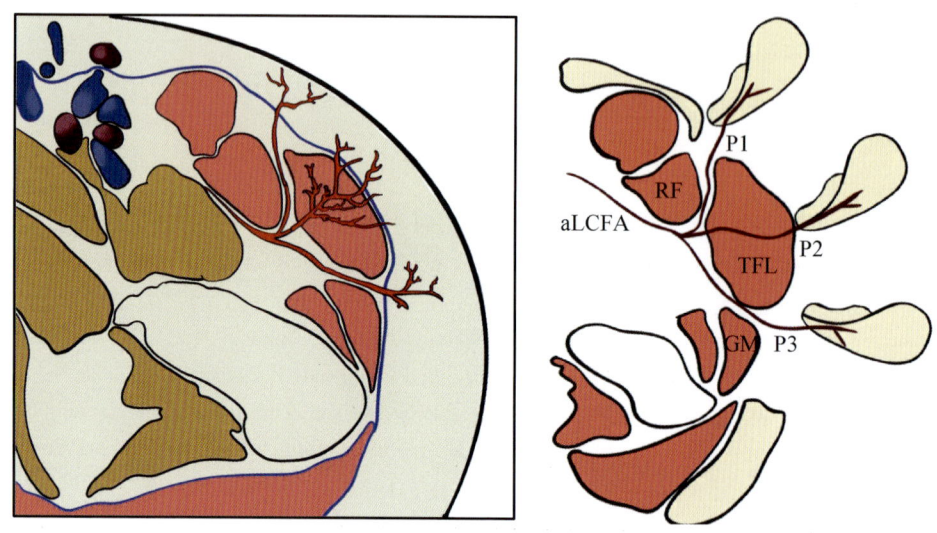

图 6-4-1　旋股外侧动脉升支穿支的解剖定位（阔筋膜张肌平面）

RF，股直肌；TFL，阔筋膜张肌；GM，臀中肌；aLCFA，旋股外侧动脉升支；P1~3，穿支

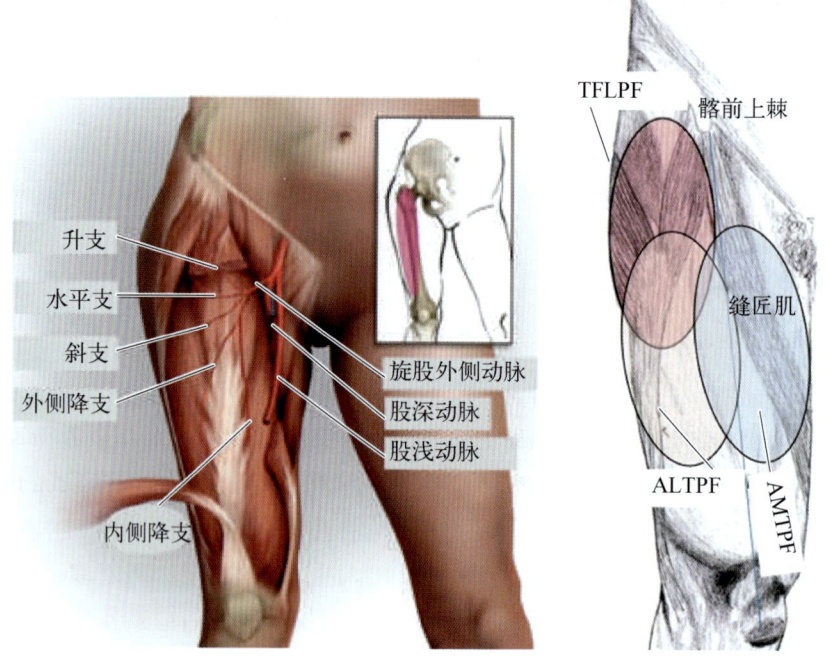

图 6-4-2　旋股外侧动脉的分支及其对应的 3 种穿支皮瓣的位置

TFLPF，阔筋膜张肌穿支皮瓣；ALTPF，股前外侧皮瓣；AMTPF，股前内侧穿支皮瓣

　　阔筋膜张肌穿支皮瓣与传统阔筋膜张肌肌皮瓣的区别在于前者并未携带阔筋膜张肌，而后者则切取了阔筋膜张肌。阔筋膜张肌肌皮瓣的历史可以追溯到 20 世纪 30 年代，由 Wangensteen（1934）首先报道了带蒂阔筋膜张肌肌皮瓣转移修复邻近区域的缺损。20

世纪 70 年代末，Hill(1978)、Nahai(1978)、Bostiwick(1979)、Mathes(1979)、McGregor 和 Buchan(1980)等先后报道了游离阔筋膜张肌肌皮瓣在修复重建外科的应用，这也是最早的游离皮瓣之一。随着其他供区的逐渐开发应用，以及该肌皮瓣自身的缺点即制备阔筋膜张肌肌皮瓣需要切取阔筋膜张肌而导致膝关节不稳定和供区塌陷，阔筋膜张肌肌皮瓣被绝大多数修复重建外科医生弃用。直到 20 世纪 90 年代初，穿支血管、穿支皮瓣的概念和理论的涌现，阔筋膜张肌肌皮瓣也迎来了新生，并以新的面貌再度呈现。Deiler 等(2000)首先报道了应用阔筋膜张肌穿支皮瓣修复 5 例复合跟腱缺损，由于保留了阔筋膜张肌，术后膝关节的稳定性未受影响，皮瓣的穿支为起自旋股外侧动脉升支穿行于阔筋膜张肌中的肌穿支。Kimura 等(2002)介绍了应用阔筋膜张肌穿支皮瓣行 11 例手重建，并描述了起自旋股外侧动脉升支走行于阔筋膜张肌和臀中肌之间的肌间隙穿支。Ishida 等(2005)则通过尸体解剖研究发现在阔筋膜张肌和股直肌之间亦有起自旋股外侧动脉升支的肌间隙穿支。

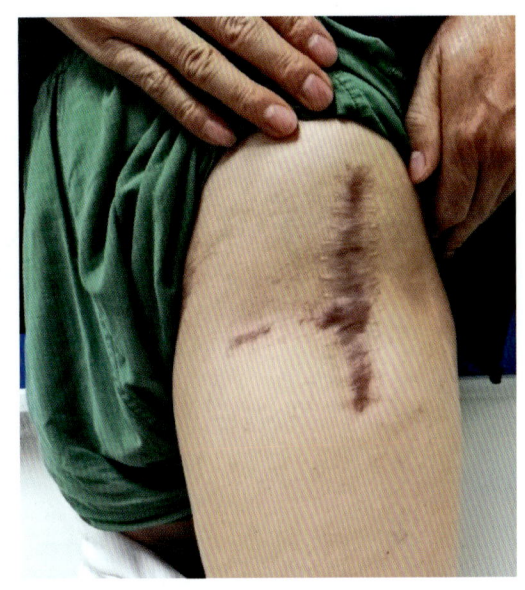

图 6-4-3　阔肌膜张肌穿支皮瓣的术后瘢痕可被短裤所遮盖

当然，对于阔筋膜张肌穿支皮瓣的源动脉是否为旋股外侧动脉升支仍有一定的争议，少数学者认为其起自旋股外侧动脉的水平支。如 Koshima 等(2001)报道了应用以阔筋膜张肌穿支皮瓣修复 3 例肢体缺损，皮瓣的穿支为起自旋股外侧动脉水平支穿行于阔筋膜张肌中的肌穿支。Coskunfirat 和 Ozkan(2006)也介绍了应用以起自旋股外侧动脉水平支的肌穿支为蒂的阔筋膜张肌穿支皮瓣重建 5 例头颈部缺损。为了解决上述争议，许多学者进行了尸体解剖和影像学的研究，除 Koshima 等的报道以外，几乎所有的研究结果均证实起自旋股外侧动脉升支的穿支都在阔筋膜张肌的浅面进入该区域的皮肤，而且在阔筋膜张肌的周围存在 2 个肌间隙，即阔肌膜张肌前缘和股直肌/股外侧肌之间的前间隙，以及阔肌膜张肌后缘和臀中肌之间的后间隙，肌间隙穿支均走行于这两个肌间隙中（一般前肌间隙穿支较少，后肌间隙穿支较多），肌穿支则穿行于阔筋膜张肌内。至于穿支的分布，Vegas 等(2013)的研究显示发自升支的穿支均位于股骨大转子前 9 cm×5 cm 的区域内（图 6-4-4）；Tuinder 等(2014)对肌间隙穿支的研究则发现发自升支的肌间隙穿支最常见于髂前上棘下方 8.7 cm 的水平线上（图 6-4-5）。

此外，文献中对于该皮瓣的命名也存在一些差异，绝大多数学者都称之为阔筋膜张肌穿支皮瓣，少数学者则有不同叫法，Vegas 等(2013)称之为股上外侧穿支皮瓣(superolateral thigh perforator flap)，Tuinder 等(2018)把以阔筋膜张肌后肌间隙穿支为源动脉的皮瓣命名为股外侧穿支皮瓣（lateral thigh perforator flap）。

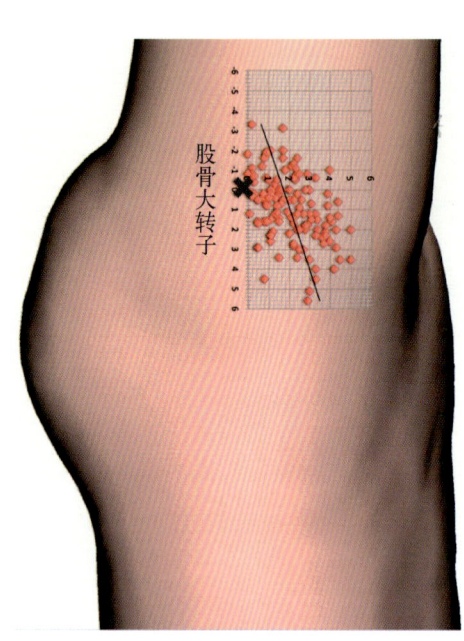

图6-4-4 升支的穿支均位于股骨大转子前9 cm×5 cm的区域内

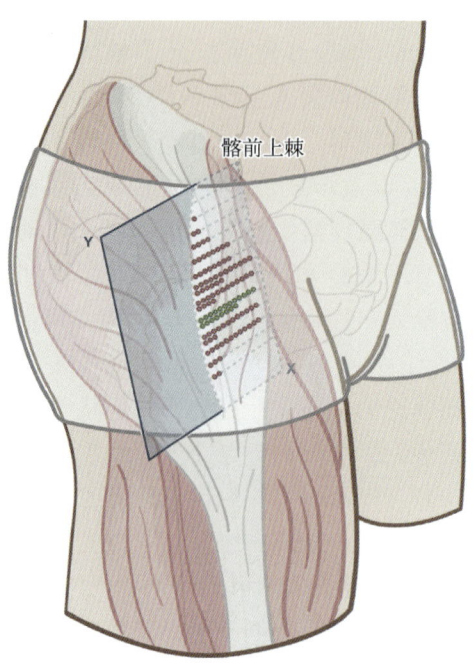

图6-4-5 肌间隙穿支最常见于髂前上棘下方8.7 cm的水平线上

6.4.2 皮瓣设计

患者取仰卧位，通常在供区一侧腰部垫一枕以利于显露股上外侧区域。先触摸阔筋膜张肌的后缘，以供区相反侧的术者手的食指置于阔筋膜张肌后缘，大拇指呈90°张开后所对应的位置即为旋股外侧动脉升支的体表投影（图6-4-6A～B）。根据缺损范围，以穿支点为中心设计长梭形或椭圆形的阔筋膜张肌穿支皮瓣（图6-4-6C）。乳房重建一般需要的皮肤组织量少，皮瓣可以水平设计；头颈部重建需要的皮肤组织量相对较多，建议垂直设计皮瓣。无论如何设计，皮瓣长度宜小于12 cm且不超过中线，宽度小于6 cm，否则供区创面较难拉拢缝合，或因勉强拉拢而产生明显的瘢痕。

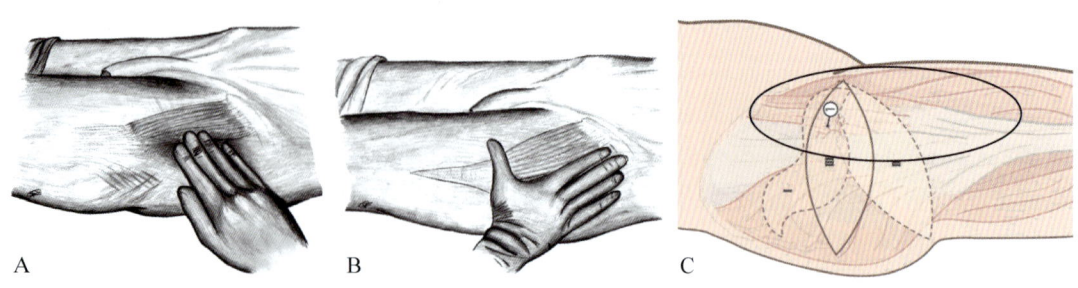

图6-4-6 阔筋膜张肌穿支皮瓣的设计

6.4.3 阔筋膜张肌穿支皮瓣重建口腔颌面-头颈部缺损

6.4.3.1 阔筋膜张肌穿支(前间隙穿支)皮瓣修复舌、口底部分缺损

【典型病例1】 患者女性,55岁,右舌癌(T3N0M0)行右半舌口底+舌下腺扩大切除+右肩胛舌骨上淋巴清扫+左阔筋膜张肌穿支皮瓣修复。

1) 术前准备

术前头颈部增强MRI评估原发灶范围及颈部淋巴结状况,左股上外侧区域三维超声定位穿支。术前口内观及MRI所示肿瘤范围见图6-4-7。图6-4-8多普勒彩超加三维重建显示旋股外侧动脉升支(AB)在股直肌(RF)和阔筋膜张肌(TFL)之间的前间隙中发出1支肌间隙穿支(P)。

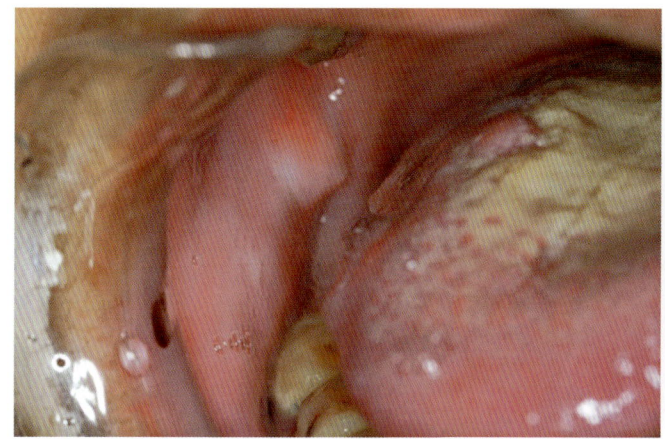
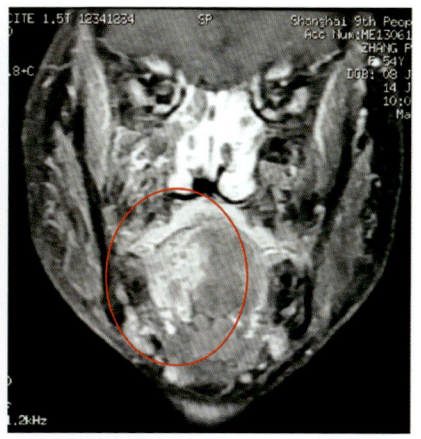

图6-4-7 术前口内观(左)及MRI所示肿瘤范围(右)

2) 手术过程

(1) 皮瓣设计:以术前定位的穿支为旁中心设计垂直向的梭形皮瓣,术前未行穿支定位者也可以股骨外侧髁与髂前上棘连线的上1/3为长轴设计皮瓣。

(2) 穿支解剖:先切开皮瓣前缘,筋膜上或筋膜下向外侧翻瓣,寻找由股直肌(RF)与阔筋膜张肌(TFL)之间的前间隙穿出的肌间隔穿支(P),见图6-4-9。然后打开前肌间隙,显露旋股外侧动脉升支(AB),分离穿支,确定穿支发自于升支(图6-4-10)。通过顺行与逆行分离两种方法结合解剖分离穿支。

(3) 皮瓣切取:经下唇、下颌骨正中辟开

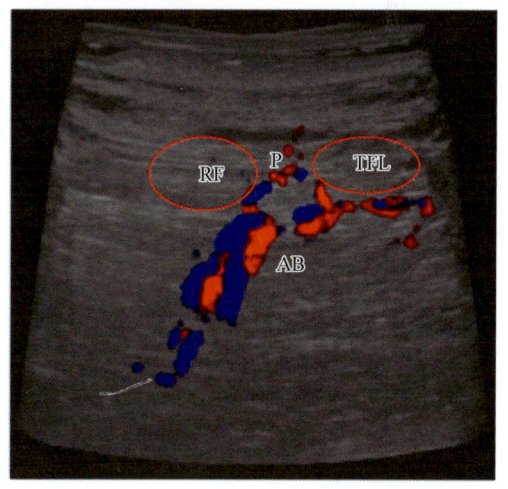

图6-4-8 多普勒彩超加三维重建

AB,旋股外侧动脉升支;RF,股直肌;TFL,阔筋膜张肌;P,肌间隙穿支

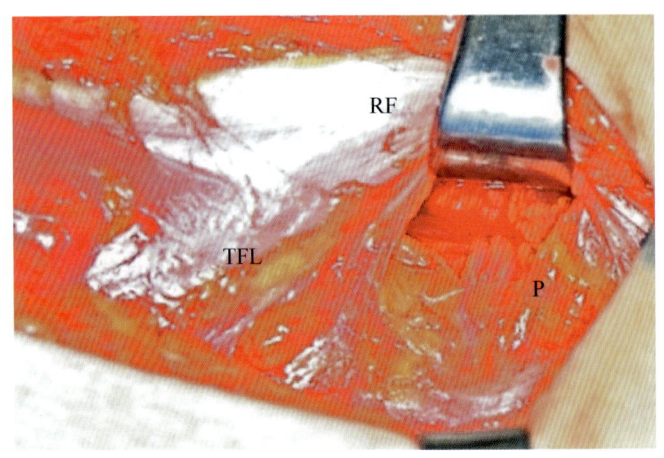

图 6-4-9　前间隙肌间隔穿支解剖
TFL,阔筋膜张肌;RF,股直肌;P,肌间隔穿支

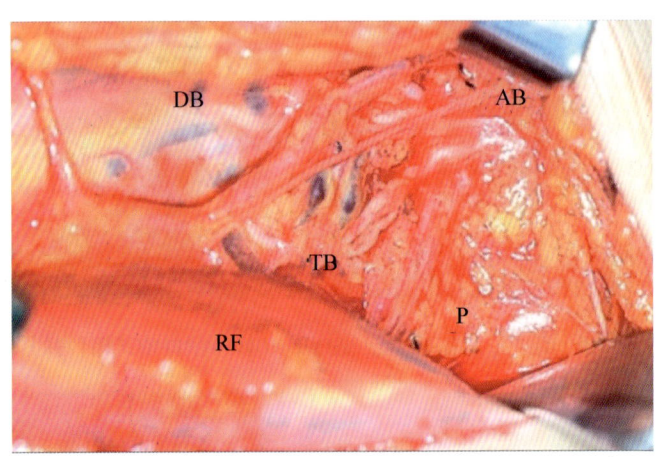

图 6-4-10　追踪显示穿支发自于升支
DB,旋股外侧动脉降支;AB,旋股外侧动脉升支;TB,旋股外侧动脉水平支;RF,股直肌;P,肌间隔穿支

入路右口底、舌腹+舌下腺扩大切除后,根据右舌腹、口底缺损(图 6-4-11),调整皮瓣设计大小为 13 cm×6 cm(图 6-4-12),切开皮瓣其余切口,翻起皮瓣及穿支,保留股神经分支,游离升支至其起始处即可完成阔筋膜张肌穿支皮瓣(前间隙穿支)的制备(图 6-4-13)。

(4) 缺损修复及血管吻合:皮瓣断蒂后经下颌舌骨肌深面隧道转移至舌腹、口底缺损处,与缺损周围黏膜缝合,修复缺损(图 6-4-14)。旋股外侧动脉升支及伴行静脉与右甲状腺上动脉和面总静脉属支吻合(图 6-4-15)。

(5) 创口关闭:下颌骨复位后用 2 块微型钛板固定,钛板颈部伤口彻底止血,供区创面作潜行分离后分别拉拢缝合,颈部避开血管蒂放置负压引流。

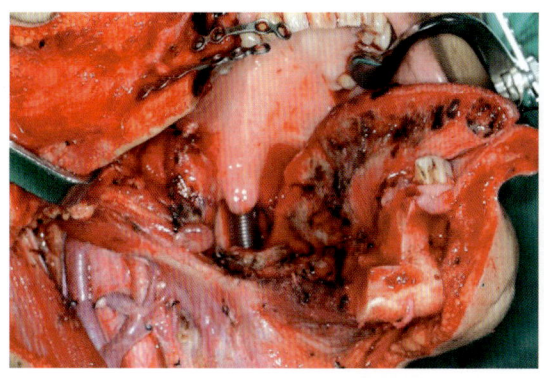

图6-4-11 右舌腹、口底缺损

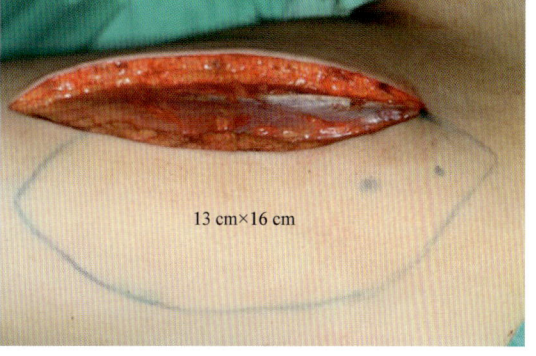

图6-4-12 皮瓣设计

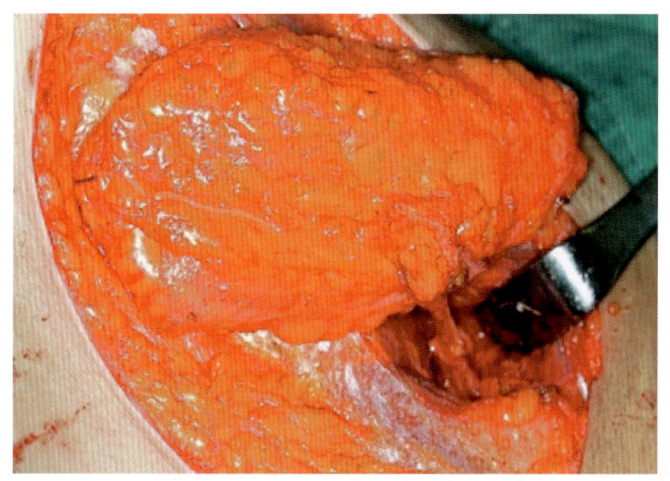

图6-4-13 制备完成的阔筋膜张肌穿支皮瓣(前间隙穿支)

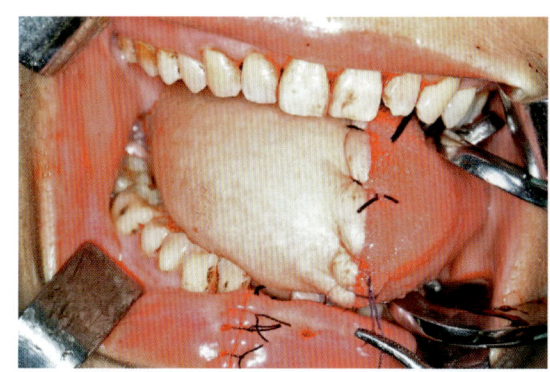

图6-4-14 皮瓣修复右舌、口底缺损

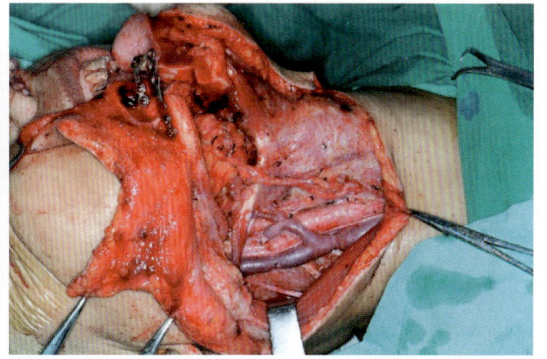

图6-4-15 旋股外侧动脉升支及伴行静脉与右甲状腺上动脉和面总静脉属支吻合

3) 术后处理

术后常规抗炎、抗凝、消肿治疗,头部制动5～7天,鼻饲流质1个月。术后1个月开始舌功能训练。

4) 术后远期效果

术后 14 个月随访示重建的右舌腹、口底形态良好（图 6-4-16），左股上外侧供区瘢痕较隐蔽。右舌、口底及右颈部均无复发。

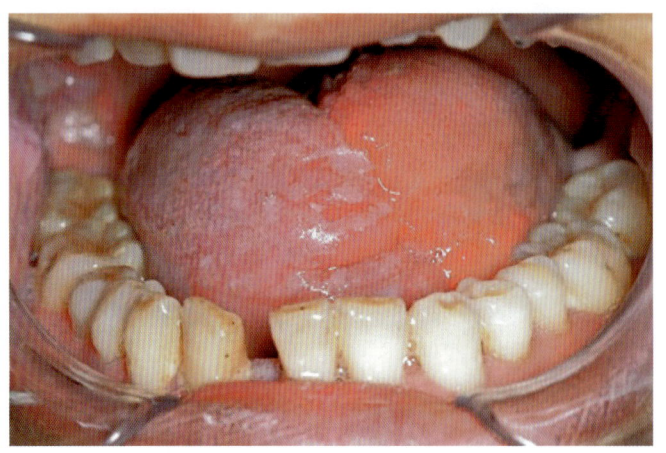

图 6-4-16　术后 14 个月重建的右舌腹、口底形态良好

6.4.3.2　阔筋膜张肌穿支（后间隙穿支）皮瓣修复颊、腭部缺损

【典型病例 2】　患者女性，76 岁，右颊癌术后放疗后复发行复发灶扩大切除＋下颌骨节段性切除＋右上颌骨部分切除＋右阔筋膜张肌穿支皮瓣修复。

1) 术前准备

术前头颈部增强 CT 评估复发灶范围及上、下颌骨侵犯状况，股动脉 CTA 定位穿支。术前口内观及 CT 所示肿瘤范围见图 6-4-17，患者张口中度受限。股动脉 CTA 显示右旋股外侧动脉升支在阔筋膜张肌和臀中肌之间的后间隙中发出 1 支肌间隙穿支见图 6-4-18。

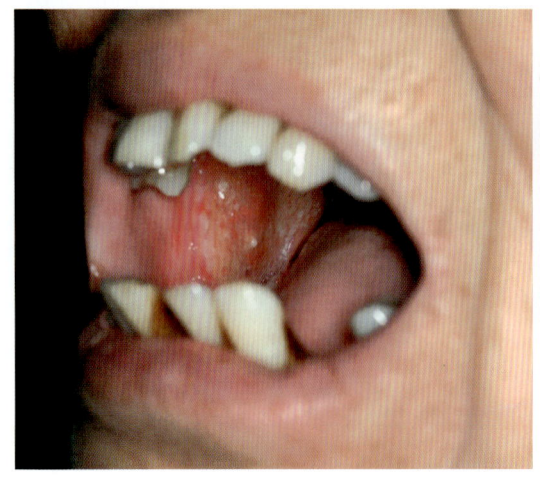 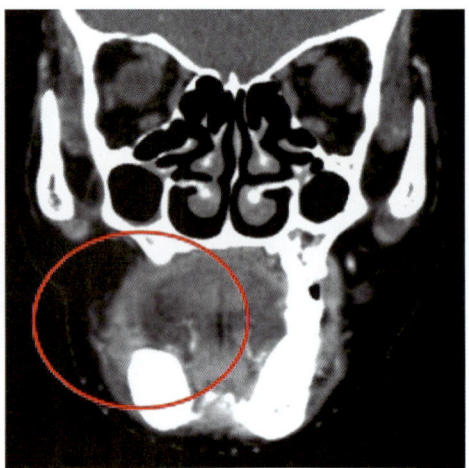

图 6-4-17　术前口内观（左）及 CT 所示肿瘤范围（右）

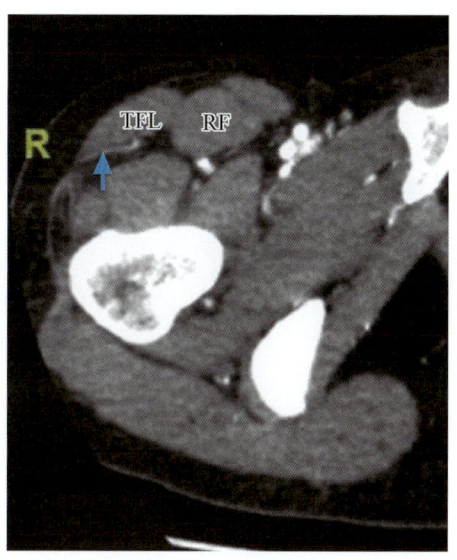

图 6-4-18　股动脉 CTA

右旋股外侧动脉升支在阔筋膜张肌（TFL）和臀中肌之间的后间隙中发出 1 支肌间隙穿支（蓝色箭头）；RF：股直肌

2）手术过程

（1）切口设计同前。

（2）穿支解剖：先切开皮瓣前缘，筋膜上或筋膜下向外侧翻瓣，寻找由阔筋膜张肌与臀中肌之间的后肌间隙穿出的肌间隔穿支（P），仔细解剖分离穿支。然后打开前肌间隙，显露旋股外侧动脉升支（AB），其余操作同前（图 6-4-19）。

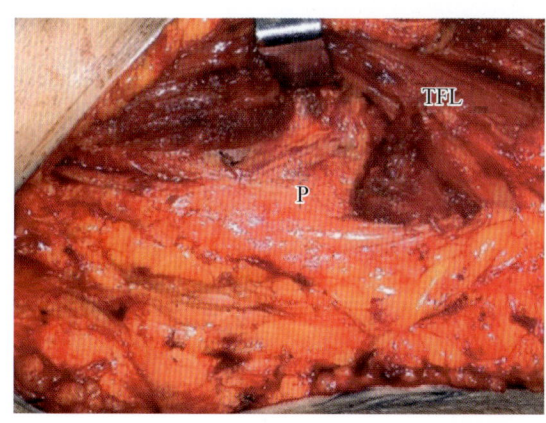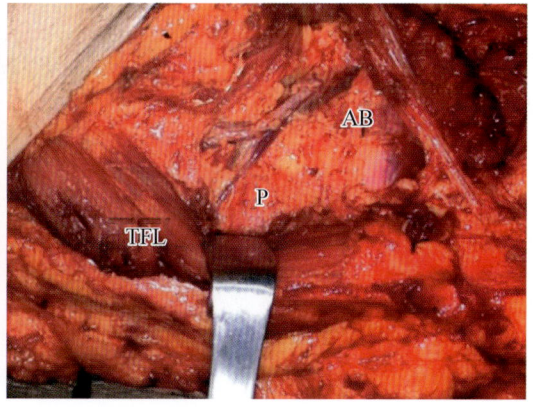

图 6-4-19　旋股外侧动脉升支及后肌间隔穿支解剖

TFL，阔筋膜张肌；AB，旋股外侧动脉升支；P，后肌间隔穿支

（3）皮瓣切取：经侧下唇劈开入路行复发灶扩大切除和下颌骨节段性切除及上颌骨部分切除后，根据缺损（图 6-4-20），调整皮瓣设计大小为 12 cm×6 cm（图 6-4-21），完成阔筋膜张肌穿支皮瓣（后间隙穿支）的制备并断蒂（图 6-4-22）。

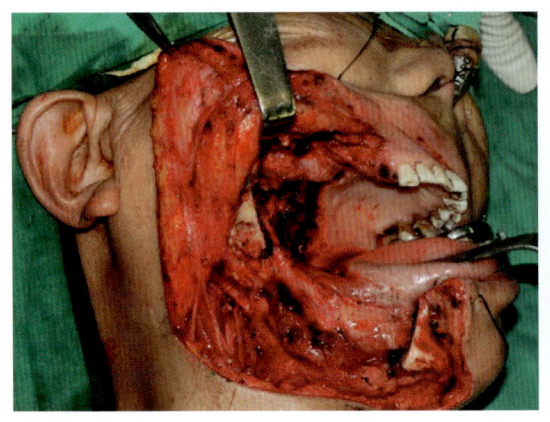

图 6-4-20 肿瘤切除后缺损

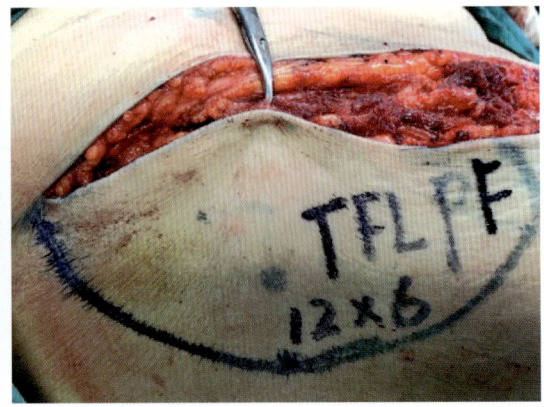

图 6-4-21 皮瓣设计

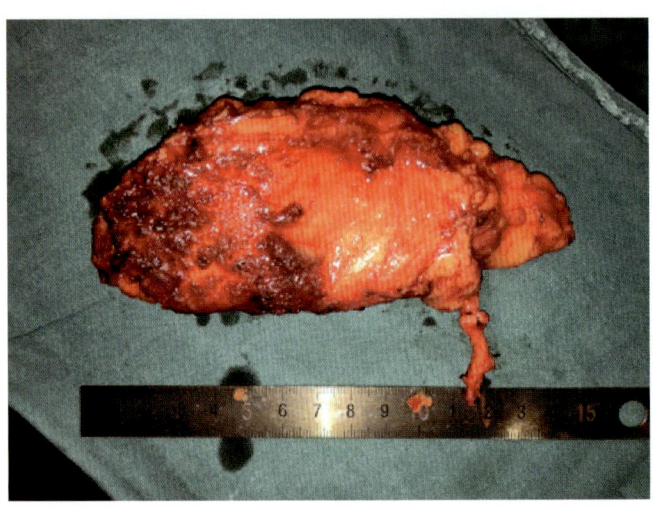

图 6-4-22 断蒂后的阔筋膜张肌穿支皮瓣（后间隙穿支）

(4) 缺损修复及血管吻合：皮瓣转移至颊部缺损处，与缺损周围黏膜缝合，修复缺损（图 6-4-23）。旋股外侧动脉升支及伴行静脉与右甲状腺上动脉和面总静脉吻合。

(5) 创口关闭：面颈部伤口关闭及术后处理同本节典型病例 1，本例因供区有一定张力，为避免强行拉拢缝合可能导致伤口裂开和瘢痕显著，转移了供区下方的带蒂股前外侧穿支皮瓣来修复供区缺损（图 6-4-24）。

3) 术后远期效果

术后半年随访示重建的颊部、软腭形态良好（图 6-4-25），左股区供区愈合良好，局部及颈部均无复发。

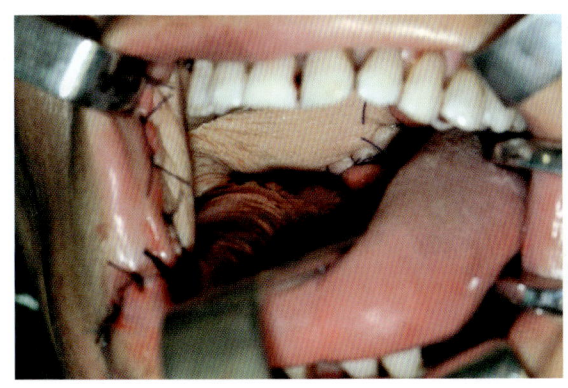
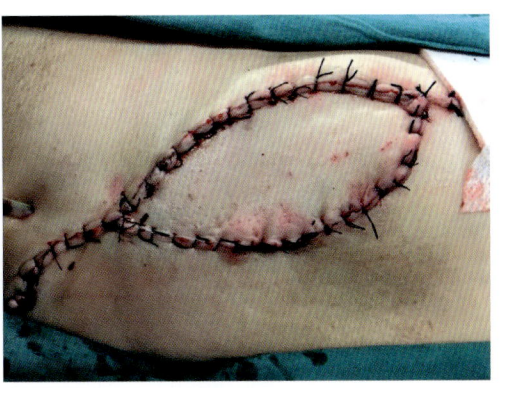

图 6-4-23　阔筋膜张肌穿支皮瓣(后间隙穿支)修复右颊软腭缺损　　图 6-4-24　转移供区下方带蒂股前外侧穿支皮瓣修复供区缺损

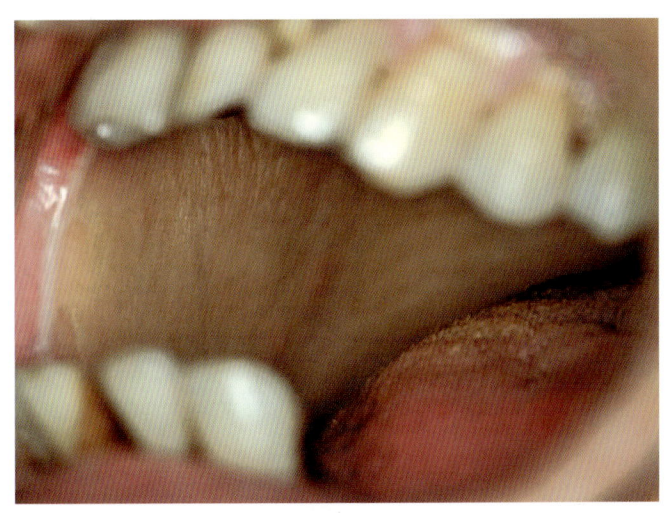

图 6-4-25　术后半年重建的颊部、软腭形态良好

6.4.4　经验及点评

阔筋膜张肌穿支皮瓣是旋股外侧系统动脉穿支皮瓣中的一种,除具有前述该类皮瓣共同的优点外,还具有其自身的特殊优势,如肌间隙穿支较多,解剖相对简单;可携带肌肉、神经,甚至髂骨等构成嵌合皮瓣;另外由于其位于股区外上侧,供区瘢痕相对隐蔽,易被平角裤遮盖。因此,对于在意供区隐蔽性的女性和年轻患者可能是理想的供区之一。其缺点在于切取较大皮瓣后供区关闭存在一定难度,尤其是水平向设计的皮瓣,其皮瓣宽度不应超过 6 cm;血管蒂较短,一般 6~8 cm;以及不能作为桥瓣进行串联。有鉴于此,在头颈部重建中,阔筋膜张肌穿支皮瓣适用于重建面下 1/3、口腔、口咽、喉和颈部的缺损。

表 6-4-1　3 种旋股外侧系统穿支皮瓣的比较

	股前外侧穿支皮瓣	股前内侧穿支皮瓣	阔筋膜张肌穿支皮瓣
血管蒂	外侧降支为主、斜支、水平支亦可	内侧降支	升支
	恒定	有变异	恒定
	长(9~16 cm)	稍短(8~10 cm)	短(6~8 cm)
	管径粗	管径稍细	管径粗
	一动二静	一动一静	一动二静
穿支	85%以上为肌穿支和半肌间隔穿支	几乎是肌间隔穿支	肌间隔穿支多于肌穿支
	数量多	多数为 1 支	数量多
	出现率接近 100%	出现率约 50%	出现率接近 100%
	走行长	走行短	走行短
皮瓣位置	股中 1/3 外侧	股中 1/3 内侧	股上 1/3 外侧
可直接缝合宽度	9 cm	12 cm	10~12 cm
脂肪	厚	更厚	更厚
制备难易	最难	容易	稍难
供区隐蔽性	较明显	稍隐蔽	最隐蔽
应用范围	广泛	不如 ALT 受欢迎	不如 ALT 受欢迎

表 6-4-1 总结了三种旋股外侧系统动脉穿支皮瓣的基本参数并比较了各自的优缺点。从表中可以看出,由于股前外侧穿支皮瓣的穿支 85% 以上都是肌穿支,而阔筋膜张肌穿支皮瓣的肌间隔穿支多于肌穿支,股前内侧穿支皮瓣则基本是肌间隔穿支,故从皮瓣制备的难易程度来讲,股前外侧穿支皮瓣反而要比其余二者难。但从源动脉的长度和皮瓣厚薄程度上看,股前外侧穿支皮瓣可切取的源动脉最长,皮瓣相对最薄,如果将皮瓣往股外下 1/3 设计,还能获得更薄的股前外侧穿支皮瓣。当然,皮瓣越往外下方设计,穿支的位置越低,则越有可能是肌穿支,而且通常它在肌肉中走行的距离较长,甚至有弯曲、迂回,因此解剖的难度更大。同样,对于阔筋膜张肌穿支皮瓣来讲,由于股外上 1/3 区域外侧的脂肪比内侧更厚,因此将皮瓣往内侧设计比外侧要薄。其实对于皮瓣的厚薄,只要掌握了皮瓣修薄的技术,皮瓣的厚薄并不是问题,厚的皮瓣完全可以修薄而成薄的皮瓣。当然,根据笔者的经验,更加建议以前间隙穿支为蒂切取垂直向的阔筋膜张肌穿支皮瓣,一方面这样的设计能确保皮瓣获得更好的血供;另一方面更利于供区创面的关闭,因为沿着大腿的长轴方向能得到更好的皮肤游离度。即使未能在阔肌膜张肌前、后两个肌间隙内找到足够粗细的肌间隔穿支,切取肌穿支也比较容易,因为阔筋膜张肌一般宽度在 4 cm

左右,肌穿支在阔筋膜张肌中的走行较短也较直接。

因此,本着就简不就繁的原则,笔者对于旋股外侧动脉系统穿支皮瓣在头颈部重建中的选择建议如下。

(1) 对于口腔颌面部下 1/3 及颈部缺损,只要受区血管的长度允许,而肌间隔穿支存在,股前内侧穿支皮瓣和阔筋膜张肌穿支皮瓣由于制备简单应作为首选皮瓣。

(2) 对于口腔颌面部中、上 1/3 的缺损和受区血管因手术、放疗和外伤而缺乏的情况,考虑到皮瓣源动脉的可切取长度,应将股前外侧穿支皮瓣作为首选皮瓣。

(3) 在股前外侧穿支皮瓣中,应将外侧降支作为首选的源动脉。

(4) 只有当外侧降支的穿支缺如或质量欠佳时,才切取以斜支及其穿支作血管蒂的股前外侧穿支皮瓣。

(5) 上述选择并不包括应用血管移植、结扎旋股外侧动脉其余分支延长血管蒂等增加手术风险和创伤的特殊情况。根据笔者的经验,结扎旋股外侧动脉其余分支一方面增加了手术操作的复杂程度;另一方面并不能获得足够的血管蒂延长。

笔者自 2009 年起,采用阔筋膜张肌穿支皮瓣修复口腔、口咽癌术后的中-大型缺损,目前已完成 18 例。所有病例均有 1~2 支的肌间隙或肌穿支,未发现穿支缺如的情况。所切取的皮瓣大小从 7 cm×5 cm 到 25 cm×9 cm,其中 12 例为肌间隙穿支,占 67.7%,穿支的解剖和皮瓣切取简单和直接,减少了供区的创伤。18 例中有 3 例因为供区直接关闭困难而转移了邻近的带蒂股前外侧或股前内侧穿支皮瓣修复,总的皮瓣生存率为 100%。由于保留了阔筋膜张肌,所有病例术后膝关节的稳定性未受影响,供区一期愈合亦无明显塌陷,所有患者均对供区的隐蔽性非常满意。

笔者的经验表明,阔筋膜张肌穿支皮瓣是一个灵活而可靠的皮瓣,在合理选择适应证条件下可以作为头颈部重建的首选,尤其是对供区是否隐蔽有一定要求的女性和年轻患者。

参考文献

1. Hill LH, Nahai F, Vasconez LO. The tensor fascia lata myocutaneous free flap[J]. Plast Reconstr Surg, 1978, 61(4): 517-522.
2. Mathes SJ, Buchanan RT. Tensor fascia lata: neurosensory musculo-cutaneous free flap[J]. Br J Plast Surg, 1979, 32(3): 184-187.
3. Deiler S, Pfadenhauer A, Widmann J, et al. Tensor fasciae latae perforator flap for reconstruction of composite Achilles tendon defects with skin and vascularized fascia[J]. Plast Reconstr Surg, 2000, 106(2): 342-349.
4. Koshima I, Urushibara K, Inagawa K, et al. Free tensor fasciae latae perforator flap for the reconstruction of defects in the extremities[J]. Plast Reconstr Surg, 2001, 107: 1759-1765.
5. Kimura N. A microdissected thin tensor fascias latae perforator flap[J]. Plast Reconstr Surg, 2002, 109: 69-77.
6. Ishida LH, Munhoz AM, Montag E, et al. Tensor fasciae latae perforator flap: minimizing donor-site modbidity in the treatment of trochanteric pressure sores[J]. Plast Reconstr Surg, 2005, 116

(5): 1346-1352.
7. Coskunfirat OK, Ozkan O. Free tensor fascia lata perforator flap as a backup procedure for head and neck reconstruction[J]. Ann Plast Surg, 2006, 57: 159-163.
8. Vegas MR, Martin-Hervas C. The superolateral thigh flap: cadaver and computed tomographic angiography studies with a clinical series[J]. Plast Reconstr Surg, 2013, 131: 310-322.
9. Tuinder S, Baetens T, De Haan MW, et al. Septocutaneous tensor fasciae latae perforator flap for breast reconstruction: radiological considerations and clinical cases[J]. J Plast Reconstr Aesthet Surg, 2014, 67: 1248-1256.
10. Tuinder S, Beugels J, Lataster A, et al. The lateral thigh perforator flap for autologous breast reconstruction: a prospective analysis of 138 flaps[J]. Plast Reconstr Surg, 2018, 141: 257-267.
11. Shen Y, Lu L G, Low DW, et al. Perforator navigation using color Doppler ultrasound and three-dimensional reconstruction for preoperative planning of optimal lateral circumflex femoral artery system perforator flaps in head and neck reconstruction[J]. J Plast Reconstr Aesthet Surg, 2019, 72: 990-999.
12. Wang L, Ma CY, Shen Y, et al. Application of tensor fascia lata perforator flap in head and neck reconstruction[J]. Int J Oral Maxillofac Surg, 2024, 53(7): 551-557.

(沈 毅 孙 坚)

6.5 股深动脉穿支皮瓣

Ⅰ. 口腔颌面-头颈部重建

6.5.1 概述

股深动脉穿支皮瓣(profunda artery perforator flap, PAPF)是以股深动脉发出至股后内侧区域皮肤的穿支动脉及其伴行静脉为蒂的穿支皮瓣。股深动脉穿支皮瓣是在股后内侧区域筋膜皮瓣的基础上发展而来,关于该皮瓣的文献报道,可以追溯到20世纪中期。Conway和Kraissl(1947)、Conway和Griffth(1956)最早介绍了股后内侧区域的皮肤组织瓣(skin flap)。随后,Hurwitz和Walton(1981)报道了采用带蒂的臀股皮瓣(gluteal thigh flap)来重建会阴和骶区的缺损。我国学者宋业光等(1984)首次报道游离股后内侧皮瓣(posterior thigh flap)重建头颈部的瘢痕挛缩。随着20世纪90年代应运而生的穿支皮瓣概念,Angrigiani等(2001)介绍了以发自股深动脉走行于内收肌群中的穿支为源动脉切取的皮瓣,并称之为内收肌皮瓣(adductor flap)。此后,Ahmadzadeh等(2007)首次报道了股深动脉穿支皮瓣的应用解剖,为股深动脉穿支皮瓣的切取提供了解剖学基础。Allen(2012)首次报道了将其用于乳房重建,并命名为股深动脉穿支皮瓣(profound artery perforator flap, PAPF)。Scaglioni等(2015)最早报道将股深动脉穿支皮瓣用于头颈部缺损的重建。国内沈毅等（2023）最早应用股深动脉穿支皮瓣重建口腔颌面-头颈部的各类缺损。

股深动脉是股动脉的最大分支，位于股动脉外后方，在大腿内侧的收肌管内走行，行至股骨下 1/3 即止，在股内侧肌与大收肌之间恒定发出旋股内侧动脉、旋股外侧动脉两个较大的分支及 3~4 支至股后内侧区域皮肤的穿动脉（图 6-5-1），穿动脉通常穿过大收肌或大收肌前后的肌间隙后进入大腿内后方的皮下组织和皮肤。股深动脉穿支皮瓣即是以这些穿动脉中的一支或几支为蒂而切取的穿支皮瓣。根据 Blondeel 等（2003）提出的"根特共识"，股深动脉穿支皮瓣的一级源动脉即为发自股深动脉的穿动脉。目前股深动脉穿支皮瓣在临床已应用于四肢、头颈部修复重建和乳房再造中，其优点是直接以穿支动脉为蒂，不需要切取主干血管；穿支恒定走行直接、解剖简单、创伤小；可切取的组织量丰富、面积大，若垂直设计皮瓣宽度可达 10~12 cm，可携带肌肉、神经等构成嵌合皮瓣；皮瓣质地柔软、无毛发，特别适合重建舌、颊、软腭等功能部位的缺损；供区位于股后内侧，瘢痕比较隐蔽；可两组同时操作。

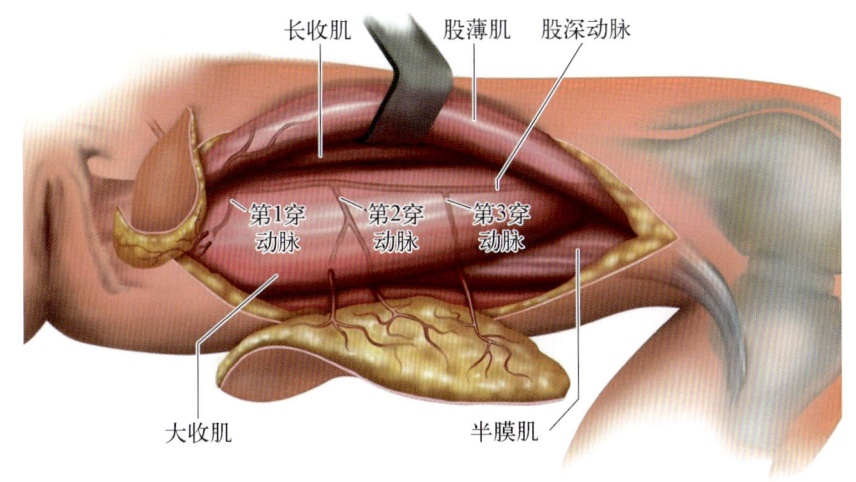

图 6-5-1　发自股深动脉至股后内侧区域皮肤的穿动脉

6.5.2　皮瓣解剖与设计

6.5.2.1　穿支分布

由于股深动脉通常恒定地发出 3~4 支至股后内侧区域皮肤的穿动脉，与旋股外侧动脉外侧降支的穿支分布的 ABC 系统类似。Largo 等（2020）提出了股深动脉穿支分布的 ABC 系统，即 ABC 分别位于距坐骨结节 7.5 cm（4~11.5 cm）、12.7 cm（8~18 cm）、和 17.6 cm（14~20.5 cm）处，ABC 分别对应股深动脉的第 1、2、3 穿动脉。此外，部分还有第 4 穿动脉。笔者研究（2023）显示第 1 穿动脉距坐骨结节平均为 8.8 cm，第 2 穿动脉距坐骨结节平均为 13.3 cm，与 Largo 等的结果一致。至于穿支的类型和走行，Scaglioni 等（2015）介绍了穿股薄肌和大收肌间隙的肌间隔穿支、穿大收肌的肌穿支及穿大收肌和半膜肌间隙的肌

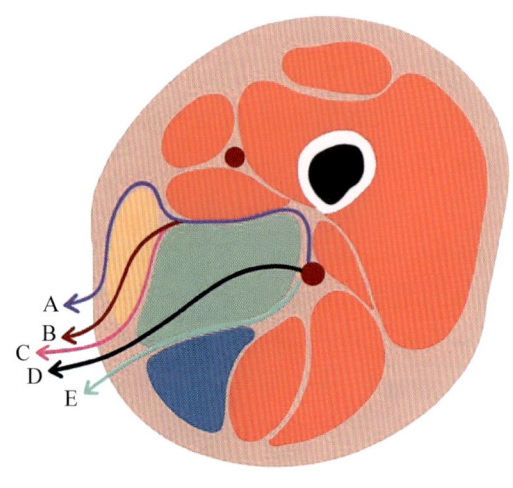

图 6-5-2 股深动脉穿支的类型

间隔穿支,共 3 种类型(图 6-5-2C~E)。然而笔者(2023)在临床实践中发现极少数还可能存在穿长收肌和股薄肌间隙的肌间隔穿支及穿股薄肌的肌穿支(图 6-5-2A、B)。图 6-5-3 即为笔者在临床实践中解剖发现的与图 6-5-2 相对应的 5 种股深动脉穿支类型。

6.5.2.2 皮瓣设计

股后内侧区域的体表解剖标志如图 6-5-4,术前可通过 CTA、彩色多普勒超声等影像学方法定位穿支,我们通常采用手提多普勒听诊来定位穿动脉。患者仰卧,取大腿外展体位,先画出半腱肌肌腱远端止点和会阴连线,此线即为大收肌纵向中线的体表投影,用多普勒在该线上听诊穿动脉的搏动音并作标记,根据标记的穿动脉位置,参考所需修复缺损大小,提捏供区皮肤,判断供区皮瓣质地、弹性、松弛度,评估可取皮瓣宽度水平或垂直设计皮瓣。乳房重建通常以第 1 穿动脉为核心垂直方向设计皮瓣;头颈部重建则一般以第 2 或第 3 穿动脉为核心水平方向设计皮瓣。

6.5.3 皮瓣制备

先切开设计皮瓣前缘的皮肤、皮下组织至股薄肌浅面,向后翻起皮瓣至股薄肌和大收肌之间的肌间隙。若为肌间隔穿支,即可在该肌间隙内找到穿动脉,打开肌间隙,在该间隙内分离穿动脉即可。若在该肌间隙内未发现穿动脉,则继续打开肌间隙,同时切开大收肌肌膜,多数可在大收肌肌膜深面找到穿大收肌的穿动脉;亦可继续向后分离,寻找穿大收肌和半膜肌间隙的肌间隔穿支。一旦找到穿动脉,即可在肌间隙或者肌肉内向股深动脉逆行分离解剖,保留穿动脉周围 3 mm 左右的组织袖以保护之,沿途结扎切断至肌肉的小分支,有时两支穿动脉会汇合成一支;若是切取嵌合皮瓣,则可选择相对较粗的肌肉分支为蒂切取部分肌肉组织。若为肌穿支,由于穿动脉在肌肉内走行直接、深度基本一致,故可顺肌纤维长轴水平向解剖穿动脉,不必垂直切断肌纤维,如此可将肌肉的损伤降至最低。因股深动脉走行于收肌管内,位置较深,解剖较为困难,可在股薄肌前缘与长收肌后缘之间开一个小的肌间隙窗口,以利于穿动脉至股深动脉起始处的解剖。随后,切开皮瓣后缘,在半膜肌和大收肌浅面翻起皮瓣,完全翻起皮瓣后,将皮瓣及穿动脉从股薄肌后方绕过股薄肌穿至其前方肌间隙窗口内,再最后分离穿动脉到股深动脉起始处,这样操作相对省力。

皮瓣断蒂后转移至受区,供区创面彻底止血后,深部置管负压引流,以可吸收缝线分层缝合肌间隔和皮下组织,皮肤切口予以可吸收倒刺线皮下减张缝合。

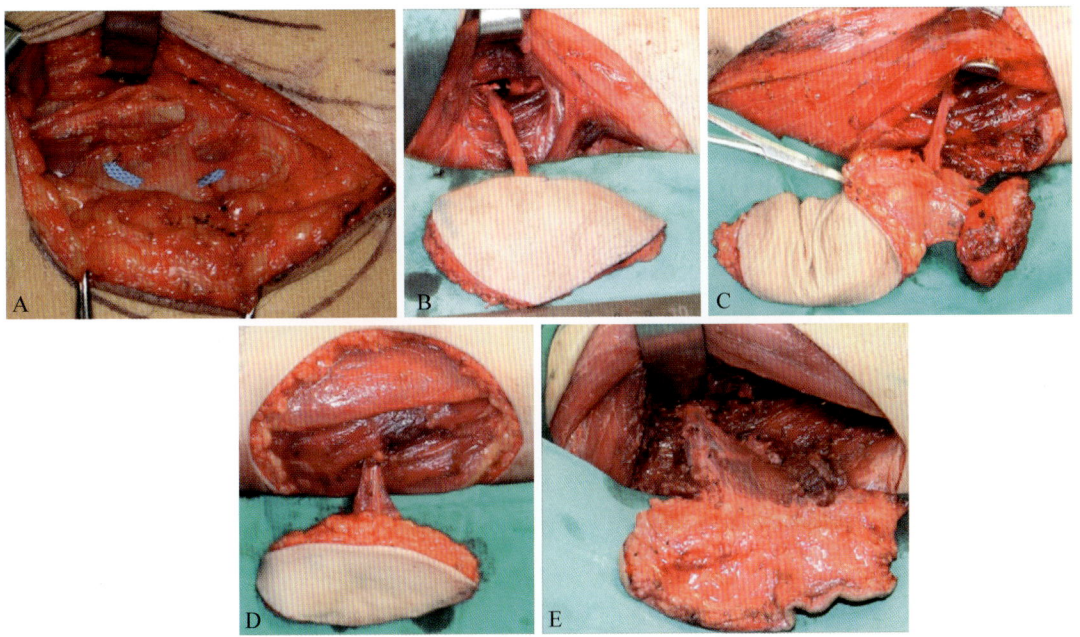

图 6-5-3 股深动脉的 5 种穿支类型

(A) 长收肌股薄肌肌间隙穿支;(B) 股薄肌肌穿支;(C) 股薄肌大收肌肌间隙穿支;(D) 大收肌肌穿支;
(E) 大收肌半膜肌肌间隙穿支

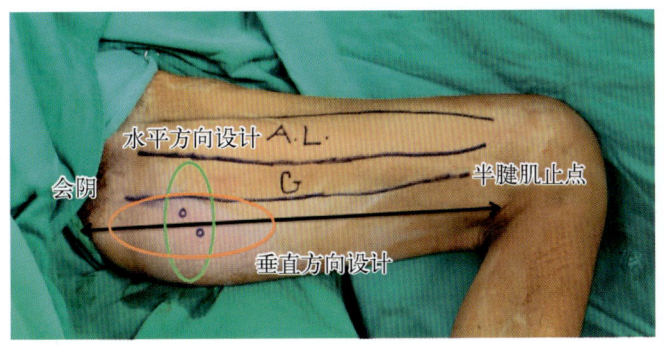

图 6-5-4 股后内侧体表解剖标志和股深动脉穿支皮瓣设计

AL,长收肌;G,股薄肌

6.5.4 典型病例

6.5.4.1 股深动脉穿支皮瓣修复颊部、软腭缺损

【典型病例】 患者男性,65岁,因左颊癌(T4N2)行左颊、软腭、咽侧、部分上颌骨、下颌骨冠突及左侧肩胛舌骨上淋巴清扫 en bloc 切除+左股深动脉穿支皮瓣修复。

1) 术前准备

术前头颈部增强 CT 评估原发灶范围及颈部淋巴结状况(图 6-5-5)。术前正、侧位照片及口内观肿瘤范围见图6-5-6,患者张口重度受限,仅一指。

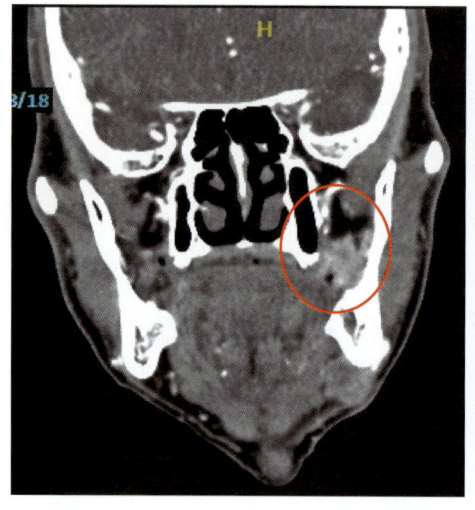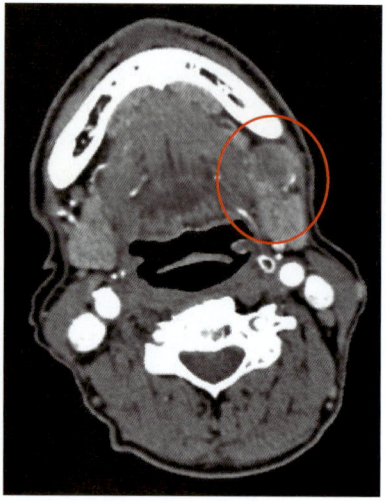

图6-5-5　术前头颈部增强CT图像

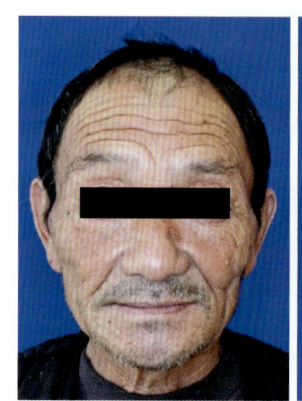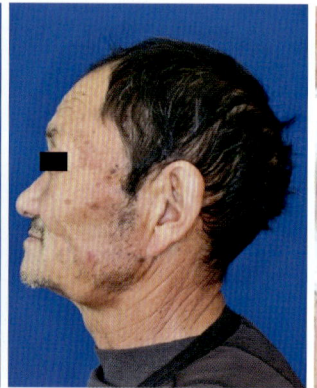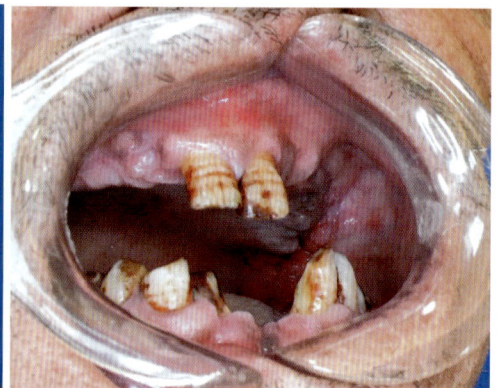

图6-5-6　术前正、侧位照片及口内观肿瘤范围,张口度仅一指

2) 手术过程

(1) 肿瘤切除:经侧下唇劈开入路行左颊、软腭、咽侧、部分上颌骨及左侧肩胛舌骨上淋巴清扫en bloc切除,因左颈部已有淋巴结转移,故面神经下颌缘支不予保留。切除标本见图6-5-7,缺损见图6-5-8。

(2) 穿支解剖:根据术前多普勒超声定位的穿支点,设计包含第1、2穿动脉的9 cm×6 cm的皮瓣,术中解剖显示第1、2穿动脉合并成1支后穿大收肌,故为大收肌的肌穿支。皮瓣设计见图6-5-9,穿支显露见图6-5-10。

(3) 源动脉解剖:顺大收肌肌纤维长轴水平向解剖穿动脉,不必垂直向切断肌纤维,逆行向股深动脉分离,在股薄肌前缘与长收肌后缘之间开一个小的肌间隙窗口,以利于穿动脉至股深动脉起始处的解剖。肌间隙开窗见图6-5-11。

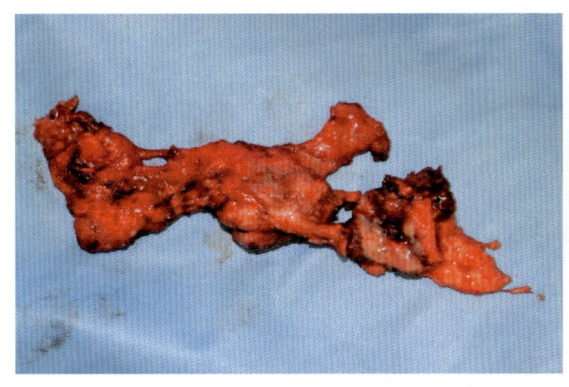

图 6-5-7 原发灶及颈淋巴 en bloc 切除标本

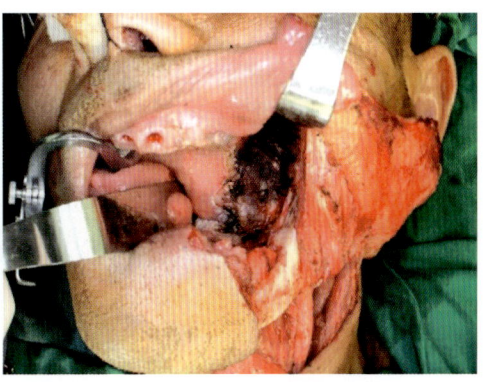

图 6-5-8 切除后缺损

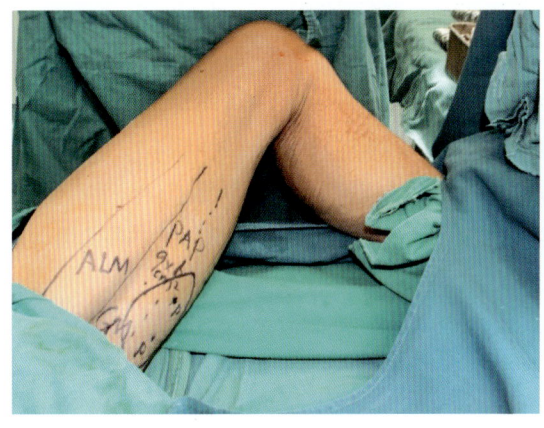

图 6-5-9 皮瓣设计

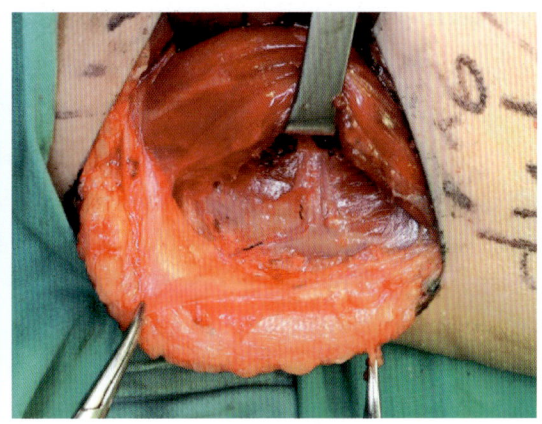

图 6-5-10 穿支显露

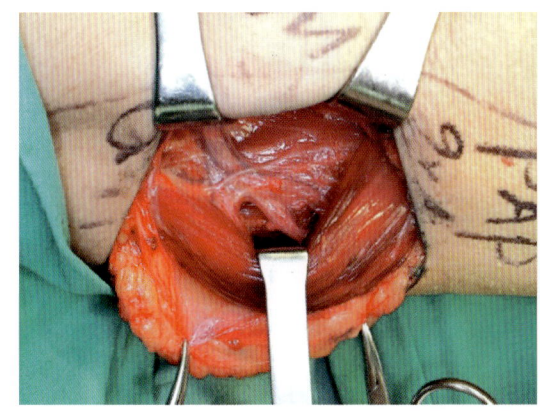
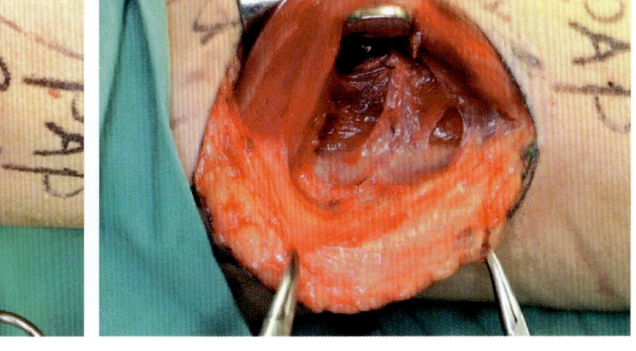

图 6-5-11 在股薄肌前缘与长收肌后缘肌间隙开窗

左:在股薄肌前缘解剖穿动脉;右:将股薄肌向上牵拉显露解剖完成的穿动脉

(4) 皮瓣切取：切开皮瓣后缘，在半膜肌和大收肌浅面翻起皮瓣，完全翻起皮瓣后，将皮瓣及穿动脉从股薄肌后方绕过股薄肌穿至其前方肌间隙窗口内（图 6-5-12），再最后分离穿动脉到股深动脉起始处。待受区准备完成后断蒂（图 6-5-13）。

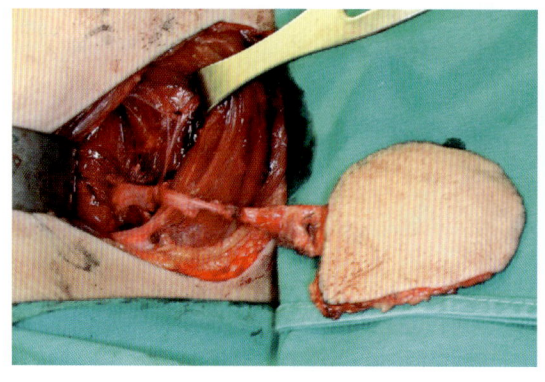

图 6-5-12 制备股深动脉穿支皮瓣

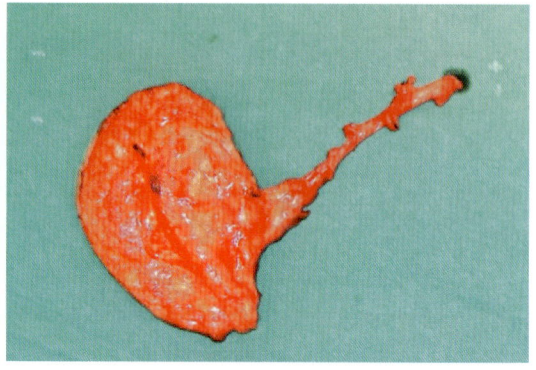

图 6-5-13 断蒂后的股深动脉穿支皮瓣

(5) 缺损修复：皮瓣经下颌骨内侧的下颌舌骨肌深面隧道转移至缺损区，与缺损周围黏膜缝合修复颊部、软腭和咽侧缺损（图 6-5-14）。将股深动脉穿动脉及其伴行静脉与左甲状腺上动脉、面总静脉吻合。调整患者头位观察血管吻合口位置，避免静脉成角、扭转及受压，颈部伤口分层缝合，放置负压引流。

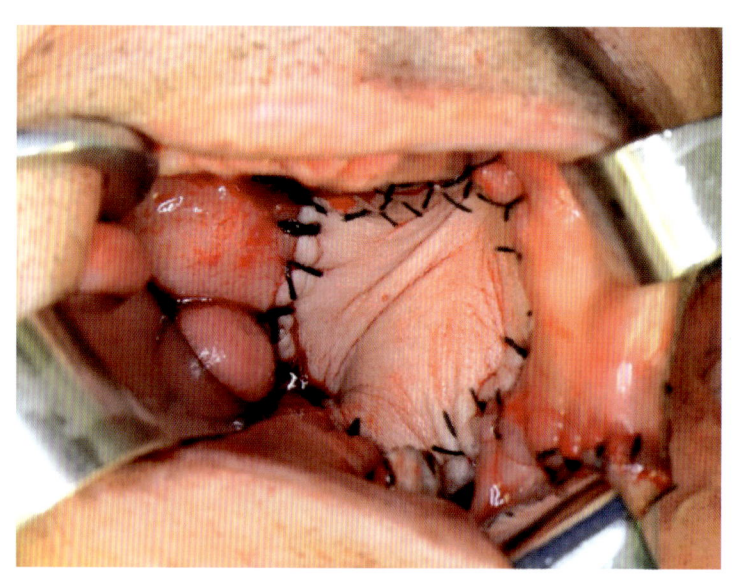

图 6-5-14 皮瓣修复颊部、软腭和咽侧缺损

(6) 供区关闭：供区创面彻底止血后，放置负压引流管，可吸收缝线分层缝合肌间隔和皮下组织，皮肤切口予以可吸收倒刺线皮下减张缝合（图 6-5-15）。

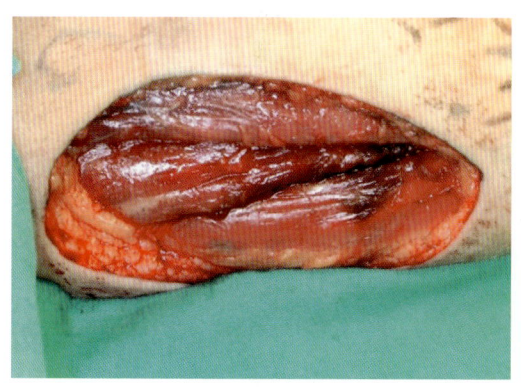 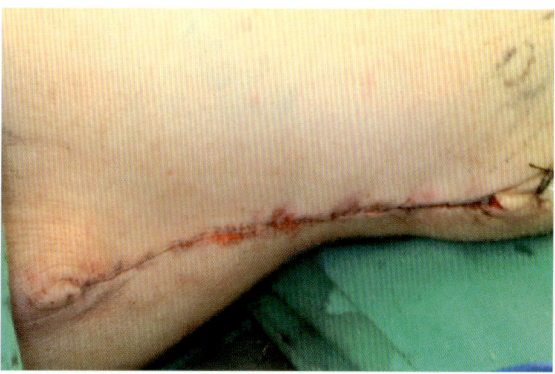

图 6-5-15　供区创面(左)及皮下减张缝合后(右)

3）术后处理

术后 3～5 天内头部制动，同时予以药物扩容及抗凝，避免吻合血管血栓形成。

4）术后远期效果

（1）口内重建效果：术后 3 年随访显示重建的面部基本对称（图 6-5-16），口内颊部、软腭形态良好，张口度正常（图 6-5-17）。

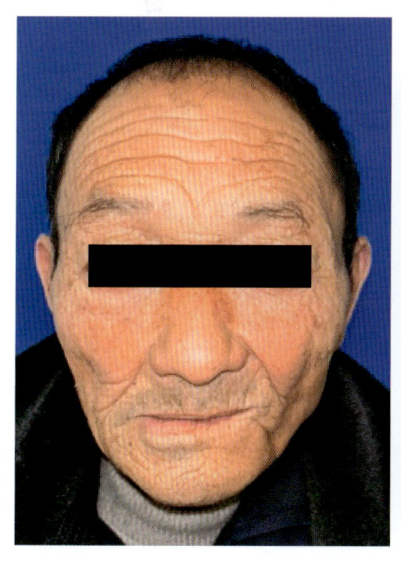 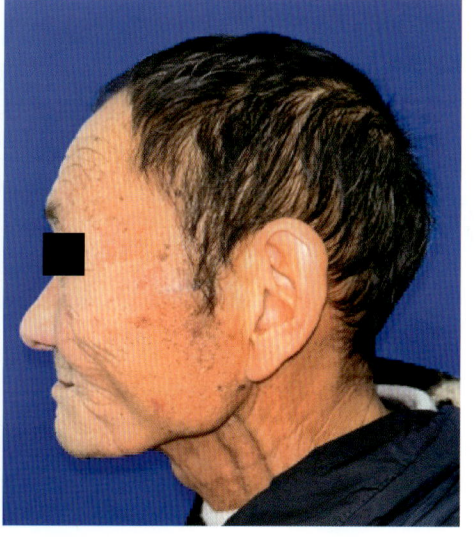

图 6-5-16　术后 3 年面部基本对称

左：正面观；右：侧面观

（2）影像学评估：术后 3 年复查颌面部增强 CT 未见术区及颈部复发（图 6-5-18）。

（3）供区瘢痕：术后 3 年随访显示供区无明显塌陷，瘢痕位于大腿内后方（图 6-5-19）且可被内裤所遮盖，比较隐蔽（图 6-5-20）。

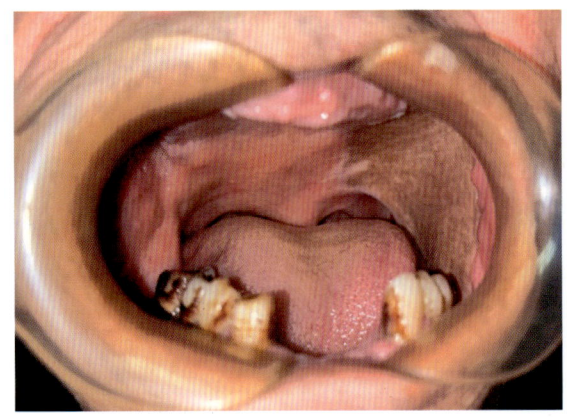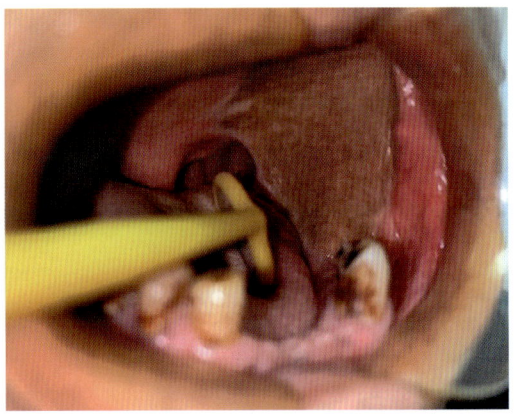

图 6-5-17　术后 3 年口内重建的颊部、软腭形态良好(左),张口度正常(右)

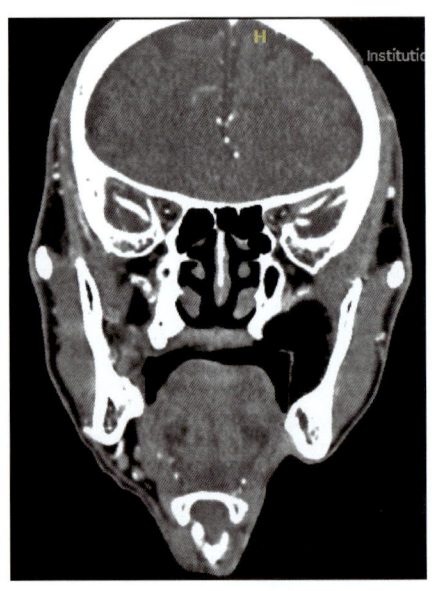

图 6-5-18　术后 3 年颌面部增强 CT 图像

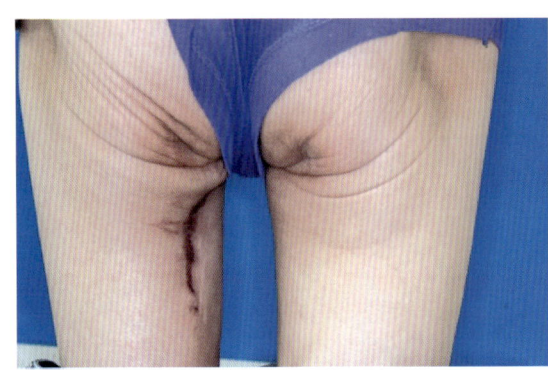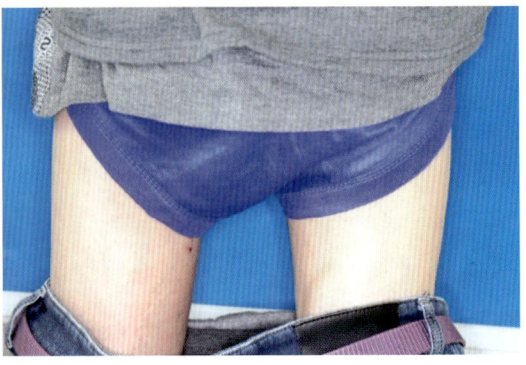

图 6-5-19　术后 3 年供区无明显塌陷　　　图 6-5-20　术后 3 年供区瘢痕隐蔽较好

6.5.4.2 股深动脉穿支皮瓣修复半舌缺损

【典型病例】 患者男性,57岁,右舌癌(T3N0)行右半舌体切除+右SOND+左侧减薄的股深动脉穿支皮瓣修复。

1. 术前准备

同典型病例1,术前正、侧位照片见图6-5-21,口内观肿瘤见图6-5-22,MRI所示肿瘤范围见图6-5-23。

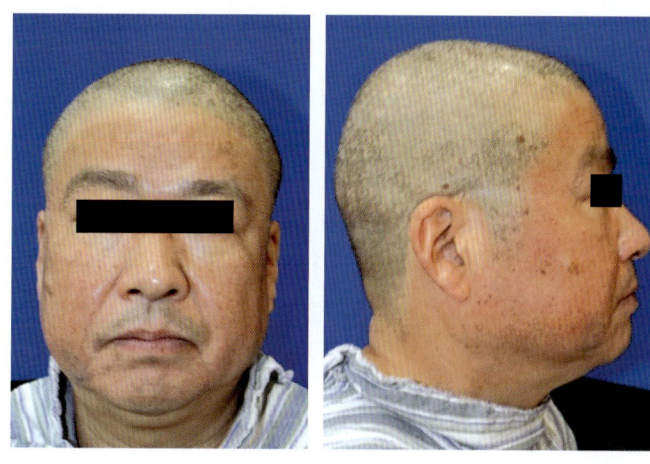

图6-5-21 术前正(左)、侧位(右)照片

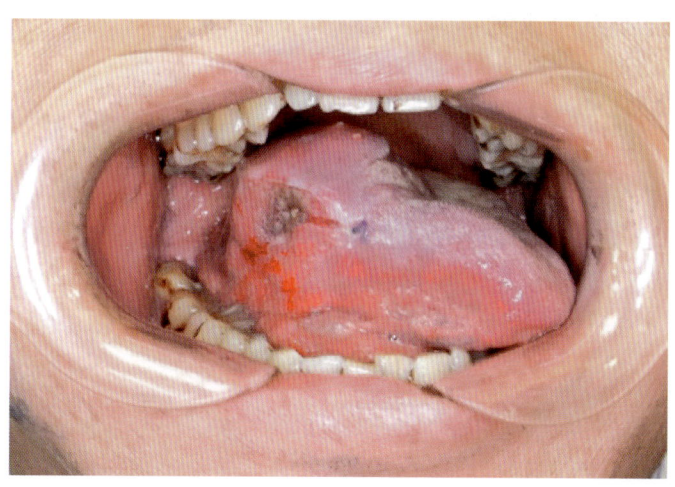

图6-5-22 口内观肿瘤

2)手术过程

(1)肿瘤切除:因术前颈部评估为N0,故本例可将颈部淋巴组织和原发灶分开切除。先行右颈肩胛舌骨上淋巴清扫后,经口腔入路行保留部分舌尖的右半舌体切除,切除标本剖面见图6-5-24,缺损见图6-5-25。

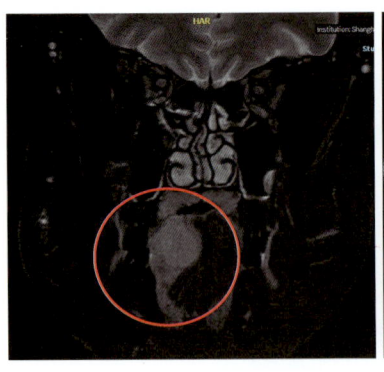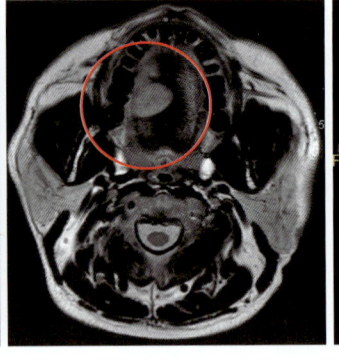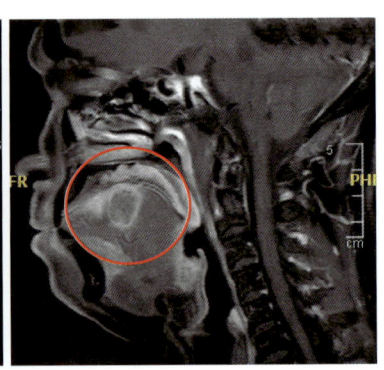

图6-5-23 MRI所示肿瘤范围

左：冠状位；中：横断位；右：矢状位

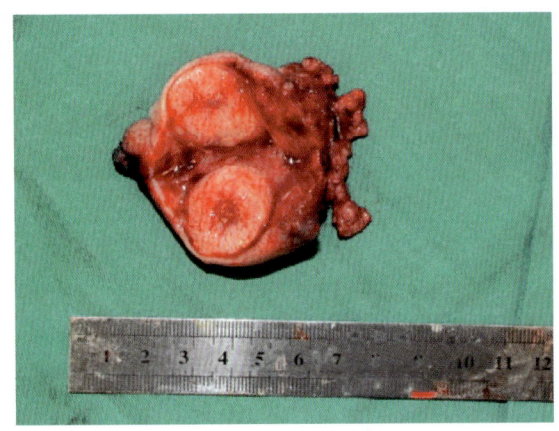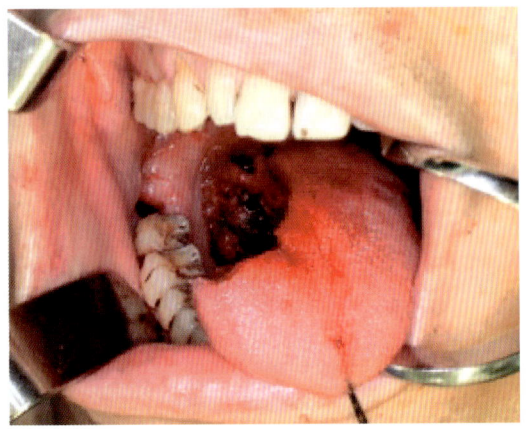

图6-5-24 切除标本剖面　　　　　　图6-5-25 肿瘤切除后缺损

（2）穿支解剖：根据术前多普勒超声定位的穿支点，设计包含第3、4穿动脉的8 cm×5 cm的皮瓣，解剖显示第3、4穿动脉合并成1支后穿股薄肌和大收肌间隙，故为肌间隔穿支。穿支解剖见图6-5-26，皮瓣设计见图6-5-27。

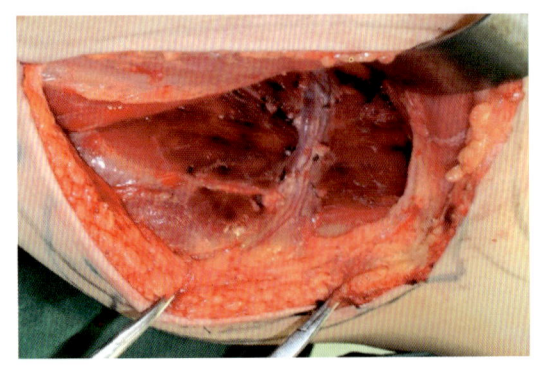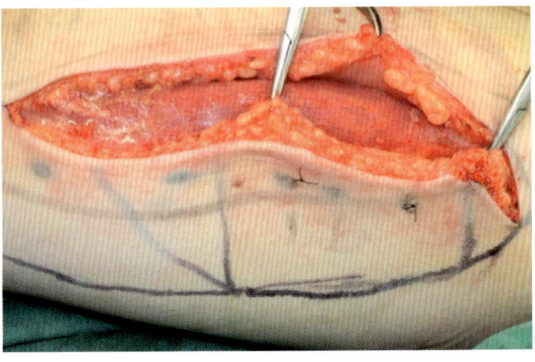

图6-5-26 穿支解剖　　　　　　图6-5-27 皮瓣设计

(3) 皮瓣切取：切开皮瓣后缘，在半膜肌和大收肌浅面翻起皮瓣，完全翻起皮瓣后，将皮瓣及穿动脉从股薄肌后方(图6-5-28)绕过股薄肌穿至其前方肌间隙窗口内(图6-5-29)以便于继续分离穿动脉。

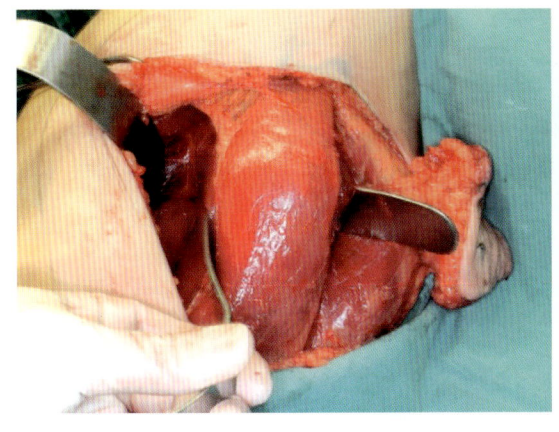 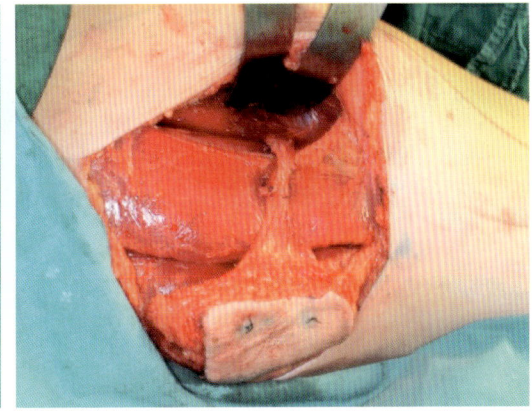

图6-5-28　从股薄肌和长收肌的肌间隙开窗　　图6-5-29　将皮瓣经间隙绕至股薄肌前缘

(4) 皮瓣修薄：为防止损伤穿动脉，以穿动脉为中心，3 cm为半径用亚甲蓝划线，将3 cm以外的脂肪修薄至1 cm，见图6-5-30。

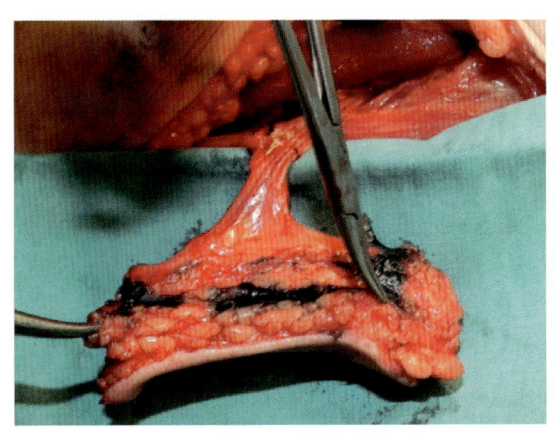 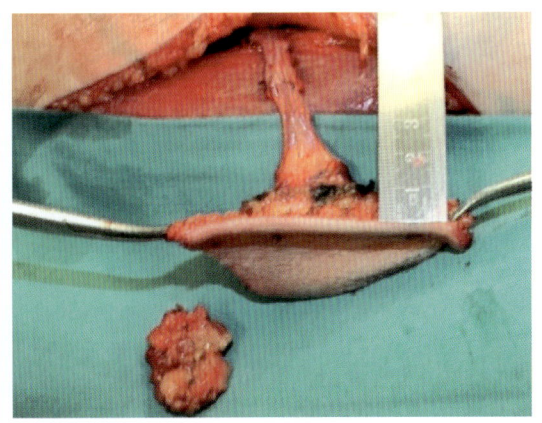

图6-5-30　皮瓣修薄：修薄前(左)；修薄后(右)

(5) 源动脉解剖：最后分离穿动脉到股深动脉起始处(图6-5-31)，待受区准备完成后断蒂(图6-5-32)。

(6) 缺损修复：皮瓣经下颌舌骨肌深面隧道转移至舌腹、口底缺损处，与缺损周围黏膜缝合，修复缺损(图6-5-33)。将股深动脉穿动脉及其伴行静脉与甲状腺上动脉及面总静脉吻合(图6-5-34)。供区创面关闭同前。

3) 术后处理

同前(6.4.4.2病例术后处理)。

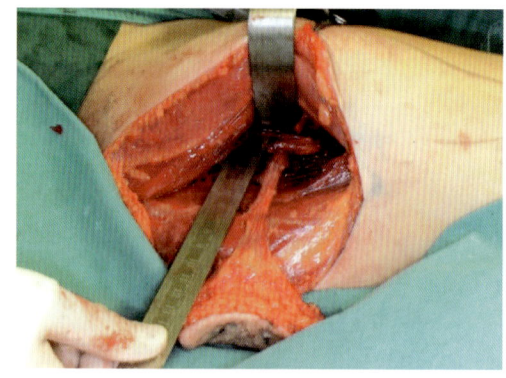

图 6-5-31　分离穿动脉到股深动脉起始处

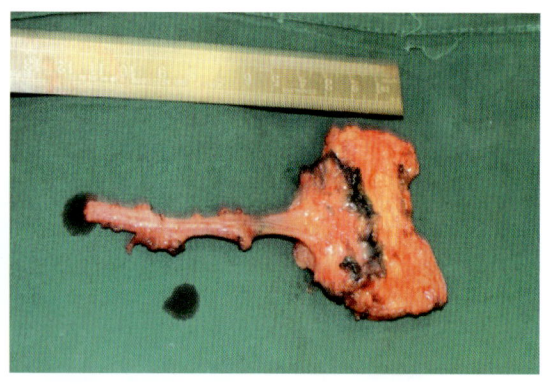

图 6-5-32　断蒂后的股深动脉穿支皮瓣

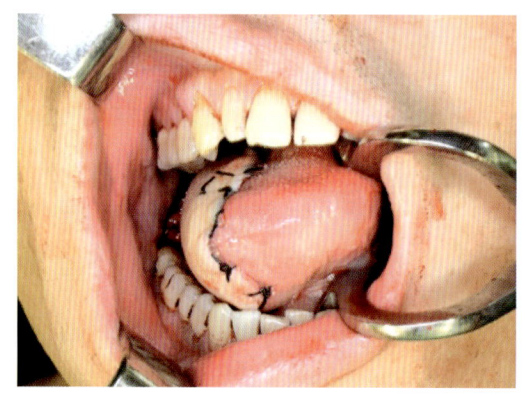

图 6-5-33　股深动脉穿支皮瓣修复右舌、口底缺损

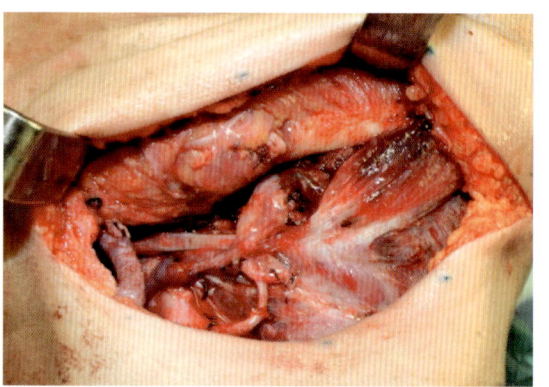

图 6-5-34　股深动脉穿动脉及其伴行静脉与甲状腺上动脉及面总静脉吻合

4）术后远期效果

（1）口内重建效果：术后 2 年半随访显示面部无瘢痕（图 6-5-35），重建的右舌形态良好，伸舌无明显受限，张口度正常（图 6-5-36）。

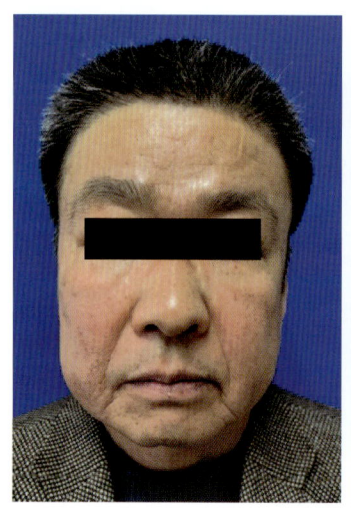
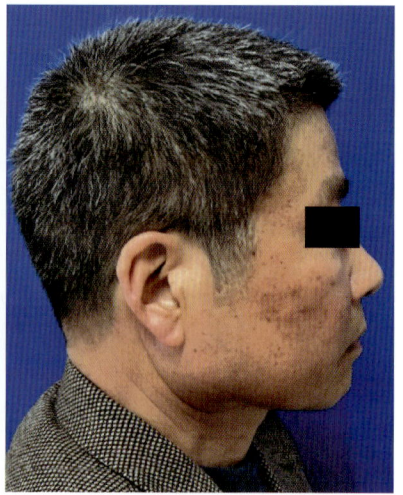

图 6-5-35　术后 2 年半面部无瘢痕

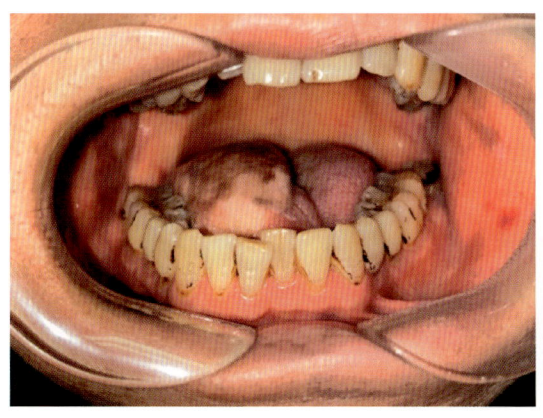 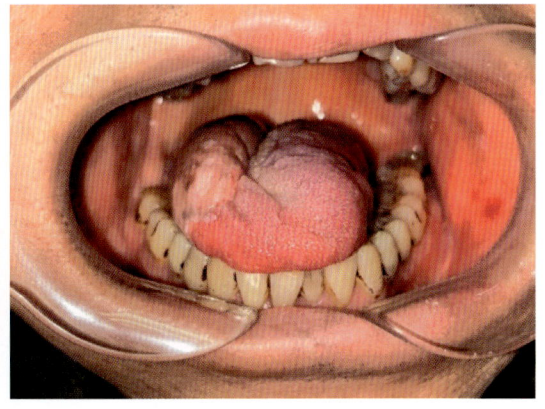

图6-5-36　术后2年半重建的右舌形态良好,伸舌无明显受限,张口度正常

(2)影像学评估:术后2年半复查颌面部增强CT未见术区及颈部复发(图6-5-37)。

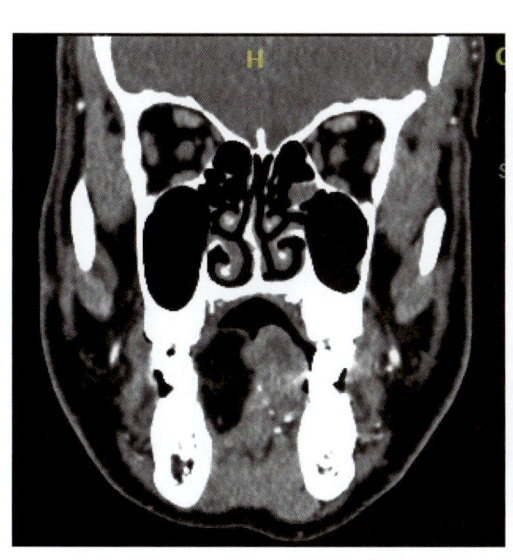 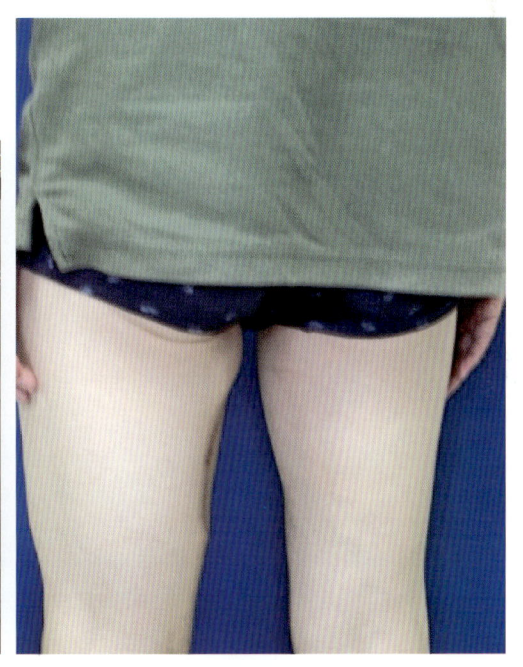

图6-5-37　术后2年半复查颌面部增强CT图像

图6-5-38　术后2年半随访显示供区无明显塌陷,隐蔽较好

(3)供区瘢痕:术后2年半随访显示供区无明显塌陷,瘢痕位于大腿内后方,比较隐蔽(图6-5-38)。

6.5.4.3　股深动脉穿支皮瓣修复全舌缺损

【典型病例】　患者男性,48岁,右口咽癌放疗后(T4N0)未控行全舌全口底+双侧

SOND+左股深动脉穿支嵌合皮瓣修复。

1) 术前准备

同前,术前正位照片、口内观见图6-5-39,MRI所示肿瘤范围见图6-5-40。

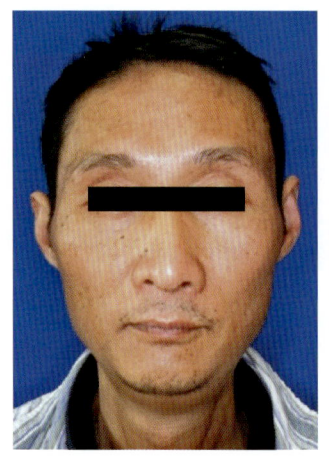
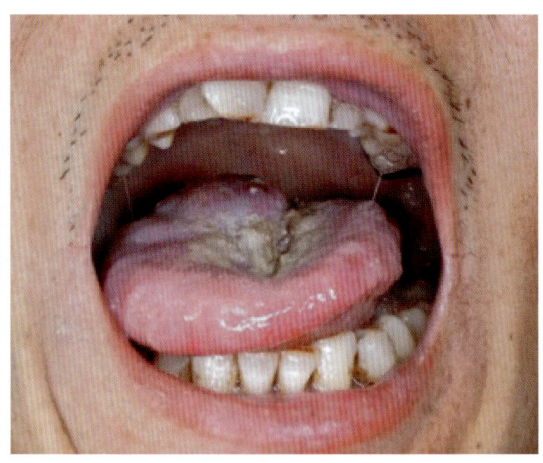

图6-5-39　术前正位照片(左)、口内观(右)

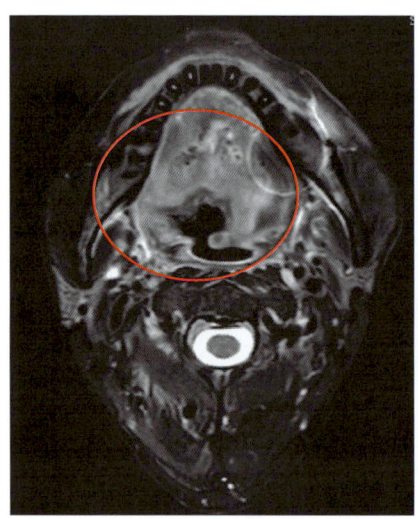
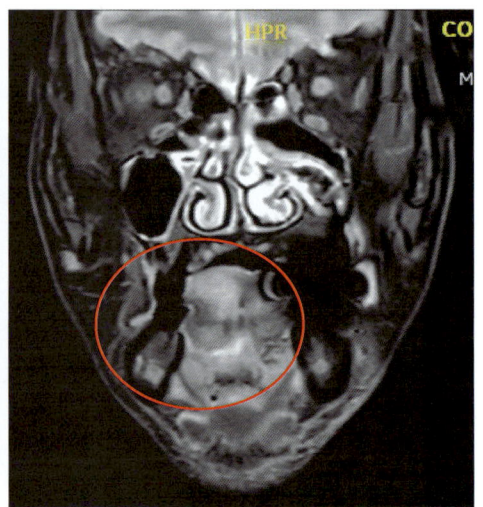

图6-5-40　MRI所示肿瘤范围：横断位(左),冠状位(右)

2) 手术过程

(1) 肿瘤切除：经颈部入路行不劈开下颌骨的全舌全口底+双侧肩胛舌骨上淋巴清扫en bloc切除。切除标本见图6-5-41,缺损见图6-5-42。

(2) 皮瓣设计及穿支解剖：术前根据多普勒超声确定穿支点,设计包含第2、3穿动脉的18 cm×8 cm的皮瓣(图6-5-43),手术步骤同前,术中解剖显示穿动脉为穿股薄肌和大收肌间隙的肌间隔穿支,在股薄肌前缘与长收肌后缘之间所开的肌间隙窗口以最后解剖源动脉(图6-5-44)。

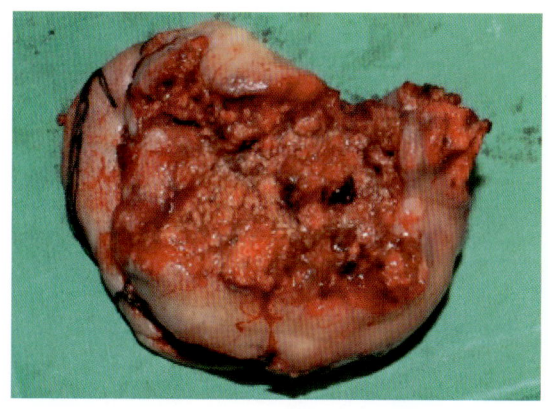

图6-5-41 肿瘤切除标本

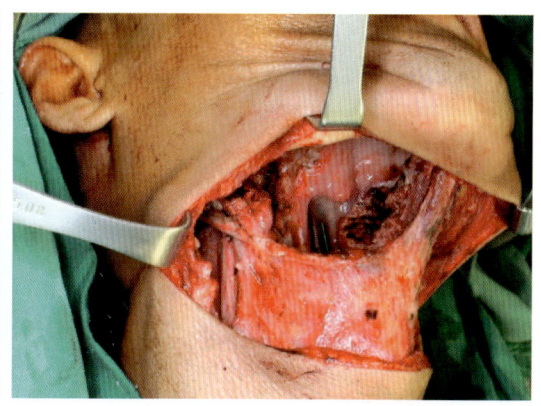

图6-5-42 肿瘤切除后缺损

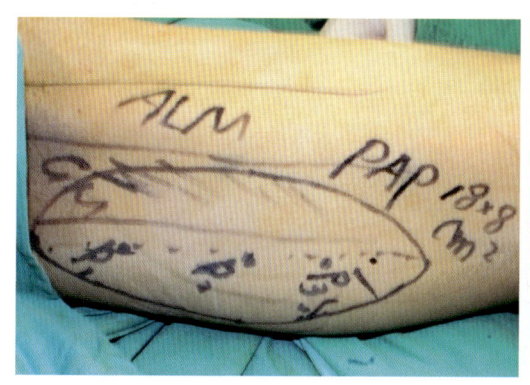

图6-5-43 皮瓣设计

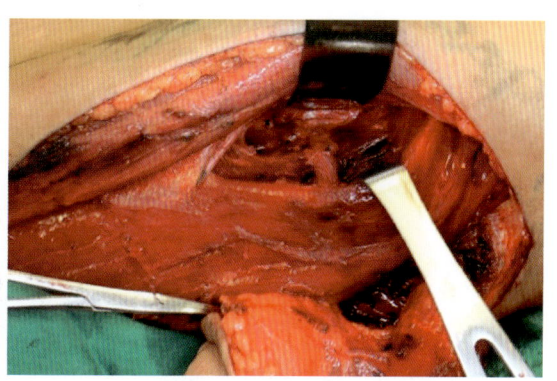

图6-5-44 在股薄肌前缘与长收肌后缘之间所开的肌间隙窗口以解剖源动脉

(3) 嵌合皮瓣切取：切开皮瓣后缘后翻起皮瓣，以穿动脉的大收肌分支为蒂切取6 cm×4 cm的大收肌构成一蒂双岛的股深动脉穿支皮瓣、大收肌嵌合皮瓣（图6-5-45），断蒂后的嵌合皮瓣见图6-5-46。

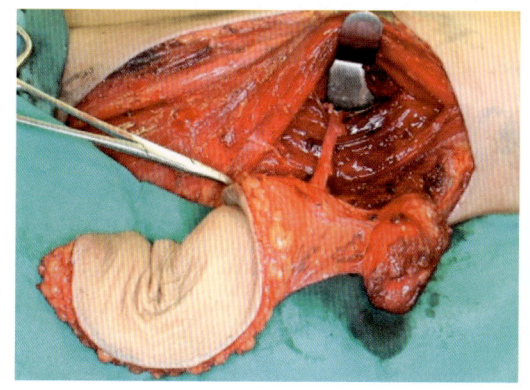

图6-5-45 制备完成的股深动脉穿支皮瓣、大收肌嵌合皮瓣

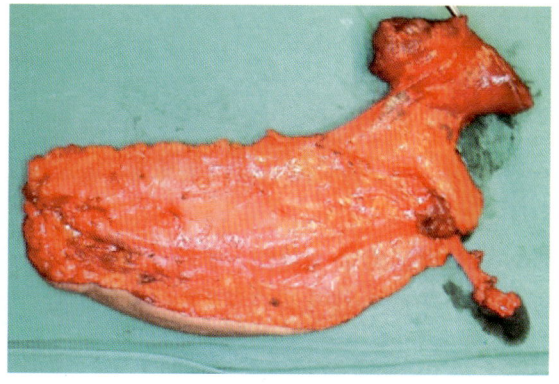

图6-5-46 断蒂后的股深动脉穿支皮瓣、大收肌嵌合皮瓣

(4) 缺损修复：皮瓣经下颌骨内侧转移至口内修复舌、口底、右咽侧缺损（图 6-5-47），大收肌修复舌骨上肌群缺损，将股深动脉穿动脉及其伴行静脉与甲状腺上动、静脉吻合（图 6-5-48）。颈部伤口和供区的关闭及术后处理同典型病例 1。

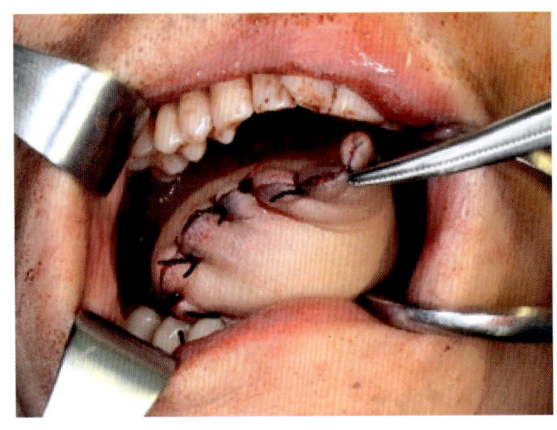 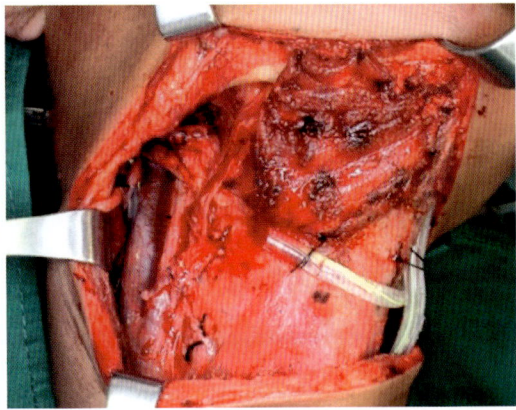

图 6-5-47　皮瓣修复舌、口底、右咽侧缺损　　　图 6-5-48　大收肌修复舌骨上肌群缺损

3）术后远期效果

(1) 口内重建效果：术后 3 年随访显示下唇无瘢痕，重建的舌形态满意，张口度正常（图 6-5-49）。

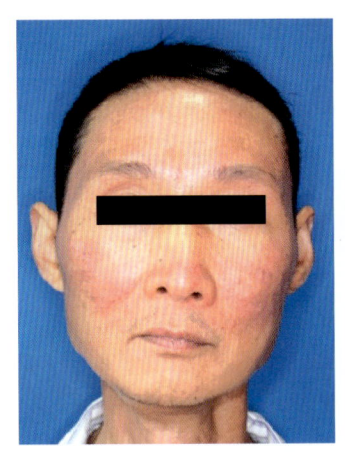 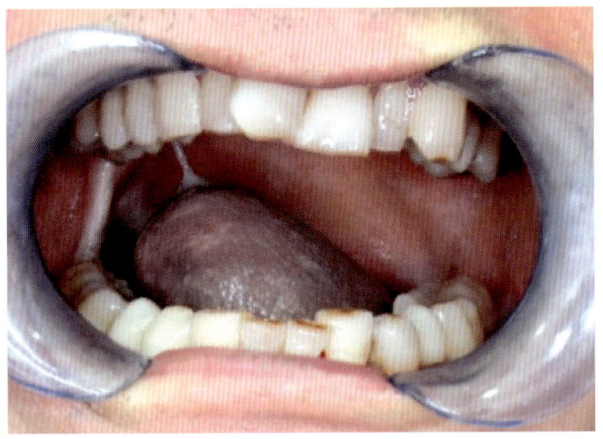

图 6-5-49　术后 3 年下唇无瘢痕（左），重建的舌形态满意、张口度正常（右）

(2) 供区瘢痕及功能：术后 3 年随访显示供区无明显塌陷，瘢痕位于大腿内后方，比较隐蔽。下蹲功能无异常（图 6-5-50）。

6.5.5　经验及点评

股深动脉穿支皮瓣是一种用途广泛的穿支皮瓣，其供区位于大腿后内侧，该区域的皮

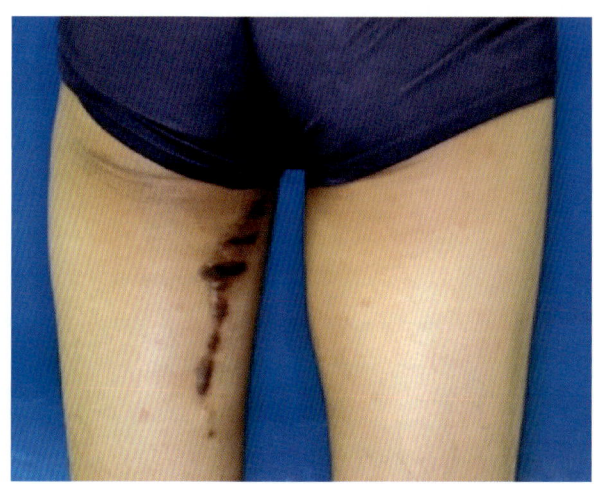 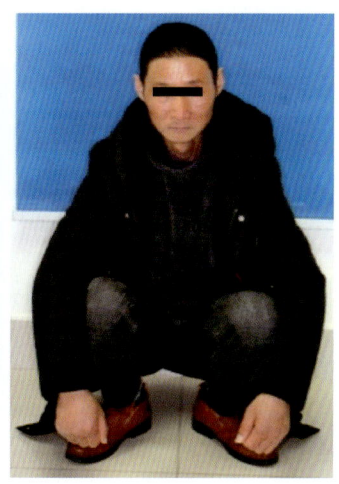

图 6-5-50　术后 3 年供区无明显塌陷，瘢痕位于大腿内后方，比较隐蔽(左)；下蹲功能无异常(右)

下脂肪较厚，可切取的组织量大，同时皮肤质地柔软，因而皮瓣的可塑性较强，特别适合修复舌、颊及软腭等功能部位的缺损，修复口腔内缺损时没有明显的臃肿，对于口腔容积影响较小，减少了修复后气管切开的概率，提高了患者的生活质量。据国外学者报道，在舌缺损的重建中，采用股深动脉穿支皮瓣修复者，其重建后的语音、形态和吞咽功能要优于应用股前外侧皮瓣修复同样缺损者，我们的研究结果也证实了这一点。此外，对于一些长期遭受饥饿或者恶病质导致消瘦和低 BMI 的患者，以及头颈部复合性缺损者，大腿后内侧是相对理想的供区，能获得较好的术后吞咽功能。而对于不需要较多组织量，如半舌等缺损，也不必担心股深动脉穿支皮瓣修复的组织过于臃肿，我们可以通过皮瓣削薄技术对多余的皮下组织进行削薄处理，即保留穿支血管周围 3 cm 左右的组织，内含的穿支血管可发出分布于皮瓣内的真皮血管网即可保证皮瓣成活，其余的皮下组织均可去除。我们应用皮瓣削薄技术，成功地将股深动脉穿支皮瓣应用于半舌缺损和口内颊黏膜缺损这种要求皮瓣薄而柔软的缺损修复当中，取得了良好的效果。另外，大腿后内侧供区的毛发较少，对于口腔内缺损修复来说，可避免口内毛发生长带来的不便和尴尬；而且愈合后瘢痕相对隐蔽、可被短裤遮盖，达到美观的效果。

　　股深动脉的穿动脉较为恒定，一般都有 3 个穿动脉，穿动脉走行较为直接，其支配肌肉的穿支也比较明显，而且小分支较少，与肌肉结合松弛，故解剖血管相对较为简单且损伤小。其中第 1 穿动脉位置较高，皮下脂肪较厚，通常可作为乳房重建的供区。因乳房重建所需要切取的脂肪组织明显多于皮肤，通常以第 1 穿动脉为核心垂直方向或斜向设计皮瓣。此时，皮瓣的设计前界不要超过股薄肌前缘，后界不要超过臀下皱襞后缘，上界在臀下皱襞下方 1 cm 处，皮瓣宽度不应超过 6 cm，以免供区无法关闭，一般不建议植皮来关闭供区。而第 2 及第 3 穿动脉靠近大腿中部，脂肪厚度适中，结合皮瓣削薄技术，可以修复口腔颌面及颈部的大部分缺损。因头颈部缺损尤其是肿瘤术后组织缺损往往较大，头颈部重建一般以第 2 或第 3 穿动脉为核心水平方向设计皮瓣,如此可同时切取较多的皮肤和脂肪组织,且基本无供区并发症。

由于股深动脉穿支皮瓣的供区位于大腿后内侧,传统的体位会影响手术操作者的视线,我们均采用大腿内收的蛙腿式体位进行皮瓣切取操作,患者大腿处于外展屈膝位,这样对于术者和助手来说可以获得较好的视野。通常术者位于供肢的对侧,助手位于同侧,切开皮肤、皮下组织和深筋膜后,其难点在于穿动脉的寻找,多数可在大收肌肌膜深面找到穿大收肌的穿动脉。根据我们的经验,大多数穿动脉都位于大收肌与半膜肌之间的深筋膜中,在手术中,可以先寻找股薄肌作为位置标定物,该肌肉宽度较窄,方向与大腿长轴平行,从会阴部直达膝关节内侧,比较容易鉴别。确定股薄肌后,在其内侧是大收肌,可以沿大收肌浅面打开深筋膜,将筋膜向内侧牵拉翻起,仔细分离,此时会逐渐显露半膜肌,穿动脉通常从大收肌内或者大收肌与半膜肌之间穿出至大收肌肌膜深面,切开大收肌肌膜寻找穿动脉,股深动脉的穿动脉通常很粗,有时会有 2 条静脉伴行,在正确的层面位置中就比较容易找到。大收肌的肌肉面积和力量较大,在穿动脉解剖过程中,建议先解剖并保护股薄肌的滋养血管,将其内、外侧缘游离以增加其活动度,将股薄肌向内侧牵拉以充分暴露大收肌,减少股薄肌的牵拉,这样视野更好。在分离穿支血管的大收肌表面肌肉时,股深动脉的穿动脉与大收肌的连接较为松弛,可以顺着肌纤维的方向游离,不必垂直向切断肌纤维,如此可将肌肉的损伤降至最低。其中支配肌肉的穿支较为明显,小分支较少,如需携带肌肉制备成嵌合皮瓣将肌肉分支一并带入即可。因股深动脉走行于收肌管内,位置较深,解剖较为困难,可在股薄肌前缘与长收肌后缘之间开 1 个小的肌间隙窗口,以利于穿动脉至股深动脉起始处的解剖。

当然,股深动脉穿支皮瓣仍然存在着一些缺点,主要包括:血管蒂相对短、管径细;缺乏显著且坚韧的阔筋膜;皮瓣切取区域内无感觉神经,不能用作感觉皮瓣;3 支穿动脉大多数独立起自股深动脉,不能制备成一蒂多岛的皮瓣;内收肌群肌肉力量较大,导致制备皮瓣过程中牵拉相对困难。长收肌和股薄肌是定位股深动脉皮肤穿动脉的解剖标志,但大腿后内侧的脂肪厚度使得肌肉的体表投影比较模糊,对于肥胖者来说更甚。因此,建议有条件的话,术前应行下肢 CTA 或者多普勒超声定位以明确穿支位置。根据我们的研究,股深动脉穿支皮瓣的血管蒂平均长度为 8.4 cm,对于选择颈根部和对侧颈部作为受区血管来说长度不足,故我们通常将该皮瓣用于既往无同侧颈上部手术和放疗史的患者。另外,穿动脉的管径不大,平均 1 mm,对于头颈部常用吻合的面、动静脉,甲状腺上动脉、颈外静脉、面总静脉等来说,管径有时相差较大。临床发现,颞浅动、静脉的管径与其较匹配,可以通过横贯面部下隧道的方式可以解决血管蒂相对较短的问题,使用股深动脉穿支皮瓣修复腭部、颊部及上颌骨软组织缺损。而对于舌、口底及颈部的缺损,可以选择面动脉和甲状腺上动脉的延伸段中管径合适的区段进行吻合。切取股深动脉穿支皮瓣采用的蛙腿式体位,因为大腿外展导致大收肌群处于牵拉状态,在分离在肌肉中走行的血管过程中,助手牵拉较为费力。除在穿动脉起始处解剖时于股薄肌前缘与长收肌后缘之间开 1 个小的肌间隙窗口外,也可以将体位调整为截石位,术侧大腿向前方抬起,使内收肌群处于放松状态以减少肌肉牵拉对术者的影响。

参考文献

1. 侯春林,顾玉东. 皮瓣外科学[M]. 3版. 上海:上海科学技术出版社,2019.
2. Largo RD, Chu CK, Chang EI, et al. Perforator mapping of the profunda arteryper forator flap: anatomy and clinical experience[J]. Plast Reconstr Surg, 2020, 146(5): 1135 - 1145.
3. Haddock NT, Cho MJ, Gassman A, et al. Stacked profunda artery perforator flap for breast reconstruction infailed or una vailable deep inferior epigastric perforator flap[J]. Plast Reconstr Surg, 2019, 143(3): 488e - 494e.
4. Haddock NT, Gassman A, Cho MJ, et al. 101Consecutive profunda artery perforator flaps in breast reconstruction: lessons learned with our early experience[J]. Plast Reconstr Surg, 2017, 140(2): 229 - 239.
5. Hunter JE, Lardi AM, Dower DR, et al. Evolution from the TUG to PAP flap for breast reconstruction: comparison and refinements of technique[J]. J Plast Reconstr Aesthet Surg, 2015, 68(7): 960 - 965.
6. Heredero S, Sanjuan A, Falguera MI, et al. The thin profunda femoral artery perforator flap for tongue recon struction[J]. Microsurgery, 2020, 40(2): 117 - 124.
7. Ma CY, Gao WJ, Abdelrehem A, et al. Anteromedial thigh septocutaneous perforator flap as a first choice for head and neck reconstruction: a clinical algorithm based on perforator-pedicle relations[J]. Oral Oncol, 2022, 126: 105738.
8. Scaglioni MF, Kuo YR, Yang JC, et al. The posteromedial thigh flap for head and neck reconstruction: anatomical basis, surgical technique, and clinical applications[J]. Plast Reconstr Surg, 2015, 136(2): 363 - 375.
9. Largo RD, Bhadkamkar MA, Asaad M, et al. The profunda artery perforator flap: a versatile option for head and neck recon struction[J]. Plast Reconstr Surg, 2021, 147(6): 1401 - 1412.
10. Ma CY, Gao WJ, Zhu D, et al. Profunda artery perforator flaps from the posteromedial region of the thigh for head and neck reconstruction[J]. Otolaryngology-Head Neck Surg, 2023, 168(3): 345 - 356.

（王　良　沈　毅）

Ⅱ. 乳房重建

6.5.6　概述

　　股深动脉穿支皮瓣是一种基于股深动脉及其穿支血管的皮瓣,广泛应用于乳房重建、头颈部重建及四肢软组织缺损修复等领域。该皮瓣具有血供可靠、解剖位置恒定、切取方便等优点,尤其适用于腹部组织不足或无法使用腹部皮瓣的患者。自2010年首次应用于乳房重建以来,股深动脉穿支皮瓣逐渐成为自体组织乳房重建的重要选择之一。本部分将详细介绍股深动脉穿支皮瓣的解剖学基础、适应证、手术步骤、优缺点、术后护理及典型病例。

6.5.7 解剖学基础

股深动脉从股动脉发出后进入大腿后部,发出内侧支和外侧支。外侧支发出穿支供应大腿后外部,这些穿支大部分为肌间隔穿支。内侧支进入大腿内侧,发出的穿支大部分为肌穿支,穿过收肌群和股薄肌。那些向内侧穿过大收肌的穿支可以作为股深动脉穿支皮瓣的理想血供。可以在平卧位切取以这些穿支为血管蒂的股深动脉穿支皮瓣,还能获得很好的血管蒂长度。在 Allen 早期的尸体解剖和影像学研究中,大部分向大腿内后和外后侧走行的股深动脉穿支距中线 3.8 cm,臀沟下 5 cm。Delong 等在进一步的 CT 血管造影研究中也得出类似的结论:向大腿内后和外后侧走向的股深动脉穿支接近 50∶50,血管蒂长度平均为 10.7 cm,距臀沟平均 6.19 cm。Artz 等通过影像学和尸体解剖,绘制了主要的股深动脉穿支的位置图。他们发现,从臀沟到所有优势穿支穿出肌筋膜处的平均距离为 7.04 cm;优势穿支穿出肌筋膜处的平均直径为 2.61 mm;26 条大腿(26%)的优势穿支从臀沟 8 cm 以下穿出肌筋膜。在尸体解剖中,从耻骨结节到所有主要穿支穿出肌筋膜处的平均距离为 10.17 cm。9 具尸体标本(50%)显示穿支在臀沟下方 8 cm 以上穿出肌筋膜。因此,在传统的横向股深动脉穿支皮瓣设计中,经常会错过优势穿支;纵向和斜行设计的股深动脉穿支皮瓣则可以包含多个穿支,且血管蒂较长,口径合适,是个合适的供区。

股深动脉穿支皮瓣的设计通常以股深动脉的穿支血管为轴心,切取范围可根据缺损大小调整,一般可覆盖大腿前内侧及内侧区域。皮瓣的平均重量约为 360 g,适合修复中等大小的缺损。

6.5.8 适应证

(1) 乳房重建:股深动脉穿支皮瓣是乳房重建的理想选择,尤其适用于腹部组织不足或无法使用腹部皮瓣的患者。例如,既往有腹部手术史、腹部组织不足或患者不愿接受腹部瘢痕的患者。

(2) 头颈部重建:股深动脉穿支皮瓣适用于舌、口腔、颌面部等部位的软组织缺损修复。由于其柔软的组织质地和较长的血管蒂,股深动脉穿支皮瓣在头颈部重建中表现出色。

(3) 四肢重建:股深动脉穿支皮瓣适用于下肢、上肢等部位的软组织缺损修复,尤其是需要较大体积的组织缺损。

(4) 其他:如会阴部、腹股沟区的修复重建,股深动脉穿支皮瓣也可作为备选方案。

6.5.9 手术步骤

1) 术前设计

使用多普勒超声或 CT 血管造影定位股深动脉穿支血管。术前影像学检查有助于确定穿支血管的位置和大小,优化皮瓣设计。根据缺损的大小和形状设计皮瓣,标记皮瓣边界及穿支血管的位置。皮瓣的设计可以是横向、纵向或斜向,具体取决于缺损的位置和大小。

2) 皮瓣切取

沿设计线切开皮肤及皮下组织，显露穿支血管。切口通常从大腿内侧皮瓣前缘开始，向后、下延伸至大收肌表面，解剖穿支血管至其根部，沿途结扎分支直至血管蒂完全分离，再分离皮瓣与周围组织。在切取皮瓣时，需特别注意保护穿支血管。血管蒂的长度通常为 8~12 cm，足以满足大多数重建需求。

3) 皮瓣转移

将皮瓣游离移植至缺损区域。与受区的动、静脉分别进行吻合，保证血管通畅，皮瓣血运良好后，皮瓣与周边组织缝合。

4) 供区处理

直接缝合或植皮修复供区创面。供区通常可以一期闭合，但对于较大的皮瓣，可能需要植皮修复。值得注意的是，在需要植皮来闭合供区时，股深动脉穿支皮瓣通常不是其最佳选择。

6.5.10 优缺点

优点：血供可靠，皮瓣成活率高。股深动脉穿支血管的解剖位置恒定，血供丰富，皮瓣成活率高达 99% 以上。解剖位置恒定，手术操作相对简单。通过术前影像学检查，可以准确定位穿支血管，减少手术中的不确定性。皮瓣厚度适中，适合修复中等厚度缺损。股深动脉穿支皮瓣的组织质地柔软，适合乳房、头颈部等部位的修复。供区瘢痕隐蔽，位于大腿内侧，术后美观效果较好。

缺点：对于横向设计的皮瓣，皮瓣设计切口可能需要延伸至大腿外侧，因而术后供区瘢痕可能影响美观。皮瓣切取面积有限，不适合大面积缺损修复。对于需要较大体积组织的缺损，可能需要结合其他皮瓣或脂肪移植。术后供区可能出现肿胀、血清肿等并发症，需密切观察和处理。

6.5.11 股深动脉穿支皮瓣乳房重建

【典型病例】 患者女性，28 岁，左侧乳腺癌改良根治术后 1 年，未婚未育，腹壁组织薄且不松弛、腹部组织量少（图 6-5-51）。患者本人也不愿意使用腹部组织进行乳房再造。而患者为年轻女性，梨形身材，大腿处组织量较腹部组织量更丰富（图 6-5-52）。

1) 术前准备

术前可应用下肢 CT 血管造影和彩色多普勒超声来定位股深动脉穿支。通过读片可确定股深动脉穿支点的位置，股深动脉穿支穿出大收肌的位置见图 6-5-53，分别标出它距离臀沟的纵向长度和距离中线的横向长度。

2) 皮瓣设计

在体表标记该穿支投影点的位置，并根据穿支点的位置和受区需求横向设计皮瓣，将标记的穿支点包含在皮瓣内（图 6-5-54）。

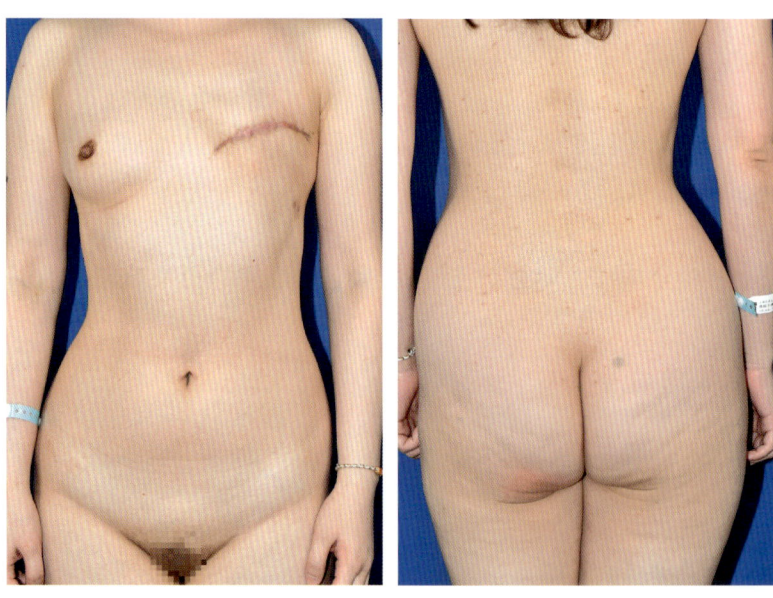

图 6-5-51 腹壁组织薄且不松弛、腹部组织量少　图 6-5-52 大腿处组织量较腹部组织量更丰富

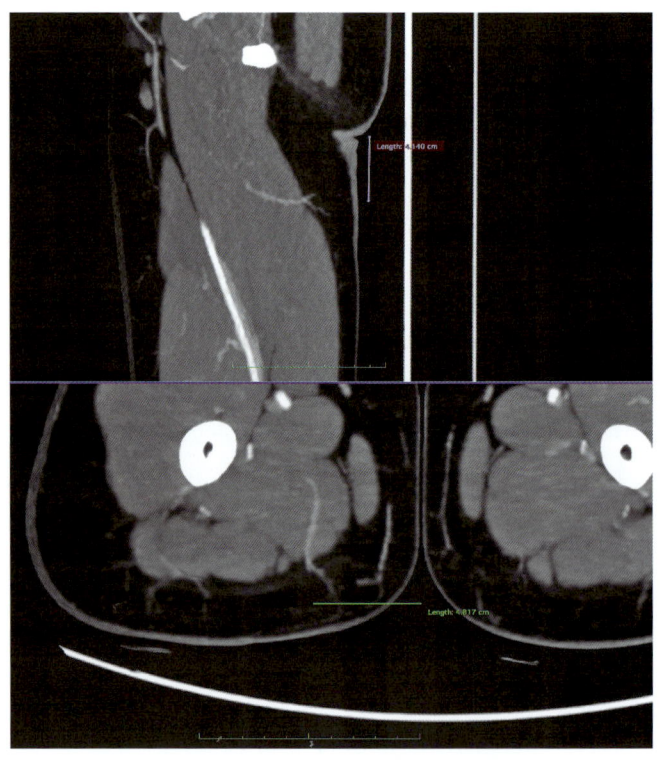

图 6-5-53 在 CTA 图像上标出股深动脉穿支距离臀沟的纵向长度（上）和距离中线的横向长度（下）

第6章 髂股部供区

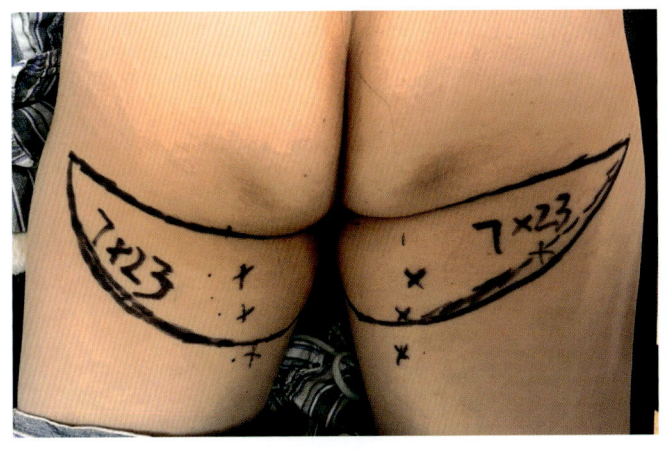

图 6-5-54　横向设计皮瓣

3) 手术过程

(1) 穿支解剖：患者平卧位，屈髋屈膝，大腿外展（蛙式）。从内侧翻起皮瓣，深度直达肌膜表面，依次跨过长收肌、股薄肌，在大收肌表面寻找穿支（图 6-5-55）。继续解剖穿支到股深动脉，对于小的分支可直接双极电凝止血，对于大的分支则用钛夹止血，直到所有的分支都切断（图 6-5-56）。

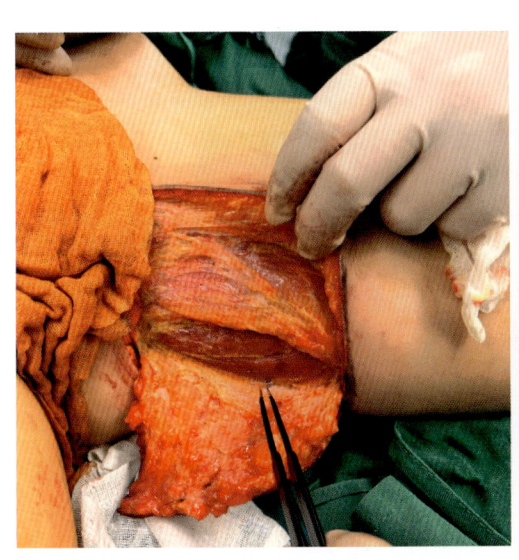

图 6-5-55　在大收肌表面寻找穿支

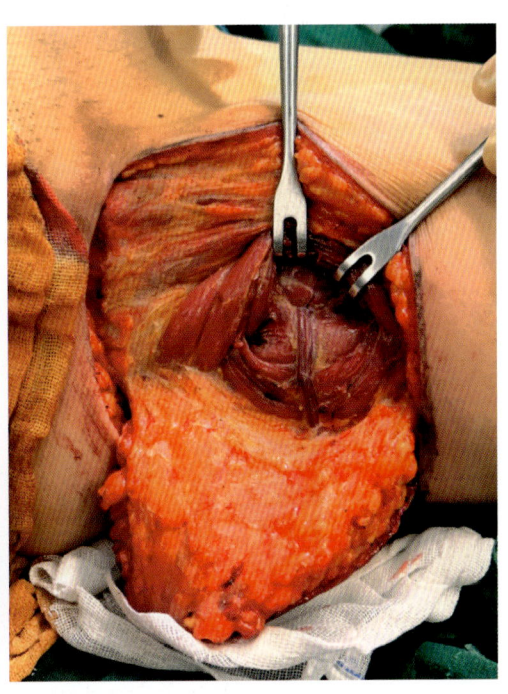

图 6-5-56　继续解剖穿支到股深动脉

(2) 游离皮瓣：穿支解剖完毕后，患者仍取仰卧位，屈髋屈膝，大腿内收，从外侧向内侧翻起皮瓣,直至皮瓣被完全游离。股深动脉穿支皮瓣被完全游离见图6-5-57,仅余游离好的血管蒂未断蒂。

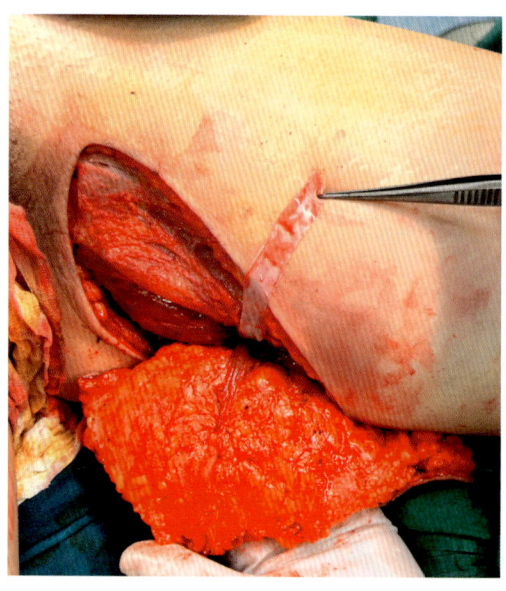

图6-5-57　制备完成的股深动脉穿支皮瓣

(3)皮瓣游离移植至受区,动静脉分别与胸廓内动静脉的近心端行端端吻合。供区一期关闭。

4)术后效果

(1)重建乳房:术后6个月随访皮瓣情况见图6-5-58,左侧重建的乳房形态满意。

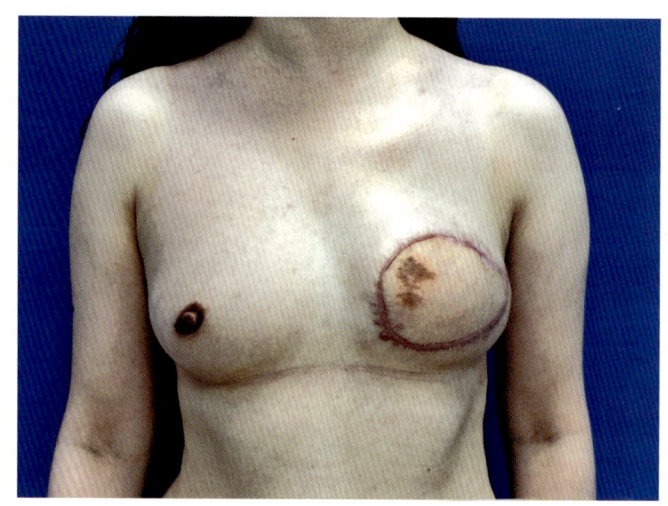

图6-5-58　术后6个月左侧重建的乳房形态满意

（2）供区瘢痕：术后6个月随访供区情况良好，瘢痕隐蔽在臀沟内，臀部形态无明显改变（图6-5-59）。

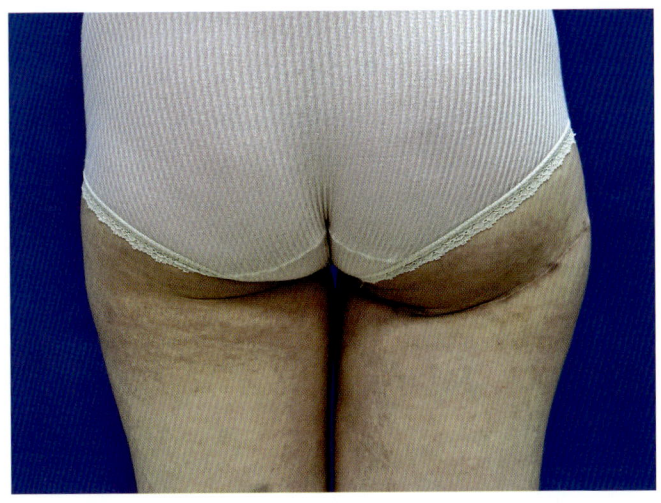

图6-5-59 术后6个月供区瘢痕隐蔽在臀沟内，臀部形态无明显改变

股深动脉穿支皮瓣是一种可靠且实用的皮瓣，适用于多种软组织缺损的修复。术前精准设计、术中精细操作及术后精心护理是确保手术成功的关键。随着显微外科技术的不断进步，股深动脉穿支皮瓣在乳房重建、头颈部重建等领域的应用将越来越广泛。

参考文献

1. Angrigiani C, Grilli D, Thorne CH. The adductor flap: a new method for transferring posterior and medial thigh skin[J]. Plast Reconstr Surg, 2001, 107: 1725-1731.
2. Allen RJ, Haddock NT, Ahn CY, et al. Breast reconstruction with the profunda artery perforator flap[J]. Plast Reconstr Surg, 2012, 129: 16e-23e.
3. Haddock NT, Gassman A, Cho MJ, et al. 101 consecutive profunda artery perforator flaps in breast reconstruction: lessons learned with our early experience[J]. Plast Reconstr Surg, 2017, 140: 229-239.
4. Largo RD, Chu CK, Chang EI, et al. Perforator mapping of the profunda artery perforator flap: anatomy and clinical experience[J]. Plast Reconstr Surg, 2020, 146: 1135-1145.
5. Cohen Z, Azoury SC, Matros E, et al. Modern approaches to alternative flap-based breast reconstruction: profunda artery perforator flap[J]. Clin Plast Surg, 2023, 50(2): 289-299.
6. Haddock NT, Lakatta AC, Teotia SS. Categorizing patient selection, outcomes, and indications in a decade of 405 profunda artery perforator flaps[J]. Plast Reconstr Surg, 2024, 154(4): 632e-640e.
7. Nam YS, Kim HB, Kim SH, et al. Cadaveric study for safe elevation of a profunda artery perforator flap: anatomy of the perforators and obturator nerves[J]. J Reconstr Microsurg, 2023, 39(9): 727-733.
8. Haddock NT, Greaney P, Otterburn D, et al. Predicting perforator location on preoperative imaging for the profunda artery perforator flap[J]. Microsurgery, 2012, 32(7): 507-511.

9. Kehrer A, Hsu MY, Chen YT, et al. Simplified profunda artery perforator (PAP) flap design using power Doppler ultrasonography (PDU): a prospective study[J]. Microsurgery, 2018, 38(5): 512-523.

（徐　华）

第 7 章

穿支皮瓣重建的围术期护理

7.1 口腔颌面-头颈部重建手术的护理

7.1.1 护理评估

7.1.1.1 术前评估

1) 健康史

(1) 一般情况：年龄、性别、文化程度、过敏史、营养状况及饮食习惯等。

(2) 现病史：询问患者此次就诊的主要原因和治疗目的；出现症状的类型、时间、部位、生长速度等；入院前的治疗方式及效果，目前的治疗情况。

(3) 既往史：询问患者发病前的全身健康状况，评估患者有无吸烟史、饮酒史、咀嚼槟榔史、动静脉血栓史、有无供区部位的手术、治疗史及外伤史（如拟行下腹部穿支皮瓣修复患者，应询问并检查既往是否存在下腹部开放性手术如阑尾炎手术；拟行股深动脉穿支皮瓣修复患者，应询问并检查既往有无股骨骨折及手术史等）；有无其他伴随疾病，如糖尿病、高血压、冠心病、脑梗等及相应药物服用情况；抗凝、降压药物是否停用及停用时间，一般术前3～5天禁止口服抗凝药物，某些降压药术前须停用5～7天，停药后有无采用相应注射药物桥接等。

(4) 家族史：了解家庭中有无口腔颌面-头颈肿瘤相关疾病患者。

2) 身体状况

(1) 症状与体征：评估口腔颌面部局部组织破溃、感染、缺损、疼痛情况；有无相关功能障碍，如咀嚼及吞咽困难、张口困难、呼吸困难、语言障碍等；组织缺损处及供区血管质量，如血管管径、血流速度、血管内斑块，有无静脉炎等。

(2) 辅助检查：口腔颌面-头颈肿瘤重建手术患者须通过X线、CT、MRI、血管造影、头颈部超声、纤维鼻咽喉镜和活体组织检查确定肿瘤的性质、范围及与周边组织的关系；多普勒超声、CTA或MRA评估供区穿支血管的位置、数目和血流动力学情况，以及源动脉及其伴行静脉的长度和管径。评估检查项目是否完善，有无阳性体征及异常发现。此外，还需了解患者的心肺功能、营养状态等，以便评估全身麻醉及手术耐受情况。

3) 心理-社会状况

了解患者是否有心理疾病既往史及家族史。了解患者对疾病的认知程度，对手术存在的顾虑和思想负担；口腔颌面-头颈肿瘤缺损重建，患者对于供区选择、重建后的形态、功能和供、受区瘢痕的接受程度；了解家属，尤其是配偶或主要照护者对患者的关心、支持程度；了解家庭对手术及术后康复的经济承受能力。

7.1.1.2 术后评估

(1) 术中情况：了解患者手术时间及方式，麻醉方式及效果，术中病变组织切除情况，术中出血、输血、补液情况、皮瓣种类，术中皮瓣血流灌注情况，有无血管危象发生及处理方法，皮瓣供区部位、面积，吻合的动静脉位置及数量，以及对供区关闭采取的干预措施。

(2) 身体情况：观察患者神志是否清楚、合作程度，生命体征是否平稳，有无呼吸困难，切口有无加压包扎，敷料是否清洁、干燥；伤口引流是否通畅，引流管留置数量，部位，固定是否稳妥；引流液的颜色、性状、量；皮瓣是否外露，外露面积；移植皮瓣的颜色、形态、质地和血流灌注情况；手术部位有无感染、瘘管、出血、血肿等并发症。

(3) 心理-社会状况：了解患者的心理状况，如有无紧张、恐惧情绪，家庭支持系统是否得力；能否配合术后早期功能康复训练；对手术方式的特殊性、术后注意事项、疾病相关知识的认知程度；对出院后的继续治疗相关知识是否清楚。

7.1.2 术前护理

7.1.2.1 术前一般护理

(1) 关注辅助检查：遵医嘱协助患者完成所需的辅助检查，包括① 实验室检查：血液及尿液检查；② 影像学检查：心电图、胸部 X 线片、B 超、CT 等；③ 其他检查：各种专科疾病相关检查。全面掌握检查报告，及时发现问题并汇报医生，术前采取必要的纠正措施，保证手术的顺利进行。

(2) 营养风险筛查：营养风险筛查 2002(nutrition risk screening 2002，NRS 2002)是常用的综合评估方法，当评分≥3 分时表明存在营养不良风险。评估发现存在营养不良风险的患者，针对性地给予干预，改善营养状态。

(3) 呼吸道准备：对吸烟者术前严格戒烟，指导患者进行有效咳嗽、咳痰、腹式呼吸、缩唇呼吸等训练，以减少术后呼吸道分泌物、改善排痰、增加肺部通气量，预防术后肺炎和肺不张的发生。

(4) 适应性训练：指导患者术前适应训练，床上大小便、轴线翻身、头颈部制动、有效咳嗽、咳痰、吞咽运动、唇舌运动等。

(5) 心理辅导：口腔颌面-头颈重建手术的患者由于担忧手术风险、术后面容改变、功能障碍等问题，术前护士详细了解患者的要求并将术后预期结果予以充分告知，鼓励患者表达自己的感受。告知患者手术相关知识及术后可能出现的不适，以及与疾病相关的护理知识。术前指导患者非语言表达形式(各种手势)，准备写字板，便于术后表达自身的日常需求。

7.1.2.2 术前1天护理

1) 术区皮肤准备

(1) 检查供区皮肤有无破溃、皮疹、毛囊炎、瘢痕等,询问手术及外伤史。

(2) 备皮时动作应轻柔,不能损伤皮肤完整性,切忌划破,以防术后引起感染。

(3) 不在供区和受区的肢体抽血或输液,以防引起静脉损伤和炎症。

2) 胃肠道准备

(1) 饮食:建议术前一晚食用清淡、易消化食物,成人术前8 h禁食、4 h禁饮。在禁食期间须注意患者有无低血糖、脱水等异常现象,必要时静脉补充液体。

(2) 肠道准备:建议患者排便,必要情况下使用开塞露促排便的,防止麻醉后肛门括约肌松弛导致粪便排出增加污染的风险。

3) 口腔护理

全面评估口腔状况,检查牙齿状况、牙龈炎、口腔溃疡等问题,必要时做牙周洁治。

4) 健康教育

(1) 讲解术前皮肤准备及禁食、禁饮的目的。

(2) 讲解术后可能留置的各种管路(如负压引流管、尿管、胃管)的目的和意义。

(3) 讲解术后饮食方法的重要性。

(4) 讲解术后头位制动、皮瓣定期观察、特定供区特殊体位的必要性和重要性,以取得患者的理解和配合。

7.1.2.3 术日晨护理

(1) 检查并确认各项术前准备工作的完成情况,如皮肤准备情况,禁食、禁饮情况。

(2) 当患者体温升高或女性患者月经来潮时,应取消当日手术。

(3) 进入手术室前,指导患者排空小便。

(4) 嘱患者取下活动义齿、发卡、手表、眼镜、首饰和其他贵重物品,并拭去指甲油、口红、粉底液等化妆品。

(5) 与手术室接诊人员仔细核对患者信息、手术部位及手术名称等,做好交接工作。

7.1.3 术后护理

7.1.3.1 体位管理

(1) 体位安置原则:① 保证皮瓣的血供;② 防止皮瓣受压;③ 防止皮瓣血管蒂部的扭曲和张力;④ 有利于局部的引流。

(2) 体位摆放:去枕平卧,根据医嘱取合适体位,头颈部使用可调式颈部制动固定装置固定72 h,当皮瓣出现轻度颜色改变时应及时调整体位缓解皮瓣受压、血管蒂扭曲等情况,尤其是夜间应加强巡视,保证体位维持在正确状态。

7.1.3.2 呼吸道管理

(1) 病情观察:术后24 h内需严密观察呼吸情况及颈部是否有血肿和皮下气肿。

(2) 呼吸道分泌物管理:及时吸清口鼻腔及气管内分泌物,防止呕吐物或血液吸入气管内而引起呼吸困难或窒息。

(3) 气道湿化：气道湿化方式分为持续气道湿化和间歇气道湿化，持续气道湿化装置可采用微量泵、输液泵、输液装置、加温湿化系统、湿热交换器等将湿化液持续注入气道内。间断湿化装置可使用注射器、滴瓶、雾化器、喷瓶等向患者气道间歇滴入或喷入湿化液。湿化方式的选择应根据患者病情、活动度、呼吸道功能、痰液的颜色、性状和量等因素综合考虑。

(4) 气囊管理：带气囊的气管套管气囊压力应维持在 25～30 cmH$_2$O，宜每 4～6 h 监测气囊压力。

7.1.3.3 伤口护理

(1) 口内伤口，重点观察伤口有无出血、肿胀、感染等情况。

(2) 颈部及供区伤口，保持伤口清洁干燥，观察伤口肿胀、渗血情况及敷料包扎松紧度。

7.1.3.4 负压引流管护理

(1) 放置位置：从伤口处由上至下放置，利于引流，引流球不能高于创口位置。

(2) 有效吸引：负压吸引的压力大小要适宜。负压引流球应保持压缩状态。

(3) 妥善固定：近端固定处需注意观察，避免发生压疮，卧床时将引流球固定于床旁，起床时固定于邻近衣裤。

(4) 保持通畅：定时挤压引流管，避免管道堵塞，防止引流管受压和扭曲，若有异常告知医护人员及时处理。

(5) 注意观察：包括引流液的颜色、性状和量。术后 1～2 日，每日引流血性液体 50～200 ml，以后颜色逐渐变淡、减少。

(6) 拔管时间：引流管一般放置 3～5 天，积液清淡，量在 20～25 ml 以下，可考虑拔管。

7.1.3.5 疼痛管理

(1) 采用视觉模拟评分法（visual analogue scale，VAS）：0 分为无痛，1～3 分为轻度疼痛，4～6 分为中度疼痛，7～10 分为重度疼痛，对存在疼痛症状的患者进行评估，明确疼痛的部位、强度、性质、特点及持续时间等。

(2) 为患者提供多模式镇痛：轻度疼痛时选择非药物疼痛管理；中、重度疼痛需不同阶梯药物联合治疗。

(3) 评估术后疼痛管理的有效性：① 疼痛是否缓解；② 疼痛缓解的持续时间；③ 疼痛对患者自理能力和活动能力的影响；④ 患者对疼痛缓解的满意度。定期做好疼痛评估和记录。

7.1.3.6 游离皮瓣的护理

术后密切观察皮瓣的颜色、温度、质地、皮纹及毛细血管充盈情况。术后 1～3 天，每 1 h 至少观察一次；术后 4～5 天，每 2 h 至少观察一次；术后 6～7 天，每 3 h 至少观察一次。观察内容详见如下。

1) 受区

(1) 颜色：皮瓣颜色与供区颜色基本一致，当皮色变淡或苍白，说明动脉痉挛或栓塞。有些病例术后 1～2 天内稍显苍白，多数为正常现象，应结合其他征象加以判断。移植组织皮肤上出现散在性瘀点或颜色变深，大多是静脉栓塞或早期栓塞的表现。随着栓塞程度的加重，散在性瘀点相互融合成片，并扩展到整个移植组织表面，甚至皮瓣颜色变紫，提示栓塞已近完全。

(2) 温度：正常皮温为 33～35℃，较邻近组织略低 0.5～2℃，若相差 2℃ 以上，提示可能发生血循环障碍，如温度过低，加以颜色变化（灰白或暗紫）提示动脉供血不足或静脉回流不畅。要求室温保持在 24～26℃，患处可用 60 W 普通电灯照射烘烤，照射距离 30～40 cm 为宜。若皮温增高超过正常，且局部有刺痛，伴红、肿及白细胞计数升高，提示可能发生感染。

(3) 皮纹、质地：皮瓣移植后仅有轻度肿胀，弹性好，系手术创伤所致的组织反应。如果肿胀严重，皮纹消失或者出现细小的张力性水疱说明静脉回流障碍较为严重，静脉危象如果不能及时处理容易继发动脉危象，皮瓣塌陷、皮纹增多，弹性降低，最终导致皮瓣坏死。

(4) 毛细血管充盈度：正常情况用手指按压皮肤时，皮肤毛细血管排空，颜色变白；放开手指后，在数秒内毛细血管恢复充盈。当发生静脉栓塞，回流早期增快，后期减慢。动、静脉同时栓塞后，因毛细血管内残留淤血，仍有回流现象，但充盈速度缓慢，如果该过程超过 5 秒，多提示微循环功能很差。

(5) 动脉血流情况：可采用多普勒超声血流探测仪监测血管搏动情况，若出现搏动减弱、不清晰、不规则、声音减弱，提示血液循环障碍。

2) 供区

(1) 髂股部供区：因位置接近下腹部的"泳裤供区"，需保持供皮区皮肤清洁干燥，床单平整，敷料如有浸湿需及时更换。特别是股内侧和臀部供区，防止尿液、汗液、粪便等污染伤口，每次大小便后，及时清理，落实会阴护理，观察局部有无感染征象。注意观察远端浅表动脉跳动情况，若跳动消失或微弱警惕发生骨筋膜室综合征。

(2) 胸背部供区：主要观察伤口情况，局部使用胸腹带包扎。患侧肩部可放置软枕，使供区皮肤悬空。

(3) 腹部供区：腹部术区避免受压，避免用力咳嗽，用力排便增加腹压的动作，防止腹壁疝的形成。咳嗽时应用手按住腹部，术后用腹带包扎，以减轻创口张力和疼痛。

7.1.3.7 营养管理

(1) 营养评估：术后采用"营养风险筛查评分表 2002"对患者进行营养风险评估：根据评估结果、消化道症状、饮食情况及术后恢复情况为患者提供个体化的营养指导。

(2) 营养途径：术后营养支持首选肠内营养，留置鼻胃管进行流质饮食。肠内营养支持时间大于 4 周，可选择胃造瘘。

(3) 营养量摄入：通过患者体重和临床营养指南，计算患者每日的能量为 25～

30 kcal/(kg·d)，蛋白质的目标需要量为 1.5～2.0 g/(kg·d)。

（4）营养实施：① 无特殊体位禁忌时，喂养时应抬高床头 30°～45°，喂养结束后宜保持半卧位 30～60 min。② 宜将营养液加热至 37～40℃。持续输注时可使用肠内营养输液器专用加温器。③ 一次性输注者，使用注射器缓慢注入喂养管，根据营养液总量分次喂养，每次推注量不宜超过 400 ml。④ 间歇重力滴注者，肠内营养输液器与肠内营养喂养管连接，通过重力滴注方法进行分次喂养，每次 250～400 ml，每日 4～6 次，速率 30 ml/min，持续 30～60 min。⑤ 持续经泵输注者，使用肠内营养泵持续 12～24h 输注，输入的总量、浓度、速率逐渐递增，先调至 20～50 ml/h，根据患者耐受情况逐渐增加。⑥ 分次推注和间歇重力滴注每次喂养前应检查胃残留量；重症患者持续经泵输注时，应每隔 4～6 h 检查胃残留量。⑦ 注意"五度"：温度、浓度、速度、适应度、洁净度。每 4～6 h 评估患者肠内营养耐受情况。

7.1.3.8　早期活动

皮瓣移植术后需及时开展功能训练，预防血栓，促进肢体功能康复。术后 7 天内，辅助患者在病床上进行肢体小幅度屈伸活动；7～28 天，指导患者逐步开始肩、肘、手、膝、髋等关节的主被动活动；4 周开始抗阻训练，进一步增加活动强度。

7.1.3.9　口腔护理

（1）评估患者的年龄、病情、意识、心理状态、自理能力、配合程度及口腔卫生情况。

（2）检查患者口腔情况：口腔黏膜完整情况、牙龈有无红肿、黏膜是否湿润、口腔有无异味、有无感染状况（对长期使用抗生素和激素的患者，应注意观察口腔内有无真菌感染）。

（3）根据患者病情、口腔情况选择合适的口腔护理溶液。

（4）口腔护理顺序：对侧牙外侧面至门齿→近侧牙外侧面→对侧牙外侧面→上咬合面→下内侧面→下咬合面→颊部，近侧同上。由内向外横向擦洗上颚、舌面、舌下。必要时备开口器。

7.1.3.10　心理护理

（1）评估患者术后心理状态，给予患者疾病信息支持和信念支持为其制订详细的康复计划，必要时专业心理医生介入，给予心理治疗。

（2）动员社会支持系统，如医院社工部门、同伴、配偶等，鼓励家属陪伴，尽量满足患者的心理需求。

7.1.4　并发症护理

7.1.4.1　出血

1）原因

（1）患者术后多需要使用血管活性药物。

（2）为避免移植的血管受压，术后一般不进行术区加压包扎。

2）观察及护理

（1）引流液的观察：正常的渗出液，红细胞沉于下方，引流管中出现分层现象，引流器中的分泌物不会出现血凝块。术后出血是血液直接从动脉或静脉的破口流出,引流液包含所有的血液成分,可以形成血凝块;在出血的情况下,引流管中液体流速较快,通常不会出现分层的情况,引流器中可能会发现血凝块。

(2) 局部伤口观察:手术创口内的持续性出血未能正常引流出来,可形成血肿压迫呼吸道,甚至危及生命的情况。因此,对患者手术部位的观察也十分重要。出血的局部表现:① 手术区域被切除组织的部位原有的凹陷消失,扪之有波动感;② 移植皮瓣隆起或饱满,质地变硬;③ 手术切口周围出现渗血、皮下出现瘀斑,咽腔、喉腔、气管被挤压移位或塌陷,患者可出现呼吸困难,严重者出现窒息。

7.1.4.2 感染

1) 原因

(1) 未严格遵守无菌技术。

(2) 皮瓣血供障碍或血肿、血清肿形成后,未重视采取抗感染措施。

(3) 局部有潜在感染灶存在,且术后皮瓣下遗留有无效腔。

(4) 患者一般情况差,或有糖尿病等全身性疾病存在。

2) 预防及护理

(1) 术前注意改善全身情况,控制全身性疾病,以提高抵抗力。

(2) 严格遵守无菌技术和无创操作。

(3) 若发现皮瓣与受区间缝合的创口潮红范围超过缝合线区域,疼痛剧增,血常规检验白细胞计数增多,可诊断为创口感染。应加强全身抗生素的应用。

(4) 保持口咽腔内手术切口的清洁。术前对患者进行牙周清洁治疗,术后做好口腔护理、口腔冲洗,发现口腔异味、异常分泌物应及时处理,有效维持口腔手术切口清洁,最大限度预防感染。

(5) 行气管切开的患者应加强气道管理和肺部护理,预防继发肺部感染。

7.1.5 健康教育及出院指导

(1) 饮食指导:出院后避免进食辛、辣、硬饮食,食物营养丰富平衡。口腔患者术后因组织瓣感觉尚未完全恢复,经口进食时注意食物温度,以防烫伤。

(2) 口腔护理指导:教会患者清洁口腔的方法,用柔软的牙刷刷牙,每餐后漱口,保持口腔清洁。

(3) 日常活动休息指导:出院后可继续日常活动,睡眠时适当抬高头部。

(4) 伤口保护指导:避免压迫、撞击术区;保持切口处干燥,洗脸时勿触及伤口,洗头时避免水污染伤口。

(5) 定期复查:伤口部位若出现红、肿、热、痛,发出异味或出血,应立即复诊,检查术区是否愈合不良。术后仍需定期复查,检查原发灶有无复发、再发,淋巴结有无转移,全身其他脏器有无转移。

(6) 康复训练:视患者手术部位及范围,根据医嘱适当时间进行包括口腔感觉、运动、吞咽、语音等训练,患侧上肢及颈肩部功能训练及供区肢体锻炼。

(7) 导管居家护理指导:部分患者出院时需携带鼻饲管及气切套管。以健康教育手册、视频、微信公众号等多种形式,落实导管居家护理指导。定期落实护理随访,提供护患交流通道,及时解答患者居家期间的护理问题。

(陈　悦　毛　艳)

7.2　乳房重建手术的护理

临床中乳房再造术常用显微外科手术方式:背阔肌肌皮瓣(latissimus dorsi myocutaneous flap,LDMF)移植及腹壁下动脉穿支皮瓣(deep inferior epigastricperforator flap,DIEPF)进行乳房再造。此类显微手术虽具效果佳、疗效可靠的优点,但难度高、风险大,需医生精湛技术与细致护理的双重保障。具体护理措施如下。

7.2.1　术前护理

1) 心理护理

鉴于乳房缺失对患者心理的重大影响,需进行细致的心理疏导。向患者详细介绍乳房再造手术的过程、预期效果、术后恢复情况及注意事项,增强患者的信心,同时提供温馨、安静、整洁的住院环境,确保患者情绪稳定。

2) 饮食护理

鼓励患者摄入高热量、高蛋白、高维生素的食物,以促进身体康复。严格避免辛辣、刺激性食物,以免影响手术效果和术后恢复。

3) 药物与生活习惯调整

术前 2 周内停用扩血管、激素类药物,并戒烟酒,以减少手术风险。

4) 术前准备

(1) 完成全面的术前检查,包括三维激光扫描和多普勒血管探测仪检查,以精确评估手术条件。

(2) 做好手术区域皮肤的清洁与准备,依据手术方式(如 DIEPF 乳房再造或 LDM 乳房再造)进行相应部位的备皮。

(3) 术前日沐浴,修剪指甲,保持个人卫生。

(4) 术前遵医嘱禁食、禁饮,取下所有可能影响手术的物品,如假牙、饰品等,并更换病员服。

(5) 根据医嘱准备手术所需物品,如腹带等。

5) 病室环境准备

确保病房安静、舒适,温度维持在 26~28℃,湿度保持在 50%~60%,为患者提供最佳恢复环境。

6) 术后辅助设备准备

床边备有 40 W 落地式烤灯,用于术后皮瓣的保温,促进愈合。

7) 术日晨准备

(1) 护士需再次确认患者的生命体征平稳,心理状态良好,禁食、禁饮情况无误。

(2) 协助患者取下所有非必要物品,与手术室工作人员共同核对患者信息,确保无误。

(3) 在患侧乳房用龙胆紫做好手术标记并拍照记录,以便术后对比评估手术效果。

8) 专科特殊指导

(1) 对于 DIEPF 乳房再造患者,术前进行屈髋屈膝位训练,帮助患者适应术后特殊体位需求。

(2) 指导患者学习床上排便及术后有效咳嗽的方法,以减少术后并发症的发生。

7.2.2 术后护理

1) 病情观察与评估

(1) 与麻醉科进行细致的交接班,全面了解患者术中的情况,包括生命体征、输液量、输血情况等。

(2) 术后严密监测患者的生命体征,如心率、血压、呼吸频率及体温,并详细记录,以便及时发现并处理异常情况。

(3) 特别关注移植皮瓣的灌注情况,防止因血容量不足导致的皮瓣灌注不足,必要时采取相应措施。

2) 体位护理

乳房再造手术后的体位护理对于患者的恢复至关重要。根据不同的手术类型,体位护理的具体措施也有所不同。

(1) DIEPF 乳房再造患者:取屈膝屈髋位 7~10 天,以减轻腹部张力,有利于伤口愈合。

(2) 背阔肌乳房再造患者:平卧 5~7 天,压迫取皮处,防止血肿及血清肿等情况发生。同时显微手术后患者卧床时间较长,为防止静脉血栓的发生,手术 24 h 后可指导患者每日做手部的伸、握拳运动,足部的勾、伸运动,促进全身的血液循环。

3) 饮食护理

高热量、高蛋白、高维生素饮食。多食蔬菜水果,保持水分摄入。预防便秘,必要时用缓泻剂。

4) 疼痛护理

正确评估患者疼痛情况,实施心理疏导,缓解焦虑情绪。应用音乐疗法等分散注意力,帮助放松身心。必要时,遵医嘱给予药物治疗,防止疼痛引发皮瓣痉挛缺血。

5) 特殊药物护理

遵医嘱使用消炎、扩血管等药物,观察有无药物副反应,及时处理。使用扩血管药物时说明药物作用与风险,强调防跌倒,保持环境安全,观察反应,及时处理低血压等症状。

6) 皮瓣护理及观察

(1) 术后可用 40W 烤灯照射移植皮瓣,灯距为 30~45 cm,24 h 持续 5~7 天。

(2) 术后 1~3 天内每小时(qh)观察移植皮瓣血运。术后第 4~7 天,每 4 h(q4h)观察一次根据皮瓣血运情况。根据观察结果,准确、详细地记录皮瓣的血运情况,如发现异常,应立即报告医生,并按医嘱采取相应处理措施。

(3) 皮瓣观察内容:① 皮温:正常应与健侧相似或者略高于 1~2℃,低于健侧 3℃ 以上并伴有色泽的改变应及时通知医生。② 肤色:颜色与健侧相近。注意有无苍白、发紫等异常。③ 毛细血管充盈时间正常:使用棉签棒轻轻按压皮瓣观察颜色恢复时间,评估血液灌注情况。一般移去棉签棒时皮色应在 1~2 秒内转为正常。④ 肿胀程度:正常情况下术后 2~3 天内皮瓣呈轻度肿胀。⑤ 血肿:检查皮瓣周围及下方有无血肿形成。上述各项观察指标应互相参照,综合分析才能做出判断,及时通知医生,配合处理。

7) 导管护理

确保所有导管妥善固定,避免扭曲、受压,保持其通畅无阻,以维持正常的引流或治疗功能。

8) 心理护理

保持好心情对皮瓣恢复重要。护士需用和蔼态度宣教,避免患者紧张、焦虑,因紧张易致血管挛缩,影响皮瓣。同时,做好家属思想工作,共同支持患者。

9) 常见并发症护理

(1) 血管危象:密切监测皮瓣颜色、温度、张力及毛细血管充盈时间。发现动脉或静脉危象征象时,立即报告医生处理。

(2) 皮瓣坏死:警惕早期血管危象,一旦发生立即联系医生进行皮瓣探查术。部分坏死可能因皮瓣过大或穿支血管细,全部坏死则多由吻合口栓塞引起。

(3) 血清肿:术后注意观察皮肤状态及引流量,积液过多需及时处理以防影响皮瓣愈合。

(4) 瘢痕明显增生:重视皮瓣边缘血运,加强预防瘢痕增生的健康教育,如避免过早活动等。

(5) 感染:术后 3~4 天注意伤口情况,出现渗血、渗液、红肿热痛伴体温变化时,怀疑感染,及时报告并加强无菌操作及伤口护理。

(6) 脂肪液化:DIEPF 乳房再造术后需特别关注供区切口情况,早期缺血性坏死伴油脂样液体外溢及远期感染需及时处理并更换外敷料。

7.2.3 术后健康教育与出院护理

1) 休息与活动

(1) 卧床休息,注意劳逸结合。拆线后,以乳头为中心,用指腹轻轻按摩移植乳房,从近端向远端,以促进血液循环。因皮瓣感觉建立延迟,末梢循环差,擦洗时注意水温,防止烫伤或冻伤。

(2) DIEPF 乳房再造患者术后 2 周内保持屈膝屈髋位,避免突然增加腹压的动作,如咳嗽、咳痰时应用手按压腹部以减少腹压。

2) 日常护理

(1) 皮瓣感觉恢复较慢,末梢循环不佳,擦洗时需注意水温,避免烫伤或冻伤。

(2) 保持伤口清洁干燥,避免感染。

3) 饮食指导

术后饮食应清淡,忌辛辣刺激性食物,多摄入高蛋白、高维生素食物,促进伤口愈合。

4) 穿戴与活动

(1) 拆线后需佩戴无钢托胸罩 3 个月,避免大幅度运动,保护乳房形态。

(2) DIEPF 乳房再造患者出院后继续腹带加压包扎 3 个月,随后使用塑身裤半年,期间避免剧烈运动及提重物。下床活动时,初期可上身前倾,逐步适应直立行走和日常活动。

5) 康复锻炼

术后 8 周开始,每天进行 2 次腹肌锻炼,并根据恢复情况逐渐增加锻炼次数,以促进肌肉恢复和防止粘连。

6) 随访与复诊

(1) 定期门诊随访,检查乳房形态、皮瓣血运及身体恢复情况。

(2) 如发现异常症状,如皮瓣颜色改变、疼痛加剧、伤口渗液等,应及时就诊。

(杨佳菲　徐　华)